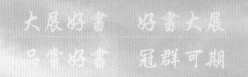

大展好書　好書大展
品嘗好書　冠群可期

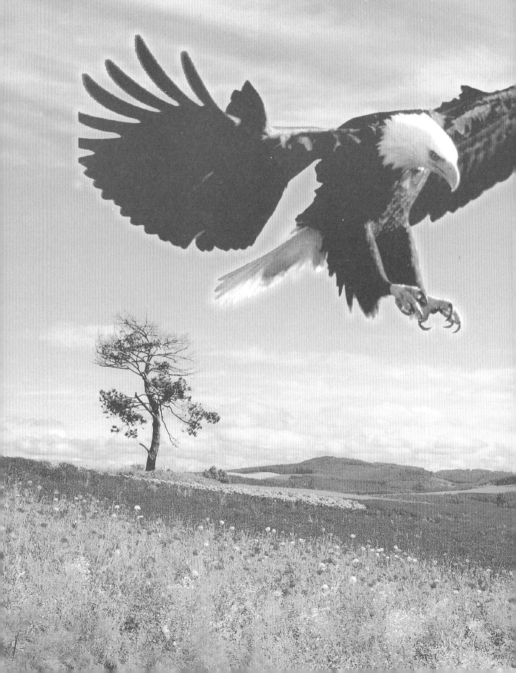

大展好書　好書大展
品嘗好書·　冠群可期

休閒保健叢書：35

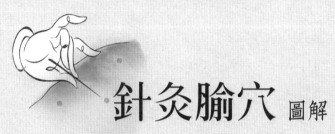

# 針灸腧穴 圖解

附VCD

陳以國
成澤東｜主編
吳鳳霞

品冠文化出版社

# 目 錄

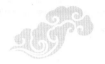

## 第五章 ◆ 足太陰脾經 　　97

## 第六章 ◆ 足少陰脾經 　　122

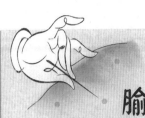

# 第一章
# 腧穴的定位方法

## 一、骨度分寸定位法

骨度分寸是以患者本人單一骨骼或骨組織、骨節之間折合的比例尺寸，泛指體表兩固定標誌之間的距離折合成比例尺寸而言。它是確定腧穴位置的最主要依據。

• 常用骨度分寸表（1 寸約合 3.33 公分）

| 分佈 | 起止點 | 常用骨度 | 度量法 | 說明 |
|---|---|---|---|---|
| 頭部 | 前髮際正中至後髮際正中 | 12寸 | 直寸 | 如前後髮際不明，從眉心量至大椎穴為 18 寸，眉心至前髮際正中為 3 寸，大椎穴至後髮際正中為 3 寸 |
| | 耳後兩乳突（完骨）之間 | 9寸 | 橫寸 | 用於量取後頭部的橫向距離 |
| 胸腹部 | 胸骨上窩（天突）至胸劍聯合中點 | 9寸 | 直寸 | 胸部與肋部取穴直寸，一般根據肋骨計算，每一肋骨折為 1.6 寸。「天突」指穴名的部位 |
| | 胸劍聯合中點至臍中（神闕） | 8寸 | | |
| | 臍中至恥骨聯合上緣（曲骨） | 5寸 | | |
| | 兩乳頭之間 | 8寸 | 橫寸 | 胸腹部取穴的橫寸，可根據兩乳頭之間的距離折量。女性可用左右缺盆穴之間的寬度來代替兩乳頭之間的橫寸 |

| 背腰部 | 大椎以下至尾骶 | 21椎 | 直寸 | 背部腧穴根據脊椎定穴。一般臨床取穴，肩胛骨下角連線平第七（胸）椎，髂嵴高點水平連線平第十六椎（第四腰椎棘突） |
| | 兩肩胛骨脊柱緣之間 | 6寸 | 橫寸 | |
| 上肢部 | 腋前紋頭（腋前皺襞）至肘橫紋 | 9寸 | 直寸 | 用於手三陰經、手三陽經的骨度分寸 |
| | 肘橫紋至腕橫紋 | 12寸 | | |
| 側胸部 | 腋窩頂點至季肋 | 12寸 | 直寸 | 季肋指第十一肋游離端 |
| 側腹部 | 季肋以下至髀樞 | 9寸 | 直寸 | 髀樞指股骨大轉子 |
| 下肢部 | 恥骨聯合上緣至內輔骨上廉（股骨內側髁上緣） | 18寸 | 直寸 | 用於足三陰經的骨度分寸 |
| | 脛骨內側髁至內踝高點 | 13寸 | | |
| | 髀樞至膝中 | 19寸 | 直寸 | 膝中的水平線：前面相當於犢鼻穴，後面相當於委中穴 |
| | 臀橫紋至膝中 | 14寸 | | |
| | 膝中至外踝高點 | 16寸 | | |
| | 外踝高點至足底 | 3寸 | | |

## 二、手指同身寸定位法

手指同身寸定位法是以患者手指為標準來定取穴位的方法，可分以下幾種。

1.**中指同身寸法**：是以患者的中指中節屈曲時橈側兩端紋頭之間作為1寸，可用於四肢部取穴的直寸和背部取穴的橫寸。

2.**拇指同身寸法**：是以患者拇指指間關節的寬度作為1寸，適用於四肢部的直寸取穴。

3.**橫指同身寸法**：又稱「一夫法」，是令患者將食指、中指、無名指和小指併攏，以中指近端指間關節處為準，四指的寬度作為3寸。

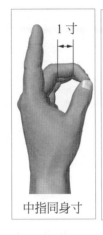

1寸

中指同身寸

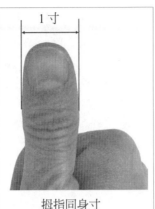

1寸

拇指同身寸

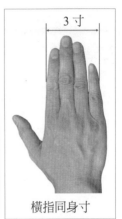

3寸

橫指同身寸

## 三、體表解剖標誌定位法

體表解剖標誌定位法是以人體解剖學的各種體表標誌為依據來確定腧穴位置的方法，俗稱自然標誌定位法。可分為固定的標誌和活動的標誌兩種。

1.固定的標誌：指在人體自然姿勢下，各部位骨節和肌肉所形成的凹陷、突起、輪廓、髮際、指（趾）甲、乳頭、肚臍等為標誌。藉助這些標誌確定腧穴的位置。如前額兩髮角，入髮際 0.5 寸處定頭維；髕韌帶外側凹陷處定犢鼻；眉梢定絲竹空；臍中旁開 4 寸定大橫等。

2.活動的標誌：指人體各部的關節、肌肉、肌腱、皮膚隨著活動時而出現的凹陷、縫隙、皺紋、突起等，是在相應活動時才會出現的標誌。如拇指上翹時，拇長伸肌、拇短伸肌在腕背側橫紋中出現明顯凹陷處，用於確定陽谿；屈肘時，肱二頭肌腱在肘橫紋處突起，在其橈側確定尺澤等。

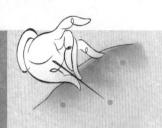

# 第二章
# 手太陰肺經

**經脈循行原文：**

　　肺手太陰之脈，起於中焦，下絡大腸，還循胃口，上膈屬肺。從肺系，橫出腋下，下循臑內，行少陰、心主之前，下肘中，循臂內上骨下廉，入寸口，上魚，循魚際，出大指之端。

　　其支者：從腕後，直出次指內廉，出其端（《靈樞·經脈》）。

**詮　釋：**

　　手太陰肺經起始於中焦胃部，向下絡於大腸，回過來沿著胃上口，穿過膈肌，屬於肺臟。從肺系（氣管、喉嚨部）橫出腋下（中府、雲門），下循上臂內側，走手少陰，手厥陰經之前（天府、俠白），下向肘中（尺澤），沿前臂內側橈骨邊緣（孔最），進入寸口（經渠、太淵），向大魚際部，沿邊際（魚際），出大指的末端（少商）。它的支脈：從腕後（列缺）走向食指內（橈）側，出其末端，接手陽明大腸經。

　　本經一側 11 穴（左右兩側共 22 穴），其中 9 穴分佈於上肢內側面橈側，2 穴分佈在前胸側上部。首穴中府，

末穴少商。

本經聯絡臟腑：肺、大腸、中焦；聯絡器官：胃口、膈、肺系（喉嚨、氣管）。

本經主治咳、喘、咯血、咽喉疼痛等肺系病症及本經脈所過之處上肢、胸部疾病。亦可治療肩背痛、頭項疾病及小兒疳積等。

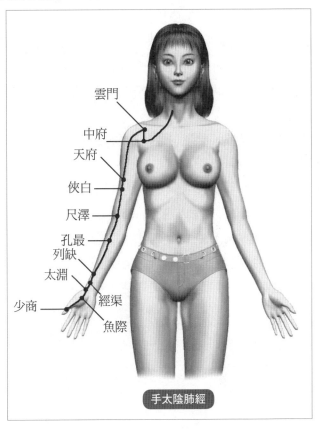

雲門
中府
天府
俠白
尺澤
孔最
列缺
太淵
少商
經渠
魚際

手太陰肺經

## ○中　府

【穴名出處】《素問·離合真邪論篇》

【別名】膺中外俞、膺俞、膺中俞、肺募、府中俞。

【釋名】中，與外相對，內部也；府，臟腑也。中府意指本穴的氣血物質來自臟腑。本穴為肺經首穴，氣血物質來自肺、胃、大腸，其中腑氣多於臟氣，故名中府。

【穴位觸診法】站立，雙手叉腰直立，鎖骨外側端下緣的三角窩中心是雲門穴，由此三角窩正中垂直往下推一條肋骨（平第一肋間隙）處即是本穴。

【局部解剖】當胸大肌、胸小肌處，內側深層為第一肋間內、外肌。上外側有腋動、靜脈，胸肩峰動、靜脈；佈有鎖骨上神經中間支，胸前神經分支及第一肋間神經外側皮支。

【主治】咳嗽、氣喘、胸滿痛等肺部病症，支氣管炎，扁桃體炎，肩背痛。

【配穴】配尺澤，治咳嗽；配肩髎，治肩痛。

【刺灸法】向外斜刺或平刺 0.5～0.8 寸，不可向內深刺，以免傷及肺臟。

【附註】肺之募穴；手、足太陰經交會穴。

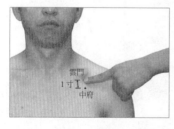
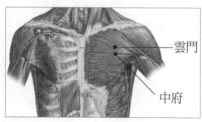

## ○雲　門

【穴名出處】《素問・水熱穴論》

【釋名】雲為霧氣，門為出入之處。《錦囊秘錄》云：

「人之氣血周行無間，始於手太陰，出雲門穴，歸於足厥陰肝經，入於期門。」說明氣血在人體之中，發自中焦，聚於中府，首出雲門，猶如雲氣浮游空中，滋生萬物，即所謂上焦開發，宣五穀味，熏膚充身澤毛，若霧露之溉，故名雲門。

【穴位觸診法】正坐或仰臥。中府穴直上 1 肋間，前正中線旁開 6 寸，以手從鎖骨中點下緣沿鎖骨向外推按，鎖骨下窩凹陷處。舉上肢時鎖骨外端下方出現凹陷明顯，按而取之。

【局部解剖】穴下為皮膚、皮下組織、三角肌、鎖胸筋膜、喙鎖韌帶。皮膚及皮下淺層佈有鎖骨上中間神經、頭靜脈等。深層佈有胸肩峰動、靜脈和胸內、外側神經的分支。

【主治】咳嗽，氣喘，胸痛，胸中煩熱，肩背痛。

【配穴】配復溜，生津潤肺，治燥熱傷肺之乾咳；配風門、尺澤，疏風清熱，治療風熱犯表、肺失宣暢之風熱咳嗽。

【刺灸法】直刺 0.3～0.5 寸，進針宜緩，當肺本臟有病時應採取以下刺法，如肩背痛、肩痛不舉等經脈病時，則應向外斜刺 0.8～1.0 寸。對於大動脈炎導致的無脈症以及上肢手部的疾患可在雲門穴施灸。

## ○天　府

【穴名出處】《靈樞·本輸》

【釋名】鼻通天氣，物聚之處為府、為庫。考昔時取此穴，多讓患者將手伸直，用鼻尖點臂上，所到處是穴。

因鼻為肺竅，肺借鼻外通天氣，肺為人身諸氣之主，此穴為肺氣集聚之處，善於通利肺氣，因名天府。

【穴位觸診法】坐位或臥位。當腋前橫紋頭與尺澤穴連線上，在腋前皺襞端下 3 寸，肱二頭肌橈側緣，動脈應手。簡便穴位觸診法：可「以鼻取之」，臂向前平舉，俯頭鼻尖接觸上臂內側處是穴。

【局部解剖】穴下為皮膚、皮下組織、肱二頭肌橈側、肱肌。皮膚及皮下淺層佈有頭靜脈、臂外側皮神經等。深層佈有肱動、靜脈的肌支，肌皮神經的分支。

【主治】氣喘，鼻衄，吐血，癭氣，紫癜、白癜風，上臂內側痛。

【配穴】配臑會、氣舍，消癭散結，治癭氣瘰癧；配合谷，涼血止血，治療鼻衄。

【刺灸法】因穴當動脈處，應避開動脈直刺 0.3～0.5寸，不能過深，而且進針宜緩。根據需要可實施灸法操作。

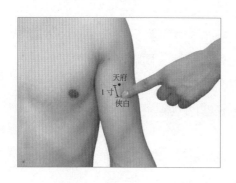
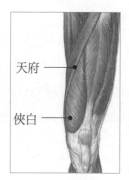

## ○俠　白

【穴名出處】《針灸甲乙經》

【釋名】俠同夾，有輔助、就近的含義；肺五色為白。《壽世保元》云：「先於乳頭上塗墨，令兩手伸直，夾之，染墨處是穴。」考該穴適當上臂內側，正值肺腑（天府）兩旁，肺色白，穴夾其旁，因名俠白。

【穴位觸診法】伸臂仰掌，從腋前皺襞上端水平向下量取 4 寸，天府下 1 寸，當肱二頭肌橈側取之。簡易取穴方法：塗墨於乳頭，上肢垂直移向乳前，乳頭點到處是穴。

【局部解剖】穴下為皮膚、皮下組織、肱二頭肌橈側、肱肌。皮膚及皮下淺層佈有頭靜脈、臂外側皮神經等。深層佈有肱動、靜脈的肌支，肌皮神經的分支。

【主治】咳嗽，氣短，胸痛，上肢內側痛。

【配穴】配心俞、內關、膈俞，開胸理氣，治療心痛、嘔逆、煩滿；配風門、中府，宣肺理氣，治咳嗽。

【刺灸法】直刺 0.5 寸或斜刺 1.0 寸；治療胸、肺病症可直刺；治療上肢病症可上、下斜刺。古書記載本穴刺血可治療汗斑症，如《壽世保元》云：「治赤白汗斑神法，故以針刺出血亦已。」

## ○尺　澤

【穴名出處】《靈樞・本輸》

【別名】鬼受、鬼堂、氣堂。

【釋名】尺指長度單位，澤指淺水低凹處。考骨度法，有從腕至肘為一尺者，穴當肘窩深處，為肺經之合穴，五行屬水，故名尺澤。

【穴位觸診法】微屈肘，在肘橫紋上，肱二頭肌腱的橈側緣。直通於中指與無名指之間，推之筋骨現縫隙處取

之，動脈中。

【局部解剖】穴下為皮膚、皮下組織、肱橈肌、肱肌。皮膚及皮下淺層佈有頭靜脈、前臂外側皮神經等。深層佈有橈神經幹，橈側副動、靜脈前支，橈側返動、靜脈等。

【主治】咳嗽，氣喘，胸部脹滿，咯血，潮熱，咽喉腫瘤，舌乾，吐瀉，小兒驚風，肘臂攣痛，乳痛。

【配穴】配魚際，止咳平喘，治療咳嗽、哮喘；配膈俞，開胸理氣，治療胸脅滿悶。

【刺灸法】直刺0.5～1.0寸，如治療肺本臟疾病和胸部疾病時可採取直刺之法，捻轉提插獲得針感；也可斜刺透穴。

【附註】肺經的合穴，屬水。

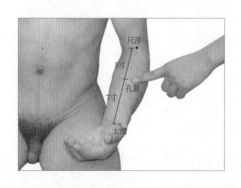
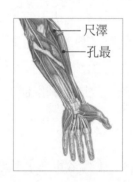

## ○孔　最

【穴名出處】《針灸甲乙經》

【釋名】孔指穴，最指深、大、多、聚、氣多、血多為諸穴之最，故名。另諸臟之中，以肺中管竅最多，形如蜂巢，為多孔之臟，本穴為肺經之隙，氣血多能宣肅肺內

外諸孔竅，故名。

【穴位觸診法】在尺澤與太淵的連線上，距太淵 7 寸，伸臂仰掌取穴。

【局部解剖】穴下為皮膚、皮下組織、肱橈肌、橈側腕屈肌、指淺屈肌與旋前圓肌之間、拇長屈肌。皮膚及皮下淺層佈有頭靜脈和前臂外側皮神經的分支。深層佈有橈動、靜脈的分支，橈神經淺、深支等。

【主治】咳嗽，氣喘，咯血，咽喉腫痛，失音，熱病汗不出，頭痛，痔疾，肘臂攣痛等上肢局部疾患。

【配穴】配合谷，降熱解表，治高熱無汗；配肺俞、風門、大椎，宣肺止嗽平喘，治咳喘；配少商，清咽止痛，治咽腫喉痺。

【刺灸法】直刺 0.5～0.8 寸。可灸。

【附註】肺經的郄穴。

## ○列　缺

【穴名出處】《靈樞·經脈》

【別名】童玄、腕勞。

【釋名】列缺古時指閃電，因本穴善於開宣肺氣，清利上焦，治療痰濁上蒙清竅諸證，如天之閃電驅散天空之陰霾，有撥雲見日之效，故名。

【穴位觸診法】去橈骨莖突上方，腕橫紋上 1.5 寸，側掌屈腕可在橈骨莖突上摸到一個條形的凹陷上取穴。簡便穴位觸診法：兩手虎口相交，一手食指壓在另一手的橈骨莖突上，當食指尖端到達的凹陷中是穴。

【局部解剖】穴下為皮膚、皮下組織、拇長展肌腱、

肱橈肌腱、旋前方肌。皮膚及皮下淺層佈有頭靜脈，前臂外側皮神經和橈神經淺支的混合支。深層在拇長展肌腱與肱橈肌腱之間有橈動、靜脈的分支。

【主治】咳嗽，氣喘，咽喉腫痛，掌中熱，半身不遂，牙痛，口眼喎斜，偏正頭痛，頭頸項痛，驚癇，溺血，小便熱，陰莖痛。

【配穴】配風池，祛風止痛，治療頭痛、頭頸項痛；配太淵，止咳祛痰，治療風痰咳嗽；配完骨，治口面喎斜；配後谿、少澤，治寒熱瘧疾；配中極、水道，治遺尿、尿血、小便熱。

【刺灸法】向肘部或腕部斜刺 0.2～0.3 寸，向腕部斜刺有時會出現向腕部傳導的針感，多數用於橈神經麻痺、腕關節及周圍病變；向肘部呈 30° 角斜刺 0.5 寸左右，可出現明顯的酸脹感向肘關節方向放散，則用於頭頸及上焦等病變；而一般的臟腑疾患則直刺 0.1 寸。可灸。

【附註】肺經的絡穴；八脈交會穴，通任脈。

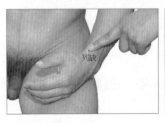
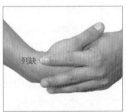
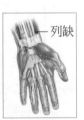

## ○經　渠

【穴名出處】《靈樞·本輸》

【釋名】經指經絡，渠有大的含義。穴當寸口，肺為氣之主，百脈會於肺，本穴為肺經所行之經穴，是穴與諸

經經氣相關聯，為全身經氣經過的溝渠要道，因名經渠。

【穴位觸診法】仰掌，在腕橫紋上 1 寸，當橈骨莖突內側與橈動脈之間陷中取穴。寸口者，寸關尺三部總名也，（經渠）當關部正中（《三才圖會》）。

【局部解剖】穴下為皮膚、皮下組織、肱橈肌腱尺側緣、旋前方肌。皮膚及皮下淺層佈有前臂外側皮神經和橈神經淺支的混合支分佈。深層佈有橈動、靜脈。

【主治】咳嗽，氣喘，喉痹，胸部脹滿，掌中熱，胸背痛，食道痙攣，無脈症。

【配穴】配列缺、風門，宣肺平喘，治咳喘；配少商、廉泉，治喉痹。

【刺灸法】因此處有橈動脈，所以宜用指切進針法，將橈動脈向尺側輕撥，然後直刺 0.2～0.3 寸。禁灸。

【附註】本經的經穴，屬金。

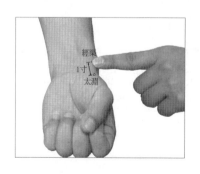

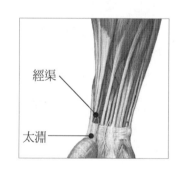

## ○太　淵

【穴名出處】《靈樞・本輸》

【別名】鬼心、太泉。

【釋名】太有大、甚的含義；水深處為淵。穴當寸

口，為肺之原穴、本經輸穴，該處是肺氣的大會所，所謂「肺朝百脈」、「脈會太淵」，氣血深聚，因名太淵。

【穴位觸診法】仰掌，腕橫紋上，於橈動脈橈側陷中，拇指背伸取穴。按經渠、太淵二穴，共在寸口動脈中，於寸口按一側，指近腕為太淵，近關為經渠。

【局部解剖】穴下為皮膚、皮下組織、橈側腕屈肌腱與拇長展肌腱之間。皮膚及皮下淺層佈有前臂外側皮神經和橈神經淺支的混合支，橈動脈掌淺支等。深層尺側有橈動、靜脈等。

【主治】感冒，咳嗽，氣喘，咯血，嘔血，煩滿，胸背痛，掌中熱，缺盆中痛，喉痹，腹脹，噫氣，嘔吐，血管神經性頭痛，心絞痛等。

【配穴】配列缺，治胸痛；配尺澤，治肘痛；配魚際，治咽乾；配列缺、魚際，治咳喘；配內關、四縫，治百日咳；配心俞、內關，治無脈症。

【刺灸法】因為穴位處有橈動脈，可採取指切法，將橈動脈撥向尺側，然後直刺 0.2～0.3 寸；如果是心、脈病變可採取刺脈法，方法是緩緩進針刺到動脈壁上即可，針刺深度以不刺破動脈，針柄隨動脈搏動而跳動為標準。可灸。

【附註】肺之原穴；本經的輸穴，屬土；八會穴之脈會。

## ○魚　際

【穴名出處】《靈樞・本輸》

【釋名】魚際指大指後側隆起之肉。《說文》云：「際

者，壁會也，兩牆相合之縫也。引申之，凡兩合皆曰際。」穴當手大指本節後側，是處肌肉隆起，形同魚腹赤白肉際，因名其穴為魚際。

【穴位觸診法】仰掌，在第一掌指關節後，掌骨中點，赤白肉際處，拇指尖合於食指尖端橈側取穴。在大指本節後內側散脈中。

【局部解剖】穴下為皮膚、皮下組織、拇短展肌、拇對掌肌、拇短屈肌。皮膚及皮下淺層佈有前臂外側皮神經和橈神經淺支的混合支，掌側佈有正中神經掌皮支。深層佈有正中神經肌支和尺神經肌支。

【主治】掌心熱，咳嗽，咯血，失音，喉痺，咽乾，鼻炎，心悸，腹痛，霍亂，小兒單純性消化不良，身熱，乳癰，頭痛，眩暈等。

【配穴】配曲池、合谷，治療肺熱壅盛之肺熱咳嗽；配廉泉、扶突，治療失音、不語；配膻中、乳根，治乳癰。

【刺灸法】此穴針感較強烈，直刺以局部出現脹感為最佳針刺深度；也可採取刺絡瀉血的方法，出血量以血的顏色變鮮紅為度。乳房疾患及牙痛可採用灸法。

【附註】本經的滎穴，屬火。

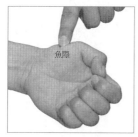
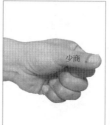
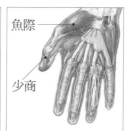

# ○少 商

【穴名出處】《靈樞·本輸》

【別名】鬼信。

【釋名】商發金音，少乃老的對稱。考肺屬金，具音商。《素問·六元正紀大論》以「太」和「少」來分別五音的陰和陽，肺屬手太陰，商發金音而肺屬金，本穴為肺經之井穴，肺經之氣初生之所，因名少商。

【穴位觸診法】在拇指橈側，去指甲角 0.1 寸許取穴。在大指內側，去爪甲如韭葉，白肉宛宛中（《十四經發揮》）。

【局部解剖】穴下為皮膚、皮下組織、指甲根。穴區分佈有正中神經的指掌側固有神經的指背支，前臂外側皮神經和橈神經淺支的混合支，指掌側固有動、靜脈所形成的動、靜脈網。

【主治】喉痺，咳嗽，氣喘，鼻衄，重舌，心下滿，中風昏迷，癲狂，小兒驚風，中暑嘔吐，熱病，呃逆，背痛攣急，上肢麻痺等。

【配穴】配水溝、足三里、十宣，治療驚風、熱病。

【刺灸法】向腕平刺 0.2～0.3 寸；三棱針點刺出血，出血如珠，血色由暗轉鮮為度，此法用於治療喉痺或上肢痛以及小兒脾虛泄瀉等效果較好。背部拘急疼痛，以小艾炷灸兩側少商，灸至兩側感覺一致為止；而精神分裂患者則需以毫針向心刺至大痛方可。

【附註】本經的井穴，屬木。

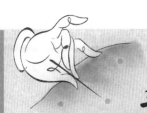

## 第三章
# 手陽明大腸經

**經脈循行原文：**

　　大腸手陽明之脈，起於大指次指之端，循指上廉，出合谷兩骨之間，上入兩筋之中，循臂上廉，入肘外廉，上臑外前廉，上肩，出髃骨之前廉，上出於柱骨之會上，下入缺盆，絡肺，下膈，屬大腸。

　　其支者：從缺盆上頸，貫頰，入下齒中；還出挾口，交人中，左之右，右之左，上挾鼻孔（《靈樞‧經脈》）。

**詮　釋：**

　　手陽明大腸經，從食指末端起始（商陽），沿食指的橈側緣（二間、三間），出於第一、第二掌骨之間（合谷），進入兩筋之間（陽谿），沿前臂橈側（偏歷、溫溜、下廉、上廉、手三里），進入肘外側（曲池、肘髎），經過上臂外側前邊（手五里、臂臑），上肩，出肩峰部前邊（肩髃、巨骨，會秉風），向上交會頸部（會大椎），下入於缺盆，絡於肺，通過橫膈，屬於大腸。

　　頸部支脈：從缺盆部上行頸旁（天鼎、扶突），通過面頰，進入下齒槽，出來後挾口旁（會地倉），交會水溝，左邊的向右，右邊的向左，上挾鼻孔旁（口禾髎、迎

香），接足陽明胃經。

　　本經一側 20 穴（左右兩側共 40 穴），其中 15 穴分佈於上肢背面橈側，5 穴分佈在頸、面部。首穴商陽，末穴迎香。

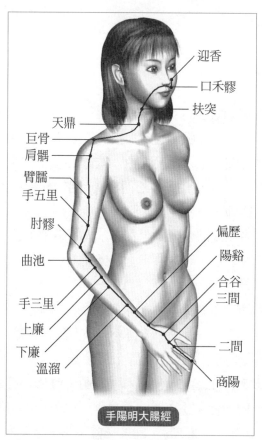

迎香
口禾髎
扶突
天鼎
巨骨
肩髃
臂臑
手五里
肘髎
曲池
手三里
上廉
下廉
溫溜
偏歷
陽谿
合谷
三間
二間
商陽

**手陽明大腸經**

　　本經聯絡臟腑：大腸、肺；聯絡器官：膈、口、面頰、下齒、鼻。

　　本經主治頭面五官疾患、咽喉病、熱病、皮膚病、胃及腸道疾病、神志病等。

## ○商　陽

【穴名出處】《靈樞・本輸》

【別名】絕陽。

【釋名】以商發金音，手陽明大腸與肺相表裏屬金；大腸屬手陽明，為陽金，因為大腸陽經之金穴，故名。

【穴位觸診法】在食指橈側，去指甲角 0.1 寸許取穴。

【局部解剖】穴下為皮膚、皮下組織、指甲根。有正中神經的指掌側固有神經的指背支和食指橈側動、靜脈與第一掌背動、靜脈分支所形成的動、靜脈網。

【主治】咽喉腫痛，喘咳，頤頷腫，下牙痛，耳聾，耳鳴，青盲，肩痛引缺盆，食指麻木，熱病汗不出，暈厥，中風昏迷。中暑，手陽明經循行部位的疼痛麻木等症。

【配穴】配少商，治中風昏迷；配合谷、頰車，治牙痛；配少商、合谷，治咽喉腫痛。

【刺灸法】本穴的常規刺法為三棱針點刺出血，出血量不宜過大，出血如珠即可。

【附註】本經的井穴，屬金。

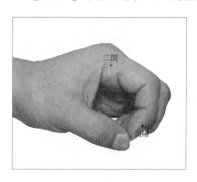

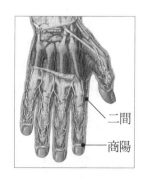

## ○二　間

【穴名出處】《靈樞・本輸》

【別名】間谷。

【釋名】因本穴善治間日瘧，因名二間。

【穴位觸診法】微握拳，在第二掌指關節前緣橈側凹陷處，當赤白肉際處取穴。自然彎曲食指，找到第二掌指關節，向指尖摸到關節前方凹陷處，在靠拇指側，食指橈側皮膚顏色深淺變化交界處。

【局部解剖】穴下為皮膚、皮下組織、第一蚓狀肌腱、食指近節指骨基底部。穴區血管有第一掌背動、靜脈的分支和食指橈側動、靜脈的分支；神經由橈神經的指背神經與正中神經的指掌側固有神經雙重分佈。深層佈有正中神經的肌支。

【主治】喉痺，頷腫，鼽衄，目痛，目黃，牙痛口乾，食指屈伸不利，臂、肩、背痛，口眼喎斜，大便膿血，嗜睡，身熱，振寒。

【配穴】配合谷、少商，治喉痺；配迎香、風府，治鼻衄。

【刺灸法】治療振寒等症可直刺 0.2～0.3 寸，有感覺即可，留針；而治療上肢疼痛等症，則宜採用三棱針點刺瀉血之法。嗜睡可灸。

【附註】本經的滎穴，屬水。

## ○三　間

【穴名出處】《靈樞・本輸》

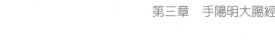

【別名】少谷。

【釋名】因本穴善治三日瘧，因名三間。

【穴位觸診法】微握拳，在食指橈側，第二掌指關節後，第二掌骨小頭上方取穴。自然彎曲食指，找到第二掌指關節，向掌根方向摸到關節結束處，在靠拇指側，食指橈側皮膚顏色深淺變化交界處。

【局部解剖】穴下為皮膚、皮下組織、第一骨間背側肌、第一蚓狀肌與第二掌骨之間、食指的指淺、深屈肌腱與第一骨間掌側肌之間。皮膚及皮下層血管有手背靜脈網，第一掌背動、靜脈和食指橈側動、靜脈的分支；神經由橈神經的指背神經與正中神經的指掌側固有神經雙重分佈。深層佈有尺神經深支和正中神經肌支。

【主治】目痛，牙痛，咽喉腫痛，呼吸不利，衄衊，唇焦口乾，手指及手背腫痛，臂、肩、背痛，嗜睡，食物艱難不下，腹滿，腸鳴洞洩，瘧疾。

【配穴】配天樞、足三里，疏通腑氣，治療腸鳴亢進、急性下瀉；配合谷、頰車，治牙痛；配睛明、承泣，治目痛。

【刺灸法】直刺 0.3～0.5 寸，出現向食指傳導的針感即可。肩周炎、上肢疼痛等症可深刺 1 寸左右針感以患者耐受為度，同時囑患者活動上肢；瘧疾常於發作前灸三間。

【附註】本經的輸穴，屬木。

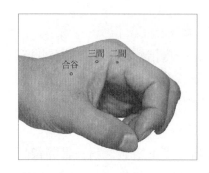 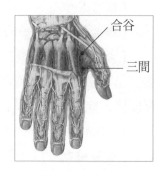

# ○合　谷

【穴名出處】《靈樞‧本輸》

【別名】虎口。

【釋名】合為閉嘴、合口之意；谷為水穀。本穴為大腸經原穴，大腸主傳導，司水穀通降之機。該穴主大腸而司傳導與口納水穀相關，故名合谷。

【穴位觸診法】在第一、二掌骨之間，約當第二掌骨橈側之中點取穴。簡便穴位觸診法：以一手的拇指指間關節橫紋，放在另一手的拇、食指之間的指蹼緣上，屈指當拇指尖盡處是穴。

【局部解剖】穴下為皮膚、皮下組織、第一骨間背側肌、拇收肌。皮膚及皮下淺層佈有橈神經淺支、手背靜脈網的橈側部和第一掌背動、靜脈的分支或屬支等結構。深層佈有尺神經深支的分支。

【主治】頭痛，眩暈，目赤腫痛，鼻衄，鼻淵，鼻息肉，牙痛，耳聾，耳鳴，面腫，咽喉腫痛，失音，牙關緊閉，口眼喎斜，疔瘡，腮腺炎，指攣，臂痛，半身不遂，發熱惡寒，無汗，多汗，咳嗽，經閉，滯產，產後暈厥，

胃痛等。

【配穴】配上關，治療頭痛和牙痛；配迎香，治鼻衄；配少商，治咽喉腫痛；配風池、列缺、外關，治療感冒；配曲池，治療上肢不遂；配三陰交，治療滯產、經閉。

【刺灸法】合谷是臨床上最為常用的穴位之一，常規直刺為 0.5～0.8 寸，合谷得氣後不再行針為補法，如果得氣後仍加大針感行針為瀉法。對於孕婦可瀉不可補，補即墮胎，所以滯產患者常以補合谷瀉三陰交、太衝之法治療。五官科疾病也可採用灸法。

【附註】大腸之原穴。

## ○陽　谿

【穴名出處】《靈樞・本輸》

【別名】中魁。

【釋名】本穴屬於手陽明大腸經，位於手掌外側兩筋凹陷處。該處形似溪谷，是穴屬陽經，「所行為經」，經氣至此，川流不息，因名陽谿。

【穴位觸診法】在腕背橈側，拇指蹺起時，當拇短伸肌腱與拇長伸肌腱之間有凹陷處是穴。伸張拇指，本穴與合谷相隔一筋，於凹陷處取之。當舟狀骨與橈骨下端之間。

【局部解剖】穴下為皮膚、皮下組織、拇短伸肌腱與拇長伸肌腱之間、橈側腕長伸肌腱前方。皮膚及皮下淺層佈有頭靜脈和橈神經淺支等。深層佈有橈動、靜脈的分支或屬支。

【主治】頭痛，耳聾，耳鳴，咽喉腫痛，牙痛，目赤，目翳，臂腕痛，熱病煩躁，癲、狂、癇。

【配穴】配天突、間使，通咽利膈理氣，治食道痙攣和咽喉氣梗；配解谿，滋陰清熱養神，治療驚悸怔忡；配天容，治胸滿不得息；配肩髃，消癮風之熱，治牙齦腫痛、喉痺。

【刺灸法】直刺 0.3 寸左右患者有感覺即可，常用於臟腑疾病；向腕中心方向斜刺 0.8 寸左右針感達到腕部及其周圍則適於腕關節周圍病變。

【附註】大腸經的經穴，屬火。

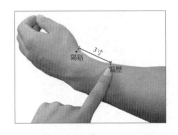
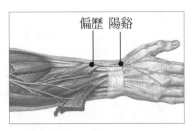

## ○偏　歷

【穴名出處】《靈樞・經脈》

【釋名】不正傾斜為偏，水流河邊為歷。《靈樞・經脈》云：「去腕三寸，別走太陰。」楊上善說：「手陽明經上偏出，此絡經歷手臂，別走太陰，因名偏歷。」本穴由大腸經別出斜向流入肺經，故名。

【穴位觸診法】側腕屈肘，在陽谿與曲池的連線上，陽谿上 3 寸取穴。簡易取穴法：兩手虎口交叉中指尖處是穴。

【局部解剖】穴下為皮膚、皮下組織、拇短伸肌、橈

側腕長伸肌腱、拇長展肌腱。皮膚及皮下淺層佈有頭靜脈的屬支，前臂外側皮神經和橈神經淺支等結構。深層佈有橈神經的骨間後神經分支。

【主治】鼻衄，目赤，耳聾，耳鳴，口眼喎斜，下牙痛，咽喉腫痛，癲疾，水腫，小便不利，痺證，肩臑肘腕痠痛。

【配穴】配水道、中極、陽陵泉，利水消腫，治療水腫、小便不利；配三陰交、聽宮，健腎聰耳，治耳聾；配攢竹、承泣，明目退翳，治視物模糊。

【刺灸法】直刺 0.3 寸適於小便不利，水腫及風寒濕痺等症；向上，向肘關節方向平刺 0.8 寸用於治療頭面五官和上肢疼痛疾病；水腫小便不利及寒濕痺痛可灸。火針直刺 1～2 分治療扁平疣有效。

【附註】大腸經的絡穴。

## ○溫　溜

【穴名出處】《針灸甲乙經》

【別名】逆注、蛇頭、池頭。

【釋名】溫有暖和的含義，溜有光滑順暢的意思。因穴屬大腸之郄，是氣血深聚之處，言大腸經氣自此穴氣血調和經氣順暢，氣多則溫，血多則滑，因名溫溜。溫溜又言其功能，說明該穴具有溫經散寒之力。

【穴位觸診法】側腕屈肘，在陽谿與曲池的連線上，陽谿上 5 寸取穴。也可用力握拳稍拗向內方、腕後肌肉隆起如蛇頭，穴在其頭處。

【局部解剖】穴下為皮膚、皮下組織、橈側腕長伸肌

腱、橈側腕短伸肌腱。皮膚及皮下淺層佈有頭靜脈、前臂外側皮神經和前臂後皮神經。在橈側腕長伸肌和橈側腕短伸肌腱之前有橈神經淺支。

【**主治**】頭痛，面腫痛，鼻衄，口舌腫痛，咽喉腫痛，肩背痛，半身不遂，癰疔，惡腫，噦逆，腸鳴腹痛，癲、狂，吐舌。

【**配穴**】配足三里、上巨虛，通調腸腑，治腹痛腸澼；配少商、扶突，清熱利咽，治咽喉腫痛。

【**刺灸法**】直刺 0.5 寸，一般以取得局部針感為主，常用治療疔瘡、腫毒、癲狂、噦逆等症。向上，向肘關節方向斜刺 1 寸，誘導針感向上傳導，可治療頭面五官疾患及疼痛不遂等症。

【**附註**】大腸經的郄穴。

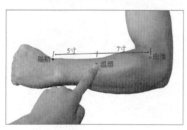 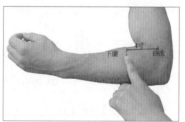

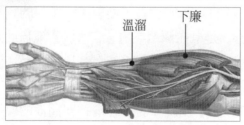

## ○下　廉

【**穴名出處**】《針灸甲乙經》

【釋名】下指下方，與上相對；廉者，形如菱角之狀，又指邊側。因該穴在曲池下4寸，屈肘握拳，是處肌肉隆起，形如菱狀，穴當菱狀之邊側，因名下廉。

【穴位觸診法】側腕對掌，伸前臂。屈肘，在前臂背面橈側，當陽谿與曲池連線上，肘橫紋下4寸。

【局部解剖】穴下為皮膚、皮下組織、肱橈肌、橈側腕短伸肌、旋後肌。皮膚及皮下淺層佈有前臂外側皮神經和前臂後皮神經等。深層佈有橈神經深支的分支。

【主治】頭痛，眩暈，目痛，腹脹，腹痛，肘臂痛等。

【配穴】配足三里、少澤，治乳癰；配丘墟，治胸脅滿引腹；配五處、神庭，治頭風；配委中，通腑氣、利關節，治風濕痺痛。

【刺灸法】本穴一般直刺1寸左右或上、下斜刺。頭面五官疾病或肘關節疾病可向肘關節斜刺1.5寸，行捻轉補瀉法。

## ○上　廉

【穴名出處】《針灸甲乙經》

【釋名】上指上方，與下相對。廉者，形如菱角狀，又指邊側。因該穴在下廉上方，屈肘握拳，是處肌肉隆起，形如菱狀，穴當菱狀之邊側，因名上廉。

【穴位觸診法】側腕對掌，伸前臂。屈肘，在前臂背面橈側，當陽谿與曲池連線上，肘橫紋下3寸。

【局部解剖】穴下為皮膚、皮下組織、橈側腕長伸肌腱後方、橈側腕短伸肌、旋後肌、拇長展肌。皮膚及皮下

淺層佈有前臂外側皮神經，前臂後皮神經和頭靜脈等。深層佈有橈神經深支。

【**主治**】腹痛，腸鳴，手臂麻痛，肘攣不伸，偏癱。

【**配穴**】配曲池、肩髃，通痺止痛，治臂痛；配下巨虛，通腑氣除瘀滯，治腹痛腸鳴。

【**刺灸法**】本穴常規刺法為直刺 1 寸左右。長於治療氣血痺阻經脈之病。臨床上可直刺以獲得針感為度，可治療偏癱、腰痛、足踝痛，邊行針邊讓患者儘量活動受傷的關節，當感到疼痛明顯減輕時即速起針。

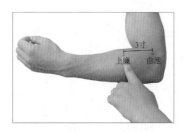
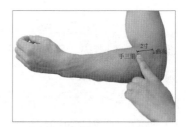

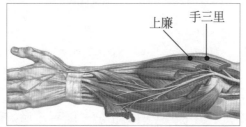

## ○手三里

【**穴名出處**】《針灸甲乙經》

【**別名**】三里。

【**釋名**】里指邑、居的意思；三指三寸。因穴距肘尖 3 寸，因名手三里。另三為生數，里為內府，因本穴能化

生體內臟腑陰陽氣血，故名三里。

【穴位觸診法】在前臂背面橈側，當陽谿與曲池連線上，肘橫紋下 2 寸。側腕屈肘取穴，在陽谿與曲池連線的上 1/6 與下 5/6 的交點處。用力屈肘時則肘橫紋處有銳肉突起，其銳肉前端凹陷處是穴，垂直重按中指有麻感。

【局部解剖】穴下為皮膚、皮下組織、橈側腕長伸肌、橈側腕短伸肌、旋後肌。皮膚及皮下淺層佈有前臂外側皮神經，前臂後皮神經。深層佈有橈側返動、靜脈的分支或屬支以及橈神經深支。

【主治】腹脹，吐瀉，手臂麻痛，肘攣不伸，牙痛，失音，舌風舞，頰腫，瘰癧，偏癱，眼目諸疾。

【配穴】配足三里，健脾益胃，治療胃腸疾患；配中渚，治喉痺不能言；配金門、申脈，治頭風項痛目眩；配肩　，治肩背痛。

【刺灸法】本穴常規刺法為直刺 0.5～1.0 寸，以獲得針感為度，或灸 3 壯。

## ○曲　池

【穴名出處】《靈樞·本輸》

【別名】鬼臣、陽澤。

【釋名】曲同屈，淺者為池。穴在肘外輔骨肘骨之中。《太平聖惠方》云：「在肘外輔骨曲肘橫紋頭，宛宛中陷者。」當曲肘之時，穴處兩肉相會有凹，形似淺池，因名曲池。

【穴位觸診法】屈肘，在肘橫紋外側端，當尺澤與肱骨外上髁連線中點；也可在肘彎橫紋盡頭處取穴。

【**局部解剖**】穴下為皮膚、皮下組織、橈側腕長伸肌和橈側腕短伸肌、肱橈肌、肱肌。皮膚及皮下淺層佈有頭靜脈的屬支和前臂後皮神經。深層佈有橈神經，橈側返動、靜脈和橈側副動、靜脈間的吻合支。

【**主治**】熱病，目赤腫痛，目不明，牙痛，咽喉腫痛，手臂腫痛，上肢不遂，手肘無力，月經不調，瘰癧，瘡疥，癮疹，丹毒，腹痛吐瀉，痢疾，胸中煩滿，癭瘤，癲狂，善驚，瘧疾。

【**配穴**】配天髎，治肩重痛不舉；配水溝，治兩肘痙攣；配尺澤，治鶴膝風；配少澤，治癭瘤、癲疾；配魚際，治嘔血；配足三里、復溜，治發熱；配合谷、足三里，治餘熱不盡；配肩髃、合谷，治上肢癱。

【**刺灸法**】曲池是臨床最為常用的穴位之一，本穴常規刺法為肘關節屈曲成 90° 角，直刺 0.8～1.5 寸或點刺出血，或灸 3 壯（《針灸銅人》），可溫針灸。

【**附註**】本經的合穴，屬土。

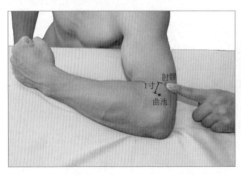
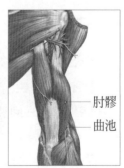

## ○肘　髎

【**穴名出處**】《針灸甲乙經》

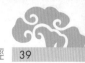

【別名】肘夾。

【釋名】肘指肘部，髎指骨之隙。因穴位於肘部骨旁之縫隙處，因名肘髎。

【穴位觸診法】正坐屈肘，自然垂上臂，在肘外側，曲池上方1寸，當肱骨邊緣處，用力按壓肘部酸脹明顯。

【局部解剖】穴下為皮膚、皮下組織、肱橈肌、肱肌。皮膚及皮下淺層佈有前臂後皮神經。深層佈有橈側副動、靜脈的分支或屬支。

【主治】肘臂部疼痛，麻木，攣急。

【配穴】常配肩髃、曲池，通利關節、舒筋活絡，治療肘臂攣急。

【刺灸法】肘髎通常直刺1寸左右，或向肘部斜刺。

## ○手五里

【穴名出處】《針灸甲乙經》

【別名】大禁。

【釋名】《說文》云：「五，陰陽在天地之間交午也。」里指邑、處所。本穴為天地陰陽之氣在上肢交會的重要部位。《靈樞・本輸》云「陰尺動脈在五里，五輸之禁也」，因名五里。

【穴位觸診法】正坐。屈肘，自然垂上臂，當曲池與肩髃連線上，曲池上3寸處。

【局部解剖】穴下為皮膚、皮下組織、肱肌。皮膚及皮下淺層佈有臂外側下皮神經和前臂後皮神經。深層佈有橈側副動、靜脈和橈神經本幹。

【主治】手臂痠痛，上肢不遂，手肘無力，拘急，瘰

癡，嗜睡，善驚。

【配穴】配肩髃、曲池，滑利關節、通經止痛，治療手臂拘攣；配扶突、合谷，化瘀散結，治療頸項瘰癘。

【刺灸法】古書記載本穴宜灸不宜針，因為深層佈有動脈，所以，進針要緩，針刺不宜過深，直刺1寸左右或針尖向軀幹方向斜刺，以得氣為度，不做捻轉提插強刺激手法。

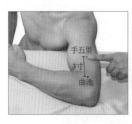 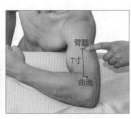 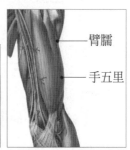

## ○臂　臑

【穴名出處】《針灸甲乙經》

【別名】頭衝、頸衝、臂腦。

【釋名】臑指上臂，《正字通》云：「自肩至腕為臂，自肩到肘為臑。」該穴位於上臂三角肌下偏內側。《針灸甲乙經》云「在肘上七寸，臑肉端」，主治肩關節疾病，因名臂臑。

【穴位觸診法】正坐。自然垂上臂，穴在臂外側，三角肌止點處，當曲池與肩髃連線上，曲池上7寸，平臂取之。

【局部解剖】穴下為皮膚、皮下組織、三角肌。皮膚及皮下淺層佈有臂外側上、下皮神經等分佈。深層佈有肱

動脈的肌支。

【主治】手臂痠痛，上肢不遂，手無力，肩關節炎，瘰癧，頭痛。

【配穴】配豐隆、曲池，袪濕除痰、通絡散瘀，治瘰癧；配光明，清肝明目，治目疾。

【刺灸法】本穴一般直刺 0.5 寸或向上斜刺 2.0 寸左右，對於肩關節周圍炎可向上斜刺，以肩部酸脹為度。

## ○肩　髃

【穴名出處】《靈樞·經脈》

【別名】中肩井、肩骨、偏肩。

【釋名】肩指肩部；髃指肩頭，肩頭兩骨相交處，肩部骨肩峰端。《針灸入門》云：「髃，肩頭骨也。」因該穴位於肩上髃骨處。《千金·諸風篇》指出該穴「在兩肩頭正中，兩骨間陷中」，主治局部肩關節諸疾，因名肩髃。

【穴位觸診法】在肩峰前下方，當肩峰與肱骨大結節之間取穴。在肩部，三角肌上，上臂外展，或向前平伸時，肩部出現兩個凹陷，前方的凹陷就是肩髃穴。

【局部解剖】穴下為皮膚、皮下組織、三角肌、三角肌下滑囊、岡上肌腱。皮膚及皮下淺層佈有鎖骨上外側神經、臂外側上皮神經。深層佈有旋肱後動、靜脈和腋神經的分支。

【主治】肩臂痛，手臂攣急，肩中熱，半身不遂，風熱癮疹，瘰癧，諸癭。

【配穴】配曲池、陽陵泉，治肢節痛；配陽谿，治風熱之癮疹；配條口，治肩痛。

【刺灸法】本穴常規向肩關節方向直刺 1.5 寸，捻轉提插以出現肩部酸脹為度。治療肩關節周圍炎，還可以肩髃透極泉。亦可使用芒針沿三角肌向曲池方向透刺，捻轉提插患者針感強烈，適於偏癱上肢不遂的患者。屬寒邪者可灸。

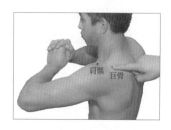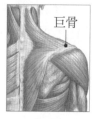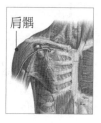

# ○巨　骨

【穴名出處】《素問・氣府論》

【釋名】巨有巨大的含義，骨指鎖骨。該穴正當鎖骨外端。《經穴考正》云：「在肩髃上，肩胛關節下陷中。」考鎖骨雖然不大，但位居肩端；當人荷重之時，此骨支持重力，以維護胸腔臟器不受壓迫，故不言鎖骨而命名為巨骨。

【穴位觸診法】正坐。在肩上部，當鎖骨肩峰端與肩胛岡之間凹陷處是穴。患者正坐拱手，先找到鎖骨，沿著鎖骨向外摸至肩峰端，再找到背部肩胛岡，鎖骨肩峰端和肩胛岡之間的凹陷處是穴。

【局部解剖】穴下為皮膚、皮下組織、肩鎖韌帶、岡上肌。皮膚及皮下淺層佈有鎖骨上外側神經。深層佈有肩胛上神經的分支，肩胛上動、靜脈的分支或屬支。

【主治】肩臂攣痛，臂不上舉，癭氣，瘰癧。

【配穴】配曲池、扶突，消瘻散結，治瘰癧、瘻氣；配肩髃、曲池，治肩臂痛不舉。

【刺灸法】古書記載有禁針者，現代臨床不必拘泥，但宜淺刺，一般控制深度1寸左右，而且針尖應向肩關節方向傾斜。

## ○天　鼎

【穴名出處】《針灸甲乙經》

【別名】天頂。

【釋名】昔時有食器為鼎，其形上有兩耳，下有三足。考人之頸後正中大椎穴處有一突起，形似一足，是穴兩旁各有頸肌突起，形成三足之勢，再以頭圓在上，像天。本穴位於頸肌之後，善治頭項不利、有鼎之勢，因名天鼎。

【穴位觸診法】正坐。微仰頭，在扶突穴直下1寸，當胸鎖乳突肌後緣取穴。簡易法：頭向對側傾曲，四指附頸部以下小指貼在鎖骨與胸鎖乳突肌之後緣，當中指頭處取之（強壓之耳內有麻感。缺盆直上二橫指，扶突之下1寸，氣舍外上方1.5寸）。

【局部解剖】穴下為皮膚、皮下組織（含頸闊肌）、胸鎖乳突肌後緣、斜角肌間隙。皮膚及皮下淺層佈有頸橫神經、耳大神經、枕小神經、頸外靜脈等結構。深層佈有頸升動、靜脈分支或屬支，副神經、膈神經。在斜角肌間隙內有臂叢神經等結構。

【主治】咽喉腫痛，暴喑，氣哽，瘻氣，瘰癧。

【配穴】配間使，治失音；配氣舍、膈俞，治喉痹哽

瘖；配天突、太谿，治咽喉腫痛；配廉泉，治瘖瘂。

【**刺灸法**】先令患者屏住呼吸片刻看清淺靜脈後進針，一般向脊柱方向進針 0.5 寸左右出現放電感則停止進針。咽部病變可向後上方緩慢進針 0.5 寸左右，針感有時向咽部放散，出現針感立即停止進針。上肢病變針尖向橫突方向進針 1.0 寸左右，針感向手指放散，停止進針。可灸。

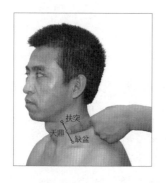
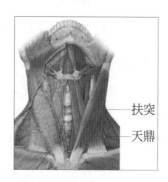

## ○扶　突

【**穴名出處**】《靈樞・本輸》

【**別名**】水穴。

【**釋名**】高起之處為突，昔有「鋪四指為扶」之說，一扶，約當今之四橫指，等於同身寸 3 寸，該穴位於喉結突起旁開一扶，故名扶突。

【**穴位觸診法**】正坐。微仰頭，在頸部側面，喉結旁開 3 寸，約當胸鎖乳突肌的胸骨頭與鎖骨頭之間取穴。還有一種說法：取時，頭向對側傾曲，四指附頸部小指貼著鎖骨與胸鎖乳突肌後緣，當食指盡處取之。強壓時舌下有麻感。

【**局部解剖**】穴下為皮膚、皮下組織（含頸闊肌）、

胸鎖乳突肌的胸骨頭與鎖骨頭之間、頸血管鞘後緣。皮膚及皮下層內有頸橫神經，面神經的頸支等結構。深層的頸血管鞘內包有頸總動脈、頸內靜脈、迷走神經。

【主治】咳嗽，氣喘，咽喉腫痛，暴瘖，瘰氣，瘰癧，頸部手術針麻用穴。

【配穴】配廉泉，治暴瘖；配大鐘、足竅陰，治舌本出血。

【刺灸法】先讓患者屏住呼吸看清鼓起頸外的淺靜脈然後進針，為了避免刺傷血管和神經，一般向頸椎方向緩緩進針 0.5 寸左右，出現放射感即停止進針，不宜提插可做小幅度捻轉。可灸。

## ○口禾髎

【穴名出處】《針灸甲乙經》

【別名】長頻、長頰。

【釋名】禾指糧食，該穴在鼻孔之下，口唇之上。利其穴鼻欲嗅，口食穀，固名禾髎。

【穴位觸診法】正坐或仰臥。在上唇部、鼻孔外緣直下，平水溝穴。

【局部解剖】穴下為皮膚、皮下組織、口輪匝肌。穴區淺層有上頜神經的眶下神經分支。深層佈有上唇動、靜脈和面神經頰支等結構。

【主治】鼻塞，不聞香臭，鼻衄，口喎，口緊。

【配穴】配地倉、頰車，治口喎；配合谷、印堂，治鼻衄。

【刺灸法】直刺 0.2 寸，可向水溝、地倉方向斜刺。

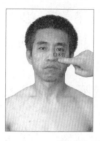 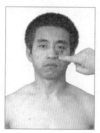 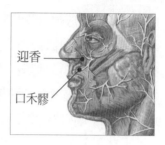

迎香
口禾髎

# ○迎 香

【穴名出處】《針灸甲乙經》

【別名】衝陽。

【釋名】迎指接，香指氣味。穴屬大腸，大腸與肺相表裏，肺開竅於鼻，穴當鼻旁，主治鼻塞不通，不聞香臭。《玉龍歌》云：「不聞香臭從何起，迎香兩穴可堪攻。」針此可宣通閉塞，恢復嗅覺，因名迎香。

【穴位觸診法】在鼻翼外緣中點旁，於鼻翼外側鼻唇溝正中之陷凹處，壓之眼部有感覺。

【局部解剖】穴下為皮膚、皮下組織、提上唇肌。穴區淺層佈有上頜神經的眶下神經分支。深層佈有面神經頰支以及面動、靜脈的分支或屬支。

【主治】鼻塞，不聞香臭，鼻衄，鼻淵，鼻息肉，口眼喎斜，面癢，面水腫。

【配穴】配印堂，治鼻淵；配合谷，治面癢腫、鼻不聞香臭。

【刺灸法】直刺 0.1～0.2 寸，適於面癢和面水腫；鼻腔疾病，可沿鼻唇溝向上迎香和鼻根部斜刺 0.5～1.5 寸；面癱口 可向口禾髎方向進針平刺。一般不灸，但對於風寒之邪引起的口 也可適當地合併灸法。

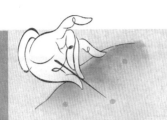

# 第四章
# 足陽明胃經

經脈循行原文：

胃足陽明之脈：起於鼻，交頞中，旁約太陽之脈，下循鼻外，入上齒中，還出挾口，環唇，下交承漿，卻循頤後下廉，出大迎，循頰車，上耳前，過客主人，循髮際，至額顱。

其支者：從大迎前，下人迎，循喉嚨，入缺盆，下膈，屬胃，絡脾。

其直者：從缺盆下乳內廉，下挾臍，入氣街中。

其支者：起於胃口，下循腹裏，下至氣街中而合。以下髀關，抵伏兔，下膝髕中，下循脛外廉，下足跗，入中指內間。

其支者：下膝三寸而別，以下入中指外間。

其支者：別跗上，入大指間，出其端（《靈樞‧經脈》）。

詮　釋：

略，見光盤內容。

本經一側 45 穴（左右兩側共 90 穴），其中 16 穴分佈於足和下肢的前外側面，29 穴分佈於腹、胸部與頭面

部。首穴承泣，末穴厲兌。

　　本經聯絡臟腑：胃、脾；聯絡器官：鼻、目、上齒、口唇、喉嚨、乳房、膈。

　　本經主治胃腸病、頭面五官病、神志病、皮膚病、熱病及經脈循行部位的其他病症。

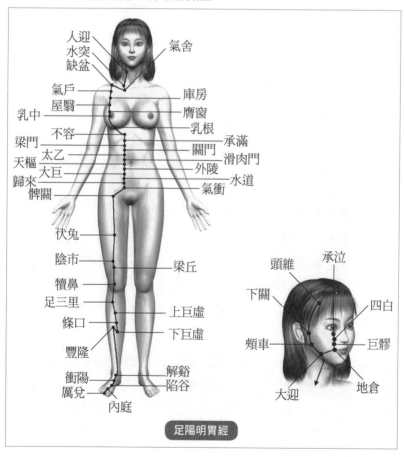

足陽明胃經

# ○承　泣

【穴名出處】《針灸甲乙經》

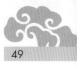

【別名】顳穴、面髎、谿穴、筋面、羕注。

【釋名】承指受，泣指哭。當人泣時淚滴是處，此處承受，而針此穴則淚有收受之所，能治療溢淚症，因名承泣。

【穴位觸診法】正坐或仰靠，仰臥。在面部，瞳孔直下，當眼球與眶下緣之間。眼睛向前正視，取眼睛黑睛中點垂直向下，與眼眶下緣交點即為承泣穴。

【局部解剖】穴下為皮膚、皮下組織、眼輪匝肌、下瞼板肌、下斜肌、下直肌。皮膚下有上頜神經的眶下神經分佈。針穿皮膚、皮下組織以後，可經下瞼板肌入眶內的下斜肌和下直肌。前肌為平滑肌受交感神經支配，後二肌是橫紋肌，為動眼神經下支支配。

【主治】急、慢性結膜炎，近視，遠視，散光，青光眼，色盲，夜盲症，瞼緣炎，角膜炎，視神經炎，視神經萎縮，白內障，眶下神經痛，面肌痙攣，面神經麻痺。

【配穴】配肝俞、瞳子髎，疏肝明目，治療目昏暗；配睛明、風池、太衝，治青光眼；配足三里、睛明、肝俞、腎俞，治視神經萎縮。

【刺灸法】囑患者閉目，操作者消毒後以押手輕輕固

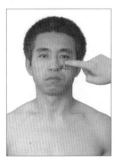

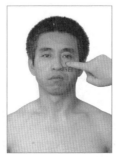

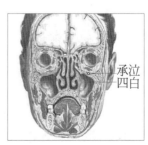

定眼球並向上輕推眼球，刺手持針，於眶下緣和眼球之間緩緩直刺 1 寸左右，不提插捻轉，以防刺破血管神經，留針時間不宜過長，出針後按壓 2 分鐘以上。禁灸。

【附註】陽蹺脈、任脈、足陽明之交會穴。

## ○四　白

【穴名出處】《針灸甲乙經》

【釋名】四有廣闊的含義，光明為白。穴在目下，目能視萬物。該穴主治目眩、目赤、目癢生翳，針此可使視力光明，又因本穴能治療目周圍發黑，即熊貓眼，因名四白。

【穴位觸診法】正坐。在承泣直下 3 分，當眶下孔凹陷處取穴。相當於眶下孔，以指按之則感凹陷，強壓之則痛引眼底與上齒。

【局部解剖】穴下為皮膚、皮下組織、眼輪匝肌、提上唇肌、眶下孔或上頜骨。皮膚下有上頜神經的眶下神經分佈。針由皮膚、皮下組織經眼輪匝肌和提上唇肌，深入眶下孔、眶下管，可能刺及孔、管內的眶下神經、動脈和靜脈。針沿管下壁，可刺進眶下壁後部結構。所經表情肌由面神經的顴支和頰支支配。

【主治】三叉神經痛，面神經麻痺，面肌痙攣，角膜炎，近視，青光眼，夜盲，結膜瘙癢，角膜白斑，鼻竇炎，膽道蛔蟲症，頭痛，眩暈。

【配穴】配四白、湧泉、大杼，療頭痛目眩；配豐隆、太白、太衝，滌痰通絡、疏肝明目，治療目翳、眼瞼瞤動；配迎香，治療膽道蛔蟲症。

【刺灸法】一般向眶下孔直刺 0.2～0.3 寸。不宜灸。

【附註】為眼科針麻常用穴。

## ○巨 髎

【穴名出處】《針灸甲乙經》

【別名】巨窌。

【釋名】巨有大的含義，髎指骨隙空處，因穴在顏面顴骨最高突起的下陷處，因名巨髎。《會元針灸學》云：「在顴大骨下之邊髎，故名巨髎也。」

【穴位觸診法】正坐，或仰靠，或仰臥。在面部，瞳孔直下，平鼻翼下緣處，當鼻唇溝外側。眼睛向前平視，取眼睛黑睛中點垂直向下，平鼻翼下緣線交點即為巨髎穴。

【局部解剖】穴下為皮膚、皮下組織、提上唇肌、提口角肌。皮膚下有上頜神經的眶下神經分佈。皮下筋膜內彈性纖維連於皮膚的真皮層，並與表情肌的肌質相交織。針由皮膚、皮下組織，在面動脈及面前靜脈的外側，深進提上唇肌和提口角肌。該二肌由面神經頰支支配。

【主治】面神經麻痺，面肌痙攣，三叉神經痛，青光眼，近視，白內障，結膜炎，鼻炎，上頜竇炎，牙痛。

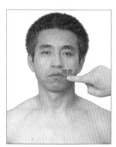
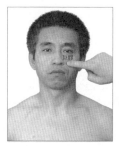
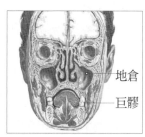

【配穴】配天窗，治療面頰腫痛；配合谷，治面癱；配下關、合谷，散風活絡、止痛消腫，治牙痛。

【刺灸法】直刺 0.5 寸，可向地倉或口禾髎斜刺 1 寸左右。

## ○地　倉

【穴名出處】《針灸甲乙經》

【別名】會維、胃維。

【釋名】藏穀之器為倉；考地食人以五味，食則用口，貯入胃中，猶如倉庫。該穴位於口吻之旁，善於治療口腔疾病，以利於納穀貯物，因名地倉。

【穴位觸診法】巨髎之下與口角水平的交界點，約口角旁 0.4 寸取穴。簡易取法：瞳孔直下，口角之旁。

【局部解剖】穴下為皮膚、皮下組織、口輪匝肌、笑肌和頰肌、咬肌。皮膚由上、下頜神經的分支雙重支配。因針橫向外刺，所以針由皮膚經皮下組織，穿口角外側的口輪匝肌，該部肌質則由降口角肌、頰肌、提上唇肌、提上唇鼻肌的纖維交錯。在面神經外側，針行經笑肌和頰肌之間，再入咬肌。

【主治】面神經麻痺，面肌痙攣，三叉神經痛，口角炎，小兒流涎。

【配穴】配大迎，治口緩不收、暗不能言；配承漿、合谷，治流涎。

【刺灸法】直刺 0.2 寸。可向頰車方向平刺 1 寸左右；也可用長針向頰車方向透刺，然後向單一方向旋轉產生人為滯針，再向口角方向拉拽針柄的「甩針法」。

【附註】手、足陽明，陽蹻脈的交會穴。

## ○大　迎

【穴名出處】《靈樞・寒熱病》

【別名】髓孔。

【釋名】迎有合的含義，考足陽明胃經之脈，從承泣、頭維發起，至此處主幹與支脈相迎，合在一起，再向下到人迎。又因該穴正當下頜角前方的大迎骨處，又是足陽明、手陽明交會處，因名大迎。

【穴位觸診法】正坐，或仰靠，或仰臥。在下頜角前方，咬肌附著部的前緣，當面動脈搏動處。當閉口鼓氣時，下頜角前下方即出現一溝形凹陷中取穴。

【局部解剖】穴下為皮膚、皮下組織、頸闊肌與降口角肌、咬肌前緣。皮膚下有下頜神經的下牙槽神經末支——頰神經分佈。

皮下組織內有頸闊肌，受面神經頸支支配。針由皮膚、皮下組織穿降口角肌，到達咬肌前緣。應避開面動脈及其伴行的面前靜脈。降口角肌由面神經的下頜緣支支配，咬肌由下頜神經的咬肌神經支配。

【主治】牙痛，智齒冠周炎，面部蜂窩織炎，眼瞼痙攣，頸淋巴結核，面神經麻痺，面肌痙攣，三叉神經痛。

【配穴】配顴髎、聽會、曲池，治牙痛惡寒；配手五里、臂臑，治寒熱頸瘰癧；配下關，治牙關緊閉；配頰車，治口眼喎斜；配顴髎，治目眩、牙痛。

【刺灸法】一般直刺 0.3 寸左右，口喎或下牙痛時可向地倉、承漿方向透刺 2 寸左右，也可向頰車透刺。

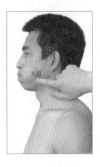 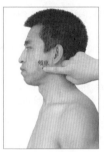 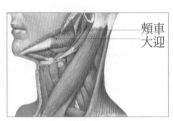

## ○頰　車

【穴名出處】《素問·氣府論》

【別名】機關、曲牙、牙車、鬼床。

【釋名】面兩側稱頰，運轉曰車。下牙床骨昔稱頰車骨，該骨總載諸齒，能咀食物，穴當其處，主司下頜頰部運動，因名頰車。

【穴位觸診法】本穴在耳下面頰部，下頜角前上方一橫指，咀嚼時咬肌隆起，按之凹陷處，開口取穴。有這樣的說法：在下頜角前上方一橫指凹陷中，上下齒咬緊時，在隆起的咬肌高點處。在耳垂下緣與下頜角之間連線中點前方，壓之深部有酸麻感。

【局部解剖】穴下為皮膚、皮下組織、咬肌。皮膚由下頜神經的下牙槽神經的末支──頰神經分佈，該神經與面神經的下頜緣支相交通。針由皮膚經皮下組織，穿咬肌表面的深筋膜進入該肌。營養咬肌的動脈有上頜動脈分出的咬肌動脈，支配該肌的神經則由下頜神經發出的咬肌神經。

【主治】癲狂症，牙髓炎，冠周炎，腮腺炎，下頜關節炎，咬肌痙攣，面神經麻痺，三叉神經痛，腦血管病後

遺症，甲狀腺腫。

【配穴】配顴髎，治口僻痛；配四白、迎香、地倉、合谷，治三叉神經痛；配下關、合谷，治下頜關節炎；配水溝、百會、承漿、合谷，治中風口噤不開。

【刺灸法】直刺 0.5 寸或斜刺 1.0 寸左右，以局部出現酸脹感為度；口喎向地倉方向斜刺 1.5 寸左右，行瀉法。

## ○下　關

【穴名出處】《針灸甲乙經》

【釋名】本穴如有對上輸頭部的由脾胃土氣化生氣血精微嚴格把關的作用，因名下關。

【穴位觸診法】本穴位於客主人下，耳前動脈下空下廉，取穴以手指觸摸顴弓下緣凹陷處，當下頜骨髁狀突的前方，閉口取穴。合口則有空陷，開口則髁狀突起閉鎖。

【局部解剖】穴下為皮膚、皮下組織、腮腺、咬肌、顳下窩。皮膚下有下頜神經的耳顳神經分佈。在皮下組織內，有橫行於腺體實質內的血管，主要有上頜動靜脈、面橫動靜脈、面神經及其神經叢。針經腮腺後，穿過顳肌腱入顳下窩。該窩內，深居有三叉神經運動纖維形成神經支配的翼內、外肌。圍繞該二肌有面深部靜脈形成的靜脈叢，由該叢的靜脈或屬支，溝通顱內和面部靜脈。因此，面部有感染的患者，不易採用此穴。

【主治】牙痛，顳頜關節功能紊亂，下頜關節脫位，下頜關節炎，咬肌痙攣，耳聾，耳鳴，面神經麻痺，三叉神經痛，眩暈，足跟痛。

【配穴】配陽谿、關衝、液門、陽谷，治耳聾、耳

鳴；配大迎、翳風、完骨，治牙齒齲痛；配大迎、翳風，治下牙痛。

【刺灸法】一般直刺 0.8 寸左右，但實際情況還是以取得針感為最佳針刺深度。可灸。

【附註】足陽明、足少陽的交會穴。

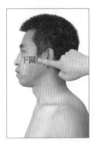
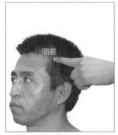
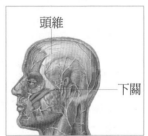

## ○頭　維

【穴名出處】《針灸甲乙經》

【別名】顙大。

【釋名】頭指頭部，維指角隅。《素問·陰陽類》云：「三陽為經，二陽為維。」二陽合明，謂之陽明。因該穴是足陽明脈氣所發，穴在額角髮際，因名頭維。

【穴位觸診法】本穴位於額角髮際，俠本神兩旁各 1.5 寸。當鬢髮前緣直上入髮際 0.5 寸處取穴，距神庭穴 4.5 寸。以手指觸及額角髮際前上部，神庭穴之外方，咀嚼時動處是穴。

【局部解剖】穴下為皮膚、皮下組織、顳肌上緣的帽狀腱膜、腱膜下結締組織、顳骨外膜。皮膚下有眼神經的眶上神經分佈。皮下筋膜緻密。顳筋膜為一層堅韌的纖維膜，緊緊地貼附於顳肌表面。針經上述結構，深進由下頜

神經的顳深神經支配的顳肌質內。

【主治】偏頭痛，前額神經痛，精神分裂症，面神經麻痺，腦出血，高血壓，結膜炎，視力減退。

【配穴】配大陵，治頭痛如破、目痛如脫；配合谷，治頭痛；配太衝，治目眩；配睛明、頭臨泣、風池，治迎風流淚；配攢竹，治眼瞼瞤動。

【刺灸法】本穴的皮下組織匱乏，所以臨床多採用平刺，個別情況也可直刺達骨膜。不可灸。

【附註】足陽明、足少陽與陽維脈的交會穴。

## ○人　迎

【穴名出處】《靈樞・本輸》

【別名】五會、天五會。

【釋名】迎有相應的含義；人指切脈部位的人候，指人氣、臟腑之氣。該穴位當頸部喉結旁，動脈應手處。楊上善說：「結喉兩箱，足陽明脈，迎受五臟六腑之氣以養於人，故曰人迎。」是穴正當人候據此處脈動情況，能推測人體臟氣的情況，因名人迎。

【穴位觸診法】本穴位於頸側，大脈動應手，俠喉結。先尋找喉結，本穴與喉結相平，在胸鎖乳突肌前緣，距喉結 1.5 寸取穴。仰面，以拇指食指撮押咽喉部取之。

【局部解剖】穴下為皮膚、皮下組織和頸闊肌、頸動脈三角。皮膚下有頸叢的頸橫皮神經分佈。皮下組織除頸叢的皮神經以外，還有頸前淺靜脈及面神經頸支支配的頸闊肌。針於胸鎖乳突肌前緣，在喉結水平，穿皮膚、皮下組織深進頸動脈三角。該三角內，有頸深筋膜形成的頸動

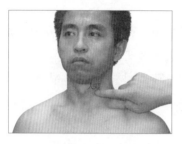
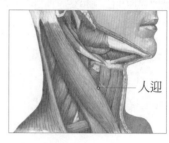

人迎

脈鞘，鞘內包有頸總動脈、頸內靜脈及兩者之間後方的迷走神經，舌下神經襻位於頸動脈鞘的表面或鞘內。

【主治】頭痛，心臟神經官能症，咽喉炎，扁桃腺炎，聲帶疾患，哮喘，肺癆，咯血，甲狀腺功能亢進，甲狀腺腫大。

【配穴】配內關、關門、三陰交、足三里，治霍亂、頭痛、胸痛、呼吸喘急；配少商、合谷，治咽喉腫痛；配天突，治喘逆；配內關，治心悸；配太衝、曲池，治肝陽上亢；配太淵，治無脈症。

【刺灸法】將動脈向外推開直刺，應使用新的細毫針較為安全。由於是危險部位，針刺應格外注意方法和深度。其針刺方法大體分兩方面：

一是，避開頸血管神經鞘，因為該鞘內外側為頸內靜脈，內側為頸總動脈，兩者中間後方為迷走神經，為了避免刺傷三者，針刺前應先確定動脈搏動明顯處，然後將動脈輕輕推壓向外側，以指切進針法將針刺入，要用 0.5 寸針，進針深度在 0.2～0.4 寸之間，進針向後側向脊柱方向，不可向內側，另外，為了避免刺傷甲狀腺上靜脈，針刺要緊貼頸總動脈內側進針，針體一般不應該超過喉結上緣水平線。

二是，避開動脈，確定動脈搏動處，用 0.5 寸毫針，在毫針刺入皮膚之後，進針速度必須緩慢，間歇進針並隨時詢問患者的感覺，如果患者出現明顯的痛感應立即停止進針，最佳深度在 0.3 寸左右可見針體隨血管搏動。一般不灸。

【附註】足陽明、足少陽經的交會穴。

## ○水　突

【穴名出處】《針灸甲乙經》

【別名】水門、水天、天門。

【釋名】水，指漿液，穴內的物質為地部水液；突，突破也。喉中有痰，氣從肺管上衝與痰相撞鳴響有聲，如同釜中之水受熱時的翻滾上突之狀，因本穴善治此症，因名水突。

【穴位觸診法】仰靠或仰臥。在頸部胸鎖乳突肌前緣，當人迎與氣舍連線中點。喉結外 1.5 寸與鎖骨上緣之間中點處，即為水突穴。

【局部解剖】穴下為皮膚、皮下組織和頸闊肌、胸骨舌骨肌、胸骨甲狀肌、甲狀腺側葉（下端）。皮膚由頸叢的皮神經分支——頸橫神經支配。皮下組織內除頸叢神經的皮支外，還有頸闊肌、頸前靜脈、頸靜脈弓。深層有深筋膜淺層入頸叢肌支支配的胸骨舌骨肌和胸骨甲狀肌，再深層有甲狀腺實質。腺體下端的後方，有甲狀旁腺，並與頸動脈鞘相鄰。

【主治】支氣管炎，哮喘，百日咳，喉頭炎，聲帶疾病，咽喉炎，扁桃腺炎，甲狀腺腫大。

【配穴】配天突,治咳嗽、氣喘;配氣舍,治瘰氣;配風門、百會、氣戶,治頓咳;配少商、氣舍,治咽腫;配天突,治瘰氣。

【刺灸法】一般直刺 0.5 寸左右,注意事項同人迎。

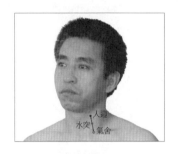

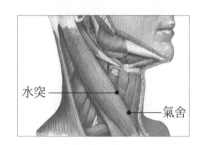

# ○氣　舍

【穴名出處】《靈樞・本輸》

【釋名】舍指居處。《針灸甲乙經》云:「五穀入於胃也,其糟粕、津液、宗氣分為三隧,故中氣舍於胸中,出於喉嚨,以胃心肺而行呼吸。」宗氣聚於胸中,因本穴善治胸中少氣、咳逆不足以吸,故名氣舍。

【穴位觸診法】仰靠或仰臥。在頸部,當鎖骨內側端的上緣,胸鎖乳突肌的胸骨頭與鎖骨頭之間。人迎穴直下,鎖骨上緣處,即為氣舍穴。

【局部解剖】穴下為皮膚、皮下組織和頸闊肌、胸骨舌骨肌、頸動脈鞘。皮膚由頸叢的鎖骨上內側神經支配。皮下組織內除頸叢的皮支外,還有頸外淺靜脈、頸靜脈弓和頸闊肌,該肌由面神經頸支支配。針在胸鎖乳突肌胸骨頭和鎖骨頭之間的凹陷處,入胸骨舌骨肌,並深進至氣管前筋膜。在頸根部,胸廓上口的前緣深部,左右側有無名

靜脈，在右側靜脈下方，有無名動脈在胸鎖關節的後方分出的右頸總動脈和右鎖骨下動脈；左側有左頸總動脈（發自主動脈弓）。在這些血管的深面，兩側均有胸膜頂和肺尖，因此切勿深刺。

【主治】咽喉炎，扁桃體炎，支氣管炎，哮喘，百日咳，食道炎，膈肌痙攣，消化不良，頸淋巴結核，甲狀腺腫大，落枕，頸椎病。

【配穴】配水突，治癭氣；配膈俞，治呃逆；配扶突、水突，治癭氣；配天突，治吞嚥困難；配魄戶，治咳逆上氣。

【刺灸法】一般直刺 0.5 寸左右，注意事項同人迎。

## ○缺　盆

【穴名出處】《靈樞·經脈》

【別名】天蓋、尺蓋。

【釋名】凹陷深處為盆，缺者為破。穴當鎖骨上窩，是處形如破盆狀，穴當其中，因名缺盆。

【穴位觸診法】先確定乳中線，兩乳直上，在鎖骨上窩正中取穴。於乳中線稍近於鎖骨中央之上緣取之。

【局部解剖】穴下為皮膚、皮下組織和頸闊肌、氣管前筋膜、臂叢神經上部。皮膚由頸叢鎖骨上中間神經支配。皮下組織有頸外靜脈及面神經頸支支配的頸闊肌。該處由胸鎖乳突肌鎖骨頭後緣、肩胛舌骨肌和鎖骨形成鎖骨上窩。窩底的淺層有頸外淺靜脈穿頸深筋膜注入鎖骨下靜脈或靜脈角；深層有臂叢神經，鎖骨下動、靜脈及胸膜頂和肺尖。

【**主治**】扁桃體炎，氣管炎，支氣管哮喘，胸膜炎，膈肌痙攣，頸淋巴結核，甲狀腺腫大，肩部軟組織病變。

【**配穴**】配心俞、肝俞、巨闕、鳩尾，治咯吐血；配膻中、巨闕，治咳嗽；配食竇、少海、商陽，治胸水。

【**刺灸法**】本穴針刺應避開淺靜脈，所以，進針前先讓患者稍屏住呼吸即可確定淺靜脈位置，然後下針，針刺方向要向後，可刺中肩胛舌骨肌。因為鎖骨內 1/3 段上緣為肺尖，所以禁止向下深刺，深度為 0.4 寸左右，不宜提插。臨證直刺本穴當患者出現針感向上肢放散即停止進針。孕婦禁針。可灸。

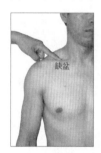
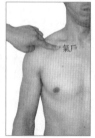
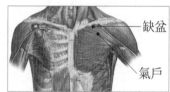

## ○氣　戶

【**穴名出處**】《針灸甲乙經》

【**釋名**】出入之處為戶。《針灸甲乙經》云：「口鼻者，氣之門戶也。」考鼻為肺竅，口為胃竅。是穴主治咳逆上氣、喘不得臥、胸脇脹滿諸疾，有宣肺理氣之效，因名氣戶。

【**穴位觸診法**】仰臥。穴位在胸部，當鎖骨中點下緣，距前正中線 4 寸。

【**局部解剖**】穴下為皮膚、皮下組織、胸大肌、鎖骨

下肌。皮膚由鎖骨上神經中間神經和內側神經雙重分佈。針由皮膚、皮下組織穿過胸大肌的鎖骨頭及其深面的鎖骨下肌，後肌由鎖骨下神經支配，它的深面是胸膜頂及肺尖。

【主治】慢性支氣管炎，哮喘，胸膜炎，肋軟骨炎，肋間神經痛。

【配穴】配氣海，開胸理氣，治噎膈；配華蓋，寬胸利氣止痛，治脇肋痛；配雲門、天府、神門，宣肺平喘，治喘息上氣、呼吸息肩、不知食味；配華蓋、膻中、肺俞、尺澤、列缺，宣肺寬胸、利氣平喘，治胸脇疼痛、咳嗽喘息。

【刺灸法】向下斜刺或內、外平刺 0.5～0.8 寸，至局部脹沉。可艾炷灸 3～5 壯，艾條溫和灸 5 分鐘。

## ○庫　房

【穴名出處】《針灸甲乙經》

【釋名】庫指府庫，房有舍住之意，貯物之所為庫房。本穴位於胸部乳房之上，與貯物相關者一為宗氣，二為乳汁。因本穴善治宗氣不足和乳房諸症，因名庫房。

【穴位觸診法】仰臥。穴位在胸部，當第一肋間隙，距前正中線 4 寸。肋間隙的決定是由胸骨角兩側的第二肋骨附著處，從此肋骨之上肋間隙為第一肋間隙。

【局部解剖】穴下為皮膚、皮下組織、胸大肌、肋間外肌、肋間內肌。皮膚由第一、二肋間神經的前皮支雙重分佈。針由胸大肌的鎖骨頭，深進第一肋間隙內的肋間內、外肌。兩肌由肋間神經支配，血液供應來自肋頸幹的

最上肋間動脈。肋間結構的深面，依序還有胸內筋膜、肋胸膜（胸膜壁層的一部分）和肺。

【主治】支氣管炎，支氣管擴張，肺炎，肺氣腫，胸膜炎，肋間神經痛。

【配穴】配周榮、中府、尺澤，宣肺平喘，治咳逆上氣、咳唾膿血；配肺俞、膻中、天突、尺澤，宣肺利氣，治胸痛、咳嗽、吐膿血；配少澤、心俞，治咳嗽；配乳根、肩井、曲澤，治乳癰初發。

【刺灸法】向下斜刺或內、外平刺 0.5～0.8 寸，至局部麻脹。可灸 3～5 壯，溫灸 5 分鐘。

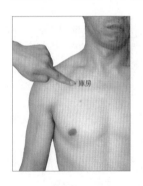
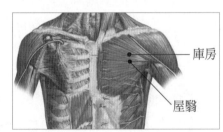

## ○屋　翳

【穴名出處】《針灸甲乙經》

【釋名】屋指室之深處，翳指屏障。是穴位於胸上，內藏肺臟，情同屋之屏翳護佑在內之臟腑，因名屋翳。

【穴位觸診法】仰臥。穴位在胸部，當第二肋間隙，距前正中線 4 寸。

【局部解剖】穴下為皮膚、皮下組織、胸大肌、第二肌間結構。皮膚由第一、二、三肋間神經前皮支重疊分

佈。第二肋間結構由肋間內、外肌及肋間血管和神經構成。肋間外肌位於肋間結構的最外層，於肋軟骨和肋骨連結部向前則移行於肋間外膜，直達胸骨緣；肋間內肌較薄，位於前肌的深面，於肋角的內側向後移行肋間內膜並連於脊柱兩側。肋間動脈分出的上、下支則行於肋間內、外肌之間的上、下緣。

【主治】支氣管炎，支氣管擴張，胸膜炎，肋間神經痛，乳癰。

【配穴】配庫房、膏肓，治上氣咳逆；配大椎、肺俞、膻中、尺澤，宣肺平喘，治咳嗽氣喘；配隙門，寬胸解鬱，治胸痛。

【刺灸法】向下斜刺或內、外平刺 0.5～0.8 寸，至局部麻脹。可灸。

## ○膺　窗

【穴名出處】《針灸甲乙經》

【釋名】膺指胸宮，又有壅的含義；膺實指胸之四面高、中央低的胸骨正中處，窗有透光通氣的含義。因該穴主治胸滿氣塞、脅痛脹滿，針此可開胸利氣，猶如室之有窗，氣通光透，故名膺窗。

【穴位觸診法】仰臥。穴位在胸部，當第三肋間隙，距前正中線 4 寸。

【局部解剖】穴下為皮膚、皮下組織、胸大肌、胸小肌。皮膚由第二、三、四肋間神經的前皮支分佈。胸部皮膚的神經分佈階段性明顯，但又有重疊性。針由皮下經胸大肌表面的胸肌筋膜，進入該肌及其深面的胸小肌，該二

肌均為胸前神經支配。肋間動脈分出的上支和下支分別行於肋間肌之間上、下緣。有胸橫肌、胸內筋膜、胸膜壁層的肋胸膜，深面即是肺。以上層次均較薄，不得深進。

【**主治**】支氣管炎，哮喘，胸膜炎，胃腸炎，乳癰，肋間神經痛。

【**配穴**】配太衝，治唇腫；配支溝，治胸脇脹痛；配乳根、曲池、足三里，治乳癰；配少澤、尺澤、足三里，治缺乳；配膻中、內關，治心動過速和心前區痛。

【**刺灸法**】乳腺疾病可向下，向乳房方向平刺 1 寸左右，捻轉至局部酸脹為度。向下斜刺或內、外平刺 0.5 ～ 0.8 寸，至局部麻脹。可灸。

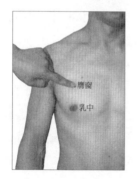

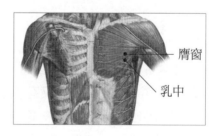

# ○乳　中

【**穴名出處**】《針灸甲乙經》

【**別名**】乳首、當乳。

【**釋名**】乳指乳房，中指中央。《聖濟》指出「穴當乳中是」，因穴在乳頭正中，五穀生化的乳汁精微輸出之所，因名乳中。

【**穴位觸診法**】仰臥。穴位在胸部，當第四肋間隙，

乳頭中央，距前正中線 4 寸。取於乳頭的中央。

【局部解剖】穴下為皮膚、輸乳孔、輸乳竇、輸乳管、腺組織、胸大肌。乳房皮膚的神經分佈來自鎖骨上神經的分支及第三、四、五肋間神經前皮支的乳房內側支和外側皮支的乳房外側支。該處皮膚還有汗腺、皮脂腺、平滑肌（以環形纖維為主）。交感神經纖維隨外側動脈和肋間動脈入乳房，分佈於血管、平滑肌及腺組織。

【主治】現代常因此穴作為胸部取穴標誌，不做針灸治療。

【配穴】配乳根，能有效促進乳汁分泌。

【刺灸法】本穴不針不灸，只作胸腹部腧穴取穴的定位標誌。

【附註】乳中為乳汁外出之處，乳汁為液態物，而乳頭在人體坐標系中位處高位，因為人之乳汁為精血所化，精血性熱，在體內的運動變化是氣化過程，氣化之氣由地部升至天部，此氣上升天部後又冷卻液化，液化之乳則在人體系統的內部高壓作用下外出乳頭（乳孔在張開的情況下致使內外存在壓差）。

## ○乳　根

【穴名出處】《針灸甲乙經》

【別名】薛息。

【釋名】根指基底部。《醫學正傳》指出「婦人在乳房下根部肉陷中」。因穴在乳房根部，因名乳根。

【穴位觸診法】仰臥。乳頭直下，在第五肋間隙中取穴。仰而取之。在乳頭之下一肋間。

【局部解剖】穴下為皮膚、皮下組織、胸大肌、腹外斜肌、第五肋間結構。皮膚由第四、五、六肋間神經前皮支分佈。針經皮下組織，至胸大肌及腹外斜肌，前肌由胸前神經支配，後肌由肋間神經支配。第五肋間結構包括肋間內、外肌及其間的肋間動、靜脈和肋間神經。其深面，有胸內筋膜、胸膜和肺，左側穴位內側有心包及其內的心臟，右側則有膈、肝的上緣。

【主治】缺乳，乳癰，哮喘，慢性支氣管炎，胸膜炎，肋間神經痛，臂叢神經痛。

【配穴】配肓門，散鬱止痛，治胸痛、乳房痛；配膻中、合谷、少澤，開鬱散結通乳，治婦人產後缺乳；配俞府，治哮喘、痰嗽；配內關，寬胸理氣，治心前區疼痛。

【刺灸法】斜刺 0.5～0.8 寸；以手托住乳房沿皮下向乳頭方向平刺 1.5 寸左右，針感以酸脹為度。

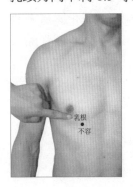

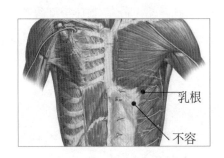

# ○不　容

【穴名出處】《針灸甲乙經》

【釋名】不有否定的意思，容有納受的含義，穴屬胃經，適當胃脘處。不容意是形容水穀至此已滿，再不能受

納水穀。針此可使水穀消化，治療嘔吐、消化不良，因名不容。

【穴位觸診法】本穴位於幽門旁 1.5 寸，去任脈 2 寸。仰臥，在臍上 6 寸，巨闕穴（任脈）旁開 2 寸取穴。身體直立取此穴。

【局部解剖】穴下為皮膚、皮下組織、腹直肌鞘及腹直肌、第七肋間結構、胸橫肌。皮膚由第六、七、八肋間神經前皮支分佈。針由皮下經胸大肌表面的胸肌筋膜，進入腹直肌，該肌由第五至十二肋間神經支配。肋間內肌及其間的血管神經達胸橫肌。若再深進，經胸內筋膜和胸膜腔、穿膈肌，右側達肝臟，左側達胃。前者為實質性器官，分泌有膽汁，器官內有豐富的血管叢。後者為中空器官，其內容物可隨針路外溢。

【主治】胃腸炎，胃擴張，神經性嘔吐，消化不良，腹痛，咳嗽，哮喘，肋間神經痛，肩臂部諸肌痙攣或萎縮。

【配穴】配中脘、內關、足三里、公孫，治胃脘脹痛；配期門，治心徹痛、噫酸；配上脘、大陵，治嘔吐；配天樞，夾脊七、八、九、十椎，治小兒夜盲症。

【刺灸法】一般直刺 0.8 寸左右，以得氣為度。不可深刺，以防傷及肝脾。可灸。

## ○承　滿

【穴名出處】《針灸甲乙經》

【釋名】承指受，滿指盛。因穴在不容之下，言承水穀已滿，主治腹滿不能食，因名承滿。

【**穴位觸診法**】仰臥。在上腹部，當臍上 5 寸，距前正中線 2 寸。

【**局部解剖**】穴下為皮膚、皮下組織、腹直肌鞘前層、腹直肌、腹直肌鞘後層、腹橫筋膜、腹膜下筋膜。皮膚由第六、七、八肋間神經的前皮支分佈。皮下筋膜內有皮神經和胸腹壁淺靜脈的屬支。針由皮膚、皮下筋膜經腹深筋膜入腹直肌鞘前層。

該層由腹外斜肌腱和腹內斜肌腱膜的前葉形成。針深進入腹直肌，至其鞘後的腹內斜肌腱膜的後葉和腹橫肌腱膜。鞘內肌鞘則由肋間神經分佈，由肋間血管與腹壁上、下動脈營養。

【**主治**】胃、十二指腸潰瘍，胃痙攣，急、慢性胃腸炎，消化不良，胃神經官能症，腹膜炎，肝炎，痢疾。

【**配穴**】配足三里，治胃痛；配中脘、胃俞、合谷、太衝，治胃痛、腹脹；配乳根，治胃氣上逆。

【**刺灸法**】一般直刺 0.8 寸左右，亦可向下斜刺。治療食不下，腹脹可用灸法。

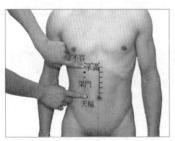
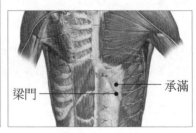

## ○梁　門

【**穴名出處**】《針灸甲乙經》

【**釋名**】梁指五穀、水穀；門指出入之關。本穴能化五穀而和胃氣，治療消化不良諸症，因名梁門。

【**穴位觸診法**】仰臥。在上腹部，當臍上 4 寸，距前正中線 2 寸。

【**局部解剖**】穴下為皮膚、皮下組織、腹直肌鞘及鞘內腹直肌、腹橫筋膜、腹膜下筋膜。皮膚由第七、八、九肋間神經的前皮支重疊分佈。皮下筋膜內淺靜脈豐富，形成網狀。深部動脈有靜脈伴行，並與淺靜脈有廣泛的交通。腹壁上動脈直接延續於胸廓內動脈，該動脈由胸腔，經膈肌附著部的胸肋三角至腹部，穿腹直肌鞘後層，繼行於鞘後層和腹直肌之間而下降，然後穿入肌質內，分支並與腹壁下動脈的分支吻合。

【**主治**】胃痙攣，潰瘍病，胃神經官能症，胃腸炎，痢疾，消化不良。

【**配穴**】配幽門、後谿，治咯血；配足三里、公孫、內關，治胃痛、消化不良；配氣海、上巨虛，治腸胃積熱；配章門、肝俞、痞根，治痞積。

【**刺灸法**】一般直刺 1 寸或向下斜刺、平刺 1.5 寸左右。可灸。

## ○關　門

【**穴名出處**】《針灸甲乙經》

【**別名**】關明。

【**釋名**】本穴能利水通便，如胃之機關，調控水穀出入，因名關門。

【**穴位觸診法**】仰臥。穴在上腹部，當臍上 3 寸，距

前正中線 2 寸。

【局部解剖】穴下為皮膚、皮下組織、腹直肌鞘前
層、腹直肌、腹直肌鞘後層、腹橫筋膜、腹膜下筋膜。皮
膚由第七、八、九肋間神經的前皮支重疊分佈。腹直肌位
於腹壁前正中線的兩側，起於恥骨聯合和恥骨崤，止於第
五～七肋軟骨和胸骨劍突的前面。肌的全長被 3～4 條橫
行腱劃斷，該肌由第五至十二肋間神經支配。

【主治】胃痙攣，胃腸炎，腹水，便秘，遺尿，水
腫。

【配穴】配中脘、足三里，治腹脹納少；配委中、神
門，治遺溺；配三陰交、水道、關元，治奔豚。

【刺灸法】直刺 1.2 寸或向下斜刺 2 寸，局部酸脹沉
重。可灸。

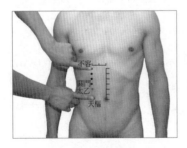

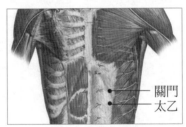

## ○太　乙

【穴名出處】《針灸甲乙經》

【別名】太一。

【釋名】太有重要的含義，乙象徵草木蒙生之狀，其
形又如胃腑之彎曲。考昔有宇宙萬物賴一以生之說。吾人
生後賴脾胃以養先天，而該穴屬胃經，能化草木生發之力

以養人，主治納少不食，因名太乙。

【穴位觸診法】仰臥。穴在上腹部，當臍上 2 寸，距前正中線 2 寸。

【局部解剖】穴下為皮膚、皮下組織、腹直肌鞘前層、腹直肌、腹直肌鞘後層、腹橫筋膜、腹膜下筋膜。皮膚由第八、九、十肋間神經的前皮支分佈。腹腔內相對應器官為大網膜和小腸。

【主治】急性胃腸炎，消化不良，腸鳴，腹脹，癔病，癲癇，精神病，遺尿。

【配穴】配足三里、中脘，治胃痛；配百會、心俞、神門、大陵，治癲癇；配滑肉門，治狂癲吐舌。

【刺灸法】直刺 0.8～1.2 寸，局部脹重。可灸。

## ○滑肉門

【穴名出處】《針灸甲乙經》

【別名】滑肉、司天、滑幽門。

【釋名】靈活為滑。考舌為滑利之肉，此穴主治舌強諸疾，因名滑肉門。

【穴位觸診法】仰臥。在上腹部，當臍上 1 寸，距前正中線 2 寸。

【局部解剖】穴下為皮膚、皮下組織、腹直肌鞘前層、腹直肌、腹直肌鞘後層、腹橫筋膜、腹膜下筋膜。皮膚由第八、九、十肋間神經的前皮支重疊分佈。腹腔內相對應器官是大網膜、小腸。

【主治】癲癇，精神病，子宮內膜炎，月經不調，舌炎，舌下腺炎，慢性胃腸炎。

【配穴】配太乙，治狂癲疾、吐舌；配足三里，治胃痛。

【刺灸法】直刺 0.8～1.2 寸，局部酸脹，向下放散。可灸。

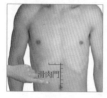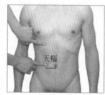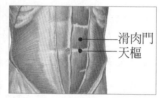

## ○天　樞

【穴名出處】《靈樞・骨度》

【別名】長溪、谷門、長谷。

【釋名】樞指樞紐，穴當臍旁。《針灸甲乙經》云：「挾臍下兩旁各二寸。」考昔時依臍分上下，臍下應地，臍上應天，穴當臍旁，人氣從之，正當天地交合之際，有平旋上下、分清理濁、職司升降之力，為中焦氣化出入的樞紐，關乎陰升陽降，陰平陽秘，因名天樞。

【穴位觸診法】去肓俞 1.5 寸，臍中兩旁各 2 寸，陷者中為本穴。仰臥，先確定臍部，在臍中神闕穴（任脈）旁開 2 寸處取穴。

【局部解剖】穴下為皮膚、皮下組織、腹直肌鞘前層、腹直肌、腹直肌鞘後層、腹橫筋膜、腹膜下筋膜。皮膚由第九、十、十一肋間神經的前皮支重疊分佈。從脊髓發出的脊神經，在胸腹壁呈階段性分佈，第十胸脊髓段相連的脊神經的皮支正分佈於臍平面。腹直肌鞘內佈有肋間動脈、腹壁上下動脈。臍上為腹壁上動脈，臍下為腹壁下

動脈，肋間動脈呈階段性。腹腔內穴位相對應的器官是大網膜、小腸。

【主治】急性胃腸炎，小兒腹瀉，痢疾，便秘，膽囊炎，肝炎，痛經，子宮內膜炎，腎炎。

【配穴】配上巨虛，解毒清熱化濕，治急性細菌性痢疾；配足三里，和中止瀉，治小兒腹瀉；配上巨虛、闌尾穴，理氣活血化瘀，治急性闌尾炎；配大腸俞、足三里，溫通氣機、調理腸腑，治胃腸炎；配中極、三陰交、太衝，疏肝理氣、調經止痛，治月經不調、痛經。

【刺灸法】本穴的常規刺法就是直刺，直刺深度為1.5寸左右，也可斜刺，深度以得氣為度；本穴上接天，下通地，清陽不升時當向上斜刺，濁陰不降時當向下斜刺。

【附註】大腸之募穴。

## ○外　陵

【穴名出處】《針灸甲乙經》

【別名】天溪。

【釋名】旁者為外，突起之處為陵。考穴位於腹部正中線之旁，適當神闕之外側的腹部隆起，因名外陵。

【穴位觸診法】仰臥。在下腹部，天樞直下1寸，距前正中線2寸。

【局部解剖】穴下為皮膚、皮下組織、腹直肌鞘前層、腹直肌、腹直肌鞘後層、腹橫筋膜、腹膜下筋膜。皮膚由第十、十一、十二肋間神經的前皮支重疊分佈。腹內筋膜是腹壁最內一層筋膜。穴位下相對應的器官是大網

膜、小腸。

【主治】腹痛，疝氣，月經不調，痛經。

【配穴】配三陰交、太衝，治疝氣；配天樞，治腹中痛；配天樞、上巨虛，治腸癰；配關元、三陰交，治痛經。

【刺灸法】直刺 1.0～1.5 寸，局部麻脹向下放散。可灸。治療腹痛、尿路結石痛，可用腹浮針法，用粗毫針自外陵穴進針向外下衝門穴或內下曲骨穴沿皮平刺，避開血管進針約 2.5 寸，針入片刻疼痛即可緩解。

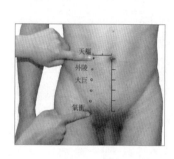 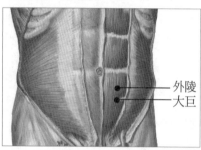

## ○大　巨

【穴名出處】《針灸甲乙經》

【別名】腋門、液門。

【釋名】巨有大的含義。考該穴適當腹部肌肉最高之處，善治陽痿、陰縮，因名大巨。

【穴位觸診法】仰臥。在天樞下 2 寸，前正中線，即石門穴（任脈）旁開 2 寸取穴。

【局部解剖】穴下為皮膚、皮下組織、腹直肌鞘前層、腹直肌、腹直肌鞘後層、腹橫筋膜、腹膜下筋膜（腹膜壁層）。皮膚由第十、十一、十二肋間神經的前皮支分佈。腹直肌鞘包裹腹直肌，可分為前層和後層。前層由腹

外斜肌腱膜和腹內斜肌前葉形成，後層由腹內斜肌後葉和腹橫肌腱組成。

在臍下 4.5 公分處，後層的鞘轉移至前層，以加強鞘的前壁，而該處以下的腹直肌鞘後層缺少，由於腱膜的中斷，下緣形成一弓狀游離緣，稱半環線。半環線以下的腹直肌後面，僅為增厚的腹橫筋膜（腹內筋膜的一部分）。穴位下相對應的器官是大網膜、小腸。

【主治】闌尾炎，胃腸炎，腸梗阻，便秘，腹痛，尿瀦留，膀胱炎，尿道炎，睪丸炎，遺精，陽痿，疝氣，失眠，腹部手術針麻常用穴之一。

【配穴】配中極、次髎，治小便不利；配天樞、三陰交，治腹痛；配地機，治疝氣；配關元，治遺精、早洩。

【刺灸法】一般直刺 0.8～1.2 寸，亦可向下斜刺，使針感向下放散。可灸。

## ○水　道

【穴名出處】《針灸甲乙經》

【別名】胞門。

【釋名】水指液體，道指通路。考該穴位置適當關元之旁，內當膀胱，為水液通路，主治膀胱熱結、小便不通，或膀胱虛寒，痛引陰中。針此能通調水道，使水液滲注膀胱，因名水道。

【穴位觸診法】仰臥。天樞直下 3 寸，前正中線，即關元穴（任脈）旁開 2 寸取穴。

【局部解剖】穴下為皮膚、皮下組織、腹直肌鞘前層、腹直肌、腹直肌鞘後層、腹橫筋膜、腹膜下筋膜（腹

膜壁層）。皮膚由第十一、十二肋間神經前支和髂腹下神經前支重疊分佈。臍以下的腹直肌由腹壁下動脈營養。動脈有兩條靜脈並行，歸流髂外靜脈。腹壁下血管束是確定腹股溝斜疝與直疝的標誌。

【主治】腎炎，膀胱炎，尿道炎，尿瀦留，睾丸炎，小兒睾丸鞘膜積液，盆腔炎，子宮病，卵巢病，腹水，脊髓炎，疝氣，脫肛，便秘。

【配穴】配水分、足三里、三陰交，治腹水；配中極、三陰交、陰陵泉，治癃閉、淋證。

【刺灸法】直刺 1.5 寸左右，提插、捻轉，適於婦科疾病。可灸，灸至穴位局部發紅為度。

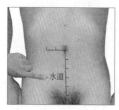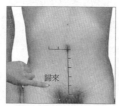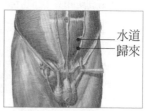

## ○歸　來

【穴名出處】《針灸甲乙經》

【別名】谿穴、豁谷、溪谷。

【釋名】還者為歸，返者為來。因該穴主治睾丸上縮、少腹引痛、子宮脫垂諸疾，針灸此穴可使下垂之疾復歸原位，因名歸來。

【穴位觸診法】仰臥。在水道下 1 寸，前正中線，即中極穴（任脈）旁開 2 寸取穴。

【局部解剖】穴下為皮膚、皮下組織、腹直肌鞘前

層、腹直肌、腹直肌鞘後層、腹橫筋膜、腹膜下筋膜。皮膚由肋下神經和髂腹下神經的前皮支分佈。

　　腹膜下筋膜是位於腹橫筋膜和腹膜壁層之間的疏鬆結締組織，富有脂肪組織，該層筋膜向後與腹膜後間隙的疏鬆結締組織相續。在腹膜外脂肪組織層中，有髂外血管、腹壁下動靜脈、生殖股神經和髂外的淋巴結及其連屬淋巴管等結構。

　　【主治】月經不調，痛經，盆腔炎，帶下，閉經，卵巢炎，子宮內膜炎，睾丸炎，小兒腹股溝疝，陰莖痛。

　　【配穴】配大敦，治疝氣；配三陰交、中極，治月經不調；配太衝，散瘀行氣，治疝氣偏墜；配大敦、三陰交，溫散寒濕，治偏墜水疝；配太谿、蠡溝，治陰癢；配三陰交、氣海，治子宮脫垂。

　　【刺灸法】直刺 0.8～1.2 寸；針灸並用療效更好。

## ○氣　衝

　　【穴名出處】《針灸甲乙經》

　　【別名】氣街、羊屎。

　　【釋名】衝有動的意思。《靈樞‧海論》云：「胃者水穀之海，其俞上在氣街、下至三里。」此穴適當氣街之處，為氣之出路，言其下行衝過肝脾二經，方達三里；同時又與氣衝脈並行，主治疝氣奔豚、逆氣上攻心，因名氣衝。

　　【穴位觸診法】仰臥。穴在下腹部，腹股溝稍上方，當臍中下 5 寸，距前正中線 2 寸。在天樞下 5 寸為本穴。恥骨上緣動脈搏動處取本穴（在陰毛中）。

　　【局部解剖】穴下為皮膚、皮下組織、腹外斜肌腱

膜、腹內斜肌、腹橫肌、腹橫筋膜、腹膜下筋膜（腹膜壁層）。皮膚由髂腹下神經的皮支分佈。在皮下筋膜內的脂性層和膜性層之間，除有上述皮神經外，還有腹壁淺動、靜脈。針經血管內側，穿腹外斜肌腱膜，經腹內斜肌和腹橫肌，或經該二肌下緣，刺入腹股溝管內（男性為精索，女性為子宮圓韌帶）。該處為腹前下壁薄弱部分。

【**主治**】泌尿系感染，前列腺炎，睾丸炎，疝氣，痛經，月經不調，不孕症。

【**配穴**】配氣海穴，治腸鳴腹痛；配大敦，治疝氣；配中極、三陰交，治尿道痛；配然谷、四滿、章門，治腹脹；配血海，治月經不調；配衝門，治帶下崩漏。

【**刺灸法**】直刺 0.5～1.0 寸，局部麻脹向外陰放散。可灸。

【**附註**】衝脈所起。衝脈、足陽明之會。

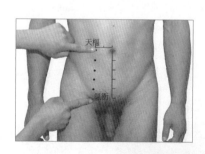

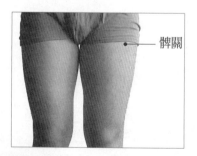

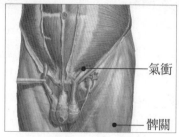

## ○髀 關

【穴名出處】《素問‧氣府論》

【釋名】通內達外之處為關；膝上的大骨名髀，上端如杵，接髖骨，下端為槌，連接於骭骨。其穴適當兩者交關之處，位近於大轉子與髀之運動相關聯，因名髀關。

【穴位觸診法】仰臥。在髂前上棘與髕底外緣的連線上，平臀橫紋，與承扶穴（膀胱經）相對處取穴。《針灸甲乙經》載本穴在膝上，伏兔後交分中。有這樣的說法：「膝上一尺二寸坐時股關節下有橫紋，按其中取之。」

【局部解剖】穴下為皮膚、皮下組織、闊筋膜張肌、股直肌、股外側肌。皮膚由腰叢的股外側皮神經分佈。皮下組織內有股外側靜脈及旋髂淺靜脈，闊筋膜，包裹闊筋膜張肌，此肌由臀上神經支配。股直肌和股外側肌由股神經支配。兩肌之間有旋股外側動、靜脈。

【主治】下肢癱瘓，股內外肌痙攣，下肢麻痺疼痛，膝痛，重症肌無力，腹股溝淋巴結炎。

【配穴】配伏兔，治痿痺；配承扶、委中，治膝痛；配環跳、承扶、風市、足三里，治下肢麻痺、癱瘓。

【刺灸法】本穴一般直刺 1.2 寸左右。

## ○伏 兔

【穴名出處】《靈樞‧經脈》

【別名】外溝。

【釋名】臥者為伏。考髀前上方有一隆起肉，形似一兔伏臥。該穴適當其處，因名伏兔。

【穴位觸診法】仰臥本穴在膝髕上緣上 6 寸。當髂前上棘與髕底外側的連線上。

【局部解剖】穴下為皮膚、皮下組織、股直肌、股中間肌。皮膚由腰叢的肌神經前支分佈。在股直肌和股中間肌之間，有旋股外側動、靜脈，兩肌由股神經支配。

【主治】風濕性關節炎，股外側皮神經炎，下肢癱瘓，下肢痙攣，蕁麻疹，腳氣，腹股溝淋巴結炎。

【配穴】配肝俞，溫經行氣，治寒疝；配髀關、陽陵泉、足三里，溫經散寒，治膝腿冷痛、無力；配解谿、太谿、申脈，治腿足痛；配風市、足三里、絕骨、犢鼻、上巨虛、商丘，治腳氣；配環跳、腎俞、委中、陽陵泉、三陰交，治下肢麻痺、癱瘓。

【刺灸法】直刺 0.6～1.2 寸。可灸。

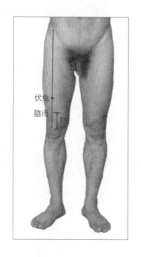
伏兔
陰市
3寸

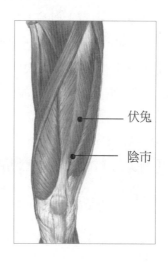
伏兔
陰市

## ○陰　市

【穴名出處】《針灸甲乙經》

【別名】陰鼎。

【釋名】陰，水也，寒濕也；市，聚散之地。該穴善溫化下焦寒濕，治療下肢寒冷不溫諸症，故名。

【穴位觸診法】仰臥。在髕骨外上緣上 3 寸，當髂前上棘與髕底外上緣的連線上取穴。

【局部解剖】穴下為皮膚、皮下組織、股外側肌。皮膚由股前皮神經和股外側皮神經分佈。皮下富有脂肪組織。大腿的闊筋膜堅韌緻密，上方附於腹股溝韌帶及髂嵴。髂嵴前緣的縱行纖維特別發達，增厚呈帶狀，稱髂脛束。其上 1/3 分為兩層，夾有闊筋膜張肌，向下止於脛骨外側髁。所以行針時，髂脛束有抵抗感。

【主治】風濕性關節炎，髕上滑囊炎，髕骨軟化症，腦血管病後遺症，消渴，水腫。

【配穴】配太衝、關元、肝俞，治寒疝腹痛；配膝陽關，治兩腿如冰；配風市，治腿腳無力；配少海，治心痛、手顫；配關元、水分、三陰交，治水腫。

【刺灸法】本穴一般直刺 0.5～1.0 寸，也可向上、下斜刺；但本穴宜灸，具有較強的散寒祛濕作用。

【附註】在本穴施以艾灸則會改變本穴固有的寒涼特性，促使穴內經水的氣化，穴內的經水則會因此而變得乾少，經水不足也就不能濡養胃經梁丘穴以下經脈諸穴，故而經書對陰市作出禁灸的規定。

## ○梁　丘

【穴名出處】《針灸甲乙經》

【別名】鶴頂，跨骨。

【**釋名**】高處為梁，隆起為丘。穴在膝蓋上方，是處肉豐隆起，猶如山樑之上，主治膝部疾患，因名梁丘。

【**穴位觸診法**】在膝上 2 寸兩筋間。取穴時讓患者仰臥，可在髕底外緣上 2 寸處觸及到凹陷，當髂前上棘與髕骨外上緣之連線上，按壓時凹陷明顯處。

【**局部解剖**】穴下為皮膚、皮下組織、股外側肌。皮膚由股外側皮神經和股神經前皮支雙重分佈。

【**主治**】胃痙攣，胃腸炎，腹瀉，乳癰，痛經，風濕性關節炎，髕上滑囊炎，髕骨軟化症，膝關節病變。

【**配穴**】配內關、中脘，治胃脹痛；配內外膝眼、陽陵泉，治膝痛；配曲泉、膝陽關，治筋攣、膝不得屈伸。

【**刺灸法**】直刺 0.5 寸，或向下斜刺 0.8 寸。可灸。對於胃痛則應向上斜刺，雙側選穴，兩手同時捻轉行針至胃痛減輕，留針 30 分鐘。

【**附註**】胃經的郄穴。

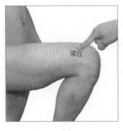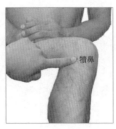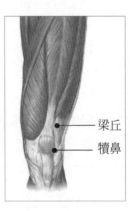

○犢　鼻

【**穴名出處**】《靈樞・本輸》

【別名】外膝眼。

【釋名】犢指小牛，穴當膝髕骨旁的外膝眼處，是處形同犢之鼻，因名犢鼻。

【穴位觸診法】屈膝，在髕骨下方，髕韌帶外側凹陷中取穴。

【局部解剖】穴下為皮膚、皮下組織、膝關節囊。皮膚有股前皮神經分佈。大腿深筋膜緻密堅韌。針由皮膚、皮下組織，在髕下方髕韌帶外側深進，直抵關節囊。在關節囊的周圍，有膝關節網，有旋股外側動脈的分支，股動脈的膝降動脈、膝上下外和膝上下內動脈，以及脛前返動脈。從腓總神經發出的膝上下外關節支與同名動脈伴行，分佈於膝關節。

【主治】膝關節炎，膝部神經痛或麻木，腳氣，下肢癱瘓，足跟痛。

【配穴】配梁丘、內膝眼、委中，治膝痛；配膝陽關、足三里、陽陵泉，溫經通絡，治膝及膝下病；配梁丘、陽陵泉，舒筋活絡，治膝關節炎；配陽陵泉、委中、承山，行氣活血，治髕骨脂肪墊勞損。

【刺灸法】針刺本穴以刺入膝關節腔內效果好，應該使用一次性的針具，囑咐患者微屈其膝，進針方向稍向髕韌帶內方，斜刺 1.2 寸左右；古人認為本穴應先灸後針，療效較為顯著。

## ○足三里

【穴名出處】《靈樞・本輸》

【別名】三里、下陵、胃管、下三里。

【釋名】三為生數，五行屬木，有生發強壯之意；里為內，指臟腑正氣。

本穴為胃經合穴，五行屬土，因本穴善補正氣以滋五臟六腑，因名足三里。

【穴位觸診法】在犢鼻下 3 寸，距脛骨前緣外側一橫指，當脛骨前肌上，屈膝或平臥取穴。

【局部解剖】穴下為皮膚、皮下組織、脛骨前肌、趾長伸肌、小腿骨間膜。

皮膚由腓腸外側皮神經分佈。

【主治】急、慢性胃腸炎，胃痙攣，胃、十二指腸潰瘍，胃下垂，急、慢性胰腺炎，闌尾炎，腸梗阻，肝炎，消化不良，小兒厭食，高血壓，冠心病，心絞痛，貧血，風濕熱，支氣管炎，哮喘，腎炎，膀胱炎，遺尿，陽痿，遺精，月經不調，盆腔炎，頭痛，失眠。

【配穴】配衝陽、僕參、飛揚、復溜、完骨，治足痿失履不收；配天樞、三陰交、腎俞、行間，治月經過多、心悸；配曲池、豐隆、三陰交，治頭暈目眩；配梁丘、期門、內關、肩井，治乳癰；配陽陵泉、行間，治急性中毒性肝炎；配中脘、內關，治胃痛。

【刺灸法】本穴一般直刺 1.5 寸，也可向下斜刺。直刺 1～2 寸向下放散可至腳趾，針尖略向上斜刺，並不斷地捻轉運針，其針感沿胃經逐漸循股走至髀關、天樞穴處，少數患者可走至胃腑、劍突處。

作為保健強身，一般宜灸而且宜重灸，古人云：「若要安，三里常不干。」

【附註】本經的合穴，屬土；胃之下合穴。

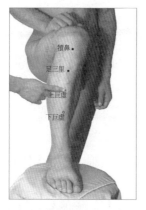

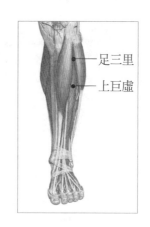

## ○上巨虛

【穴名出處】《千金翼方》

【別名】巨虛、上廉、足上廉。

【釋名】上指大腸；巨虛為神獸，有保佑人平安長壽之功能。大腸主傳導，司升降，升降不行則神機化滅。本穴為大腸之下合穴，主司大腸之傳導，清升濁降，有如神獸巨虛疵神機，因名上巨虛。

【穴位觸診法】仰臥伸下肢，或正坐屈膝。在小腿前外側，當犢鼻下6寸，距脛骨前緣外一橫指。

【局部解剖】穴下為皮膚、皮下組織、脛骨前肌、趾長伸肌、小腿骨間膜。皮膚由腓腸外側皮神經和隱神經雙重分佈。脛骨前肌及其深面的趾長伸肌之間有脛前動、靜脈及伴行的腓深神經經過。

【主治】闌尾炎，胃腸炎，泄瀉，痢疾，疝氣，便秘，消化不良，腦血管病後遺症，下肢麻痺或痙攣，膝關節腫痛。

【配穴】配天樞，治腹瀉；配曲池、公孫、內關，治

痢疾；配中脘、四縫，消食導滯，治飲食停滯之泄瀉症；配陰陵泉，清利濕熱，治濕熱蘊結的泄瀉；配天樞、陰陵泉、水分、神闕，溫散寒濕，治寒洩；配關元、腎俞、脾俞，溫補命火、益脾止瀉，治腎瀉；配太衝，疏肝理氣，治氣滯泄瀉；配闌尾、天樞、三陰交，通腸洩熱、祛瘀散結，治腸癰。

【刺灸法】直刺 1～2 寸，局部酸脹，針尖略向上斜刺，其針感沿本經循膝股走至腹部，少數病例可上行至上腹部和胸部；略向下斜刺，其針感沿足陽明經行走至足跗、足趾部。可灸。

【附註】大腸之下合穴。

## ○條　口

【穴名出處】《針灸甲乙經》

【別名】肩凝。

【釋名】穴當胃經分支之處，條為分支之意；口為岔路、缺口，因名條口。

【穴位觸診法】仰臥。在犢鼻下 8 寸，犢鼻與下巨虛的連線上取穴。先定下巨虛穴，在其上 1 寸定本穴，舉足取之。

【局部解剖】穴下為皮膚、皮下組織、脛骨前肌、趾長伸肌。皮膚由腓腸外側皮神經和隱神經雙重分佈。

【主治】肩周炎，膝關節炎，下肢癱瘓，胃痙攣，胃腸炎，扁桃體炎。

【配穴】配懸鐘，舒筋活絡，治足步難移；配絕骨、衝陽，強筋壯骨，治足緩難行；配承山，解筋急攣痛，治

下肢痙攣拘急；配承山、肩髃、肩髎，通絡止痛，治肩凝症。

【刺灸法】直刺 0.5～1.0 寸。上肢疼痛則刺患側條口穴，針尖向承山方向透刺 2 寸左右，患者感到小腿酸脹，囑患者配合患肢運動。

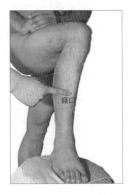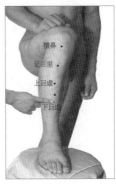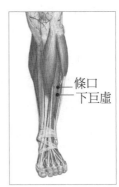

## ○下巨虛

【穴名出處】《備急千金要方》

【別名】下廉、巨虛下廉、足下廉、下林。

【釋名】下為小腸，小腸主化物。本穴為小腸下合穴，司小腸化物滋生臟腑，如巨虛之保佑人健康強壯，因名下巨虛。《會元針灸學》云：「脛骨跗筋介肉，中下部，故名下廉，下巨虛，是一空長之下部也。」

【穴位觸診法】仰臥。伸下肢，或正坐屈膝。在小腿前外側，當犢鼻下 9 寸，距脛骨前緣一橫指。

【局部解剖】穴下為皮膚、皮下組織、脛骨前肌、趾長伸肌、小腿骨間膜。皮膚由腓腸外側皮神經和隱神經雙重分佈。針由皮膚、皮下組織的內側進入脛骨前肌及其深

面的趾長伸肌。兩肌之間有脛骨前動、靜脈及伴行的腓深神經。

【**主治**】急、慢性胃腸炎，急、慢性肝炎，胰腺炎，癲癇，精神病，肋間神經痛，下肢癱瘓，下肢麻痺痙攣。

【**配穴**】配幽門、太白，調理腸胃，治瀉痢；配懸鐘，清胃熱，治不嗜食；配丘墟、俠谿，散瘀止痛，治胸脇滿引腹痛；配足三里、俠谿、梁丘，散瘀消腫，治乳癰；配少澤、乳根，通乳，治乳少。

【**刺灸法**】直刺 1.0～1.5 寸，局部麻脹向下放散。可灸。

【**附註**】小腸之下合穴。

## ○豐　隆

【**穴名出處**】《靈樞・經脈》

【**釋名**】豐有滿的含義，隆有盛的意思。考足陽明經為多氣多血之經，為穀氣隆盛之脈。是穴屬足陽明絡穴，從此別走太陰。《太素》云：「足陽明谷氣隆盛，至此處豐溢出於大絡。」本穴合陽明、太陰兩經之氣血，宜於瀉陽明之實，多瀉無妨，因名豐隆。

【**穴位觸診法**】仰臥。在條口穴後方一橫指取穴，約當犢鼻與外踝高點的中點處。

【**局部解剖**】穴下為皮膚、皮下組織、趾長伸肌、腓骨長肌、腓骨短肌。皮膚由腓腸肌外側皮神經分佈。針由皮膚、皮下組織進入趾長伸肌外側緣及腓骨長、短肌。前肌由伴行於脛前動、靜脈的腓深神經支配，後二肌由腓淺神經支配。

【主治】精神病，癔病，失眠，頭痛，高血壓，腦出血，腦血管病後遺症，急、慢性支氣管炎，哮喘，胸膜炎，肝炎，闌尾炎，便秘，尿潴留，肥胖病，腿膝痠痛，肩周炎。

【配穴】配脾俞，健脾化痰，治濕聚生痰之疾；配百會、脾俞，治痰濁眩暈；配風池、百會、太衝、內庭，治痰鬱化火之頭痛、眩暈；配中脘，和胃降逆，治胃痛；配內關，溫中和胃，止嘔吐；配外關，瀉三焦之熱，可通便；配神門、太衝，息風定驚，治癲疾。

【刺灸法】直刺 0.5～1.2 寸；也可上、下斜刺；因本穴功效善化人身之痰邪，古人云：「病痰飲者當以溫藥和之。」所以，對於痰邪為患之症宜灸，刺宜淺。

【附註】胃經的絡穴。

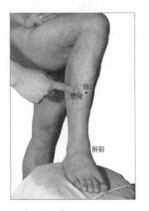
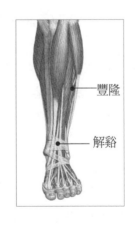

## ○解　谿

【穴名出處】《靈樞·本輸》

【別名】草鞋帶、繫鞋處、鞋帶。

【釋名】解有開放之意，經氣血流為谿。穴當陽明胃

經，氣血生化之源流，針灸之能助陽而溫化氣血，使經脈氣血流動不息，因名解谿。

【穴位觸診法】在衝陽穴後 1.5 寸，踝上陷者中。穴位平齊外踝高點，在足背與小腿交界處的橫紋中，踇長伸肌腱與趾長伸肌腱之間取穴。

【局部解剖】穴下為皮膚、皮下組織、小腿十字韌帶、脛腓韌帶聯合。皮膚由腓淺神經分佈。小腿深筋膜緻密，在踝關節前方形成小腿十字韌帶。該韌帶由附著於跟骨外側前部的外側束，和附著在內踝及足內側緣的內側上下支組成。

針由皮膚、皮下組織，在踇長伸肌腱和趾長伸肌腱之間，達脛、腓骨之間的脛腓韌帶聯合。

【主治】癲癇，精神病，頭痛，腓神經麻痺，踝關節周圍組織扭傷，足下垂，胃腸炎，高血壓。

【配穴】配商丘、丘墟，治踝痛；配條口、丘墟、太白，治膝股痛、膕酸轉筋；配合谷，治頭痛、眉棱骨痛；配尺澤、廉泉、少商，清利咽喉，治咽痛；配尺澤、復溜，滋陰降火，治聲音嘶啞。

【刺灸法】直刺 0.5 寸左右，以得氣為度，部分患者針感會沿胃經上行至脛、股、腹部，少數能上行至胃部，個別上行至咽、面部及前額。可灸。

【附註】本經的經穴，屬火。

## ○衝　陽

【穴名出處】《靈樞・本輸》
【別名】會原、跗陽、會屈、會湧、會骨。

【釋名】衝有動的含義，又指通道。穴屬足陽明胃經，正當足背跗陽脈處。考胃脈陽和之氣至此衝湧而出，因名衝陽。

【穴位觸診法】仰臥或正坐平放足底。在足背最高處，當踇長伸肌腱與趾長伸肌腱兩條肌腱之間，可以觸摸到足背動脈搏動處即為衝陽穴。

【局部解剖】穴下為皮膚、皮下組織、踇長伸肌腱與趾長伸肌腱之間、短伸肌、第二楔骨。皮膚由腓淺神經分佈。皮下有足背靜脈網，外側引出小隱靜脈，內側則有大隱靜脈的起始。足背深筋膜淺層薄而堅韌。以上諸肌均受腓深神經支配。

【主治】面神經麻痺，眩暈，胃痙攣，胃腸炎，風濕性關節炎，足扭傷，牙痛。

【配穴】配足三里、僕參、飛揚、復溜、完骨，主足痿不行；配豐隆，主狂妄行；配地倉，治偏風口；配豐隆、神門、後谿，清胃熱、袪痰濁，治狂妄；配陷谷、然谷、中封，治足跗腫。

【刺灸法】避開動脈，直刺 0.3～0.5 寸，局部酸脹，提插捻轉時，有電擊感之反應後，立即出針。可灸。

【附註】胃之原穴。

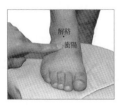

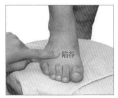

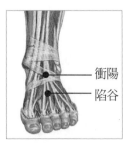

## ○陷　谷

【穴名出處】《靈樞·本輸》

【別名】陷骨。

【釋名】由高而下為陷，陷又有消的含義，穴當足大趾次趾之間凹陷處。《靈樞·本輸》中記載：「陷谷者上趾內間上行二寸。」主治腹滿喜噫、谷（穀）氣不消，因名陷谷。

【穴位觸診法】仰臥或坐位，平放足底。在足背，當第二、三蹠骨結合部前方凹陷處。

【局部解剖】穴下為皮膚、皮下組織、趾短伸肌、第二蹠骨間隙。皮薄，由腓淺神經分佈。皮下佈有皮神經及足背靜脈網。足背深筋膜薄，但很堅韌，其形成的足背韌帶的表面有足背（動脈）網，由跗外側動脈、弓形動脈的分支和腓動脈的穿支等吻合而成。以上諸肌均由腓深神經支配。

【主治】胃腸炎，下肢癱瘓，足扭傷，腎炎，結膜炎，胸膜炎。

【配穴】配上星、囟會、前頂、公孫，治卒面腫；配下脘，治腹脹腸鳴；配期門，治產後喜噫；配懸鐘，治腹滿；配天樞，治腹痛。

【刺灸法】直刺 0.3～0.5 寸，局部酸脹。可灸。

【附註】本經的輸穴，屬木。

## ○內　庭

【穴名出處】《靈樞·本輸》

【釋名】深處為內，居處為庭。該穴位於足陽明，氣通於胃腑之中，因名內庭。

【穴位觸診法】在第二跖趾關節前方，第二、三趾縫間的紋頭處取穴。於次趾之本節前外側陷中取之。

【局部解剖】穴下為皮膚、皮下組織、趾短伸肌、第二蹠骨間隙。皮膚由腓淺神經的足背內側皮神經的外側支分佈。針由皮膚、皮下筋膜穿足背深筋膜，在趾長伸肌腱和趾短伸肌腱的第二、三趾腱之間，深進入骨間肌。以上諸肌的神經支配為腓深神經。

【主治】牙痛，牙齦炎，扁桃體炎，胃痙攣，急、慢性胃腸炎，三叉神經痛。

【配穴】配合谷，治胃火牙痛；配外關、公孫，降火平呃，治熱呃；配中脘、足三里，降逆止嘔，治胃熱嘔吐；配支溝、上巨虛，瀉火通便，治便秘；配神門，清火洩熱寧神，治癲亂；配內關、曲池，治腹痛泄瀉；配太谿、僕參，治足麻木。

【刺灸法】直刺 0.3 或向上斜刺 0.5 寸。對於消化系統疾病可灸，古人認為：本穴宜灸，而且宜重灸，療大人、小兒諸疾。但對於腹脹，特別是小腹脹則應針刺，如《通玄指要賦》云：「腹膨而脹，奪內庭兮休遲。」

【附註】本經的滎穴，屬水。

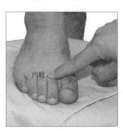
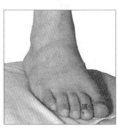
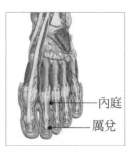

# ○厲　兌

**【穴名出處】**《靈樞・本輸》

**【釋名】**厲有岸邊、水旁的意思；兌為澤，積水之地。本穴五行屬金，能生水而滅火，特別能制肝膽相火妄動，因名厲兌。

**【穴位觸診法】**在第二趾外側，距指甲角 0.1 寸許取穴。

**【局部解剖】**穴下為皮膚、皮下組織、趾長伸肌第二趾肌腱的外側束。皮膚由腓淺神經的足背骨側皮神經的外側支分佈。趾長伸肌及第二趾伸肌由腓深神經支配。

**【主治】**休克，癲癇，癔病，嗜睡，面神經麻痺，鼻炎，牙痛，扁桃體炎，胃腸炎，下肢麻痺。

**【配穴】**配內關，治胃痛；配百會、水溝、中衝，治中風、中暑、暈厥、人事不省；配隱白，治夢魘不安；配大敦，治喜寐；配漏谷，治心腹脹滿。

**【刺灸法】**向上斜刺 0.1～0.2 寸。可灸，如《資生經》云：「兒睡中驚掣：灸足大指次指端，去爪甲如韭葉，各一壯。」《針灸大成》云：「屍厥如死及不知人，灸厲兌三壯。」治療熱證，多夢，以三棱針點刺放血比較常用，出血量以血色變鮮紅為度。

**【附註】**本經的井穴，屬金。

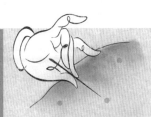

第五章

# 足太陰脾經

## 經脈循行原文：

脾足太陰之脈，起於大指之端，循指內側白肉際，過核骨後，上內踝前廉，上腨內，循脛骨後，交出厥陰之前，上膝股內前廉，入腹，屬脾，絡胃，上膈，挾咽，連舌本，散舌下。

其支者：復從胃別，上膈，注心中。脾之大絡，名曰大包，出淵腋下三寸，布胸脇（《靈樞・經脈》）。

## 詮　釋：

足太陰脾經：從大趾末端開始（隱白），沿大趾內側赤白肉際（大都），經核骨（第一蹠骨小頭）後（太白、公孫），上向內踝前邊（商丘），上小腿內側，沿脛骨後（三陰交、漏谷），交出足厥陰肝經之前（地機、陰陵泉），上膝股內側前邊（血海、箕門），進入腹部（衝門、府舍、腹結、大橫；會中極、關元），屬於脾，絡於胃（腹哀；會下脘、日月、期門），通過膈肌，挾食管旁（食竇、天谿、胸鄉、周榮；絡大包；會中府），連舌根，散佈舌下。

它的支脈：從胃部分出，上過膈肌，流注心中，接手

少陰心經。

　　脾的大絡，穴名大包，在淵液穴下三寸，散佈於胸脇部。

　　本經一側 21 穴（左右兩側共 42 穴），其中 11 穴分佈於下肢部，10 穴分佈於側胸腹部。首穴隱白，末穴大包。

　　本經聯絡臟腑：脾、胃、心；聯絡器官：膈肌、咽

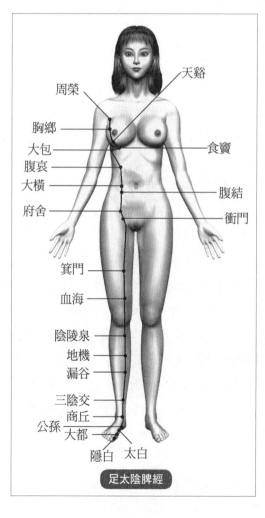

足太陰脾經

（食道）、舌。

本經主治脾胃病、婦科、前陰病及經脈循行部位的其他病症。

## ○隱　白

【穴名出處】《靈樞・本輸》

【別名】鬼壘。

【釋名】白為肺色，代表神志、智慧，因本穴能統攝血液，收斂精神魂魄，增強智慧，因名隱白。

【穴位觸診法】在本穴足大趾內側，去趾甲角 0.1 寸許取穴。取於足之大趾之內側，去爪角 1 分處。也可在甲根和內側趾甲緣各作一延長線，兩線交點即是本穴。

【局部解剖】穴下為皮膚、皮下組織、踇趾纖維鞘、踇長伸肌腱內側束。皮膚為踇趾背側與其跖側骨皮膚移行處，其神經分佈為腓淺神經的足背內側皮神經的內側支。

在趾背筋膜的深面有第一蹠骨動脈內側支，經踇長伸肌腱的深面，該動脈至踇趾的內側緣。踇長伸肌腱由腓深神經支配。若斜刺，針行於末節趾骨與踇趾纖維鞘終止部之間，該處神經、血管分佈豐富，均來自足底內側神經及血管。

【主治】崩漏，子宮痙攣，牙齦出血，衄血，小兒驚風，癲狂，癔病，暈厥，消化道出血，腹膜炎，急性胃腸炎，尿血。

【配穴】配行間，止血崩；配關元，治經漏；配水溝，治失血昏迷。

【刺灸法】向上斜刺 0.1 寸。治療月經過多、崩漏，

可用三棱針點刺出血。本穴宜灸，能治療痰氣鬱結型鬱證和出血性疾患。

【附註】本經的井穴，屬木。

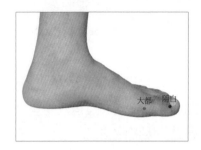

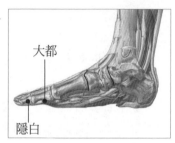

## ○大　都

【穴名出處】《靈樞‧本輸》

【釋名】穴性為脾經火穴，其性溫熱，脾主運化水濕，其功用主要在於脾中陽氣。該穴溫脾助運，善治脾經諸症，因名大都。

【穴位觸診法】仰臥或正坐，平放足底。在足內側緣，當足大趾本節（第一蹠趾關節）前下方赤白肉際凹陷處。

【局部解剖】穴下為皮膚、皮下組織、趾蹠側筋膜、趾纖維鞘、踇長屈肌腱。皮膚由腓淺神經足背內側皮神經的內側支分佈。針由皮膚、皮下組織經趾蹠側筋膜形成的趾纖維鞘的環部，進入該鞘內，並可刺及鞘內由脛神經支配的踇長屈肌腱，或從肌腱的上方或下方經過。第一蹠骨背動脈由足背動脈發出，在第一、二蹠骨小頭處分為二支，其中一支分佈到踇趾背面的內側緣。

【主治】胃腸炎，胃痙攣，腹脹腹痛，急、慢性胃腸炎，腦血管病後遺症，小兒抽搐，足趾痛。

【配穴】配太白，調理中焦，治胃心痛；配橫骨，理氣通滯，治氣滯腰痛；配環跳，利關節止痺痛，治腰腿痛；配經渠，疏風解表清熱，治熱病汗不出。

【刺灸法】直刺 0.3～0.5 寸，至局部痛。治療下肢不遂的足下垂，可向足跟方向斜刺 0.5 寸左右，得氣時即刻可使患者做足背屈運動。可灸。

【附註】本經的滎穴，屬火。

## 〇太　白

【穴名出處】《靈樞・本輸》

【別名】大白。

【釋名】太白為星名。本穴為脾之原穴，能培土氣而生金，清升濁降，陰濕中一點清氣，猶如暗夜中的啟明星，開啟黎明的玄機，故名太白。

【穴位觸診法】本穴位於第一蹠趾關節後緣，赤白肉際處取穴。自第一蹠骨與足踇趾基底之關節部，向足跗內側壓撫，手指止處是穴（取於蹠側與背側之間）。《十四經發揮》云：「在足內側核骨下陷中。」

【局部解剖】穴下為皮膚、皮下組織、趾纖維鞘、踇展肌、踇短屈肌。皮膚由腓淺神經的足背內側皮神經的內側支分佈。針由皮膚、皮下筋膜進入趾蹠側筋膜及其形成的趾纖維鞘的十字部，再進踇展肌和踇短屈肌，該二肌為足底內側神經支配。

【主治】胃痙攣，胃腸炎，消化不良，腹脹，便秘，胃腸炎，痔疾，腰痛，下肢麻痺或疼痛。

【配穴】配豐隆，調理脾胃，治身重倦怠、腹滿作

痛，或吐或瀉；配公孫，健脾益胃，治食不化、鼓脹腹痛；配陷谷、大腸俞，清熱利濕除癰，能治腸癰。

【刺灸法】以直刺為主，深度在 0.5 寸左右，以局部酸脹得氣為度。可灸。

【附註】本經的輸穴，屬土；脾之原穴。

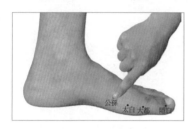 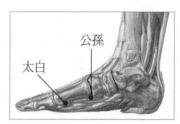

## ○公　孫

【穴名出處】《靈樞・經脈》

【釋名】公孫為黃帝姓氏，黃帝以土德而王天下。本穴為脾經絡穴，氣通胃經，獨得土之正氣，為陰土陽木合德，因此穴性居中州脾土之正位，故以公孫名其穴。

【穴位觸診法】位於第一蹠骨基底前下緣，赤白肉際處取穴，距太白後 1 寸。也可自核骨上推，手指止處是也。強壓之足跗感酸麻處。距第一蹠骨頭內側約二橫指，距太白一橫指。

【局部解剖】穴下為皮膚、皮下組織、踇展肌、踇短屈肌。皮膚由腓淺神經的分支，足背內側皮神經的內側支和隱神經雙重分佈。皮下筋膜內有血管網及少量的脂肪。趾跖側筋膜在足底部形成跖腱膜，前方止於跖趾關節囊和屈肌腱鞘。針經上述結構，進入踇展肌和踇短屈肌，該二肌由足底內側神經支配。

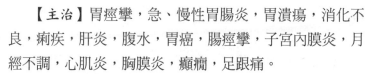

【主治】胃痙攣，急、慢性胃腸炎，胃潰瘍，消化不良，痢疾，肝炎，腹水，胃癌，腸痙攣，子宮內膜炎，月經不調，心肌炎，胸膜炎，癲癇，足跟痛。

【配穴】配內關，開胸理氣，治心、胸、胃疾患；配內庭、厲兌，治久瘧不食；配章門，理氣消脹，治腹脹。

【刺灸法】本穴宜直刺，深度 0.5 寸左右，提插尋找到氣感之後行捻轉瀉法。可針後加灸。

【附註】脾經的絡穴；八脈交會穴，通於衝脈。

## ○商　丘

【穴名出處】《靈樞·本輸》

【釋名】「所行為經」，脾經運化水濕，運化水穀精微之功能有賴脾經氣運不息，而本穴為脾之經穴與脾健運之氣相通，猶如中土易貨，繁榮離不開商丘的商業、商品、商人三商的運作，故名商丘。

【穴位觸診法】仰臥或正坐平放足底。在足內踝前下方凹陷中，當舟骨結節與內踝尖連線的中點處。足前部著地足跟抬起內踝前下方凹陷中央，即為商丘穴。

【局部解剖】穴下為皮膚、皮下組織、屈肌支持帶。皮膚由股神經的皮支，隱神經分佈。皮下筋膜較疏鬆，除皮神經外，還有足靜脈網及大隱靜脈屬支的起始部。足背筋膜深面有內踝動脈網。

針由皮膚、皮下筋膜穿足背筋膜後，在脛骨前肌腱的內後方，小腿十字韌帶的內側上、下支之間深進到距骨內側面骨膜。

【主治】胃腸炎，消化不良，便秘，痔疾，黃疸，腓

腸肌痙攣，踝關節及周圍軟組織疾病，腳氣，小兒驚厥，百日咳，水腫。

【配穴】配陰陵泉、天樞，袪濕熱，治腹瀉；配中脘，調理脾胃，治胃痛；配崑崙，清熱化濕、消腫止痛，治足踝痛。

【刺灸法】直刺 0.5～0.8 寸，局部酸脹，行平補平瀉手法。可平刺透解谿，深 1.0～1.5 寸，使針感向上傳導，捻轉行針至踝關節酸脹感。可灸。

【附註】本經的經穴，屬金。

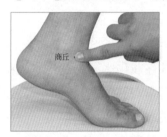
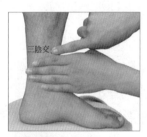
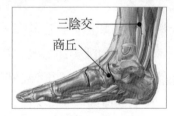

## ○三陰交

【穴名出處】《針灸甲乙經》

【別名】承命、太陰。

【釋名】交有會合之義。《針灸問對》云：「足之三陰，從足走腹；太陰脾經循內踝上直行；厥陰循內踝前交入太陰後；少陰腎經循內踝後交出太陰之前。」因該穴是

足三陰經交會處，故名為三陰交。

【穴位觸診法】本穴位於內踝高點上 3 寸，脛骨內側後緣，位於筋骨之間。也可以一夫四指之法挨於內踝之上緣，穴在第四指之上緣靠近骨際。

【局部解剖】穴下為皮膚、皮下組織、趾長屈肌、踇長屈肌。皮膚由隱神經分佈。皮下組織內有隱神經和起於足背靜脈網內側的大隱靜脈，神經和靜脈並行。針由皮膚、皮下筋膜穿小腿深筋膜以後，在小腿三頭肌的前方，進入趾長屈肌和踇長屈肌。在趾長屈肌後方，有脛後動、靜脈和脛神經經過。

【主治】急、慢性胃腸炎，肝脾腫大，肝炎，膽囊炎，腎炎，尿路感染，尿瀦留，尿失禁，月經失調，崩漏，痛經，帶下，更年期綜合徵，盆腔炎，子宮脫垂，神經衰弱，高血壓，血栓閉塞性脈管炎等。

【配穴】配歸來、太衝，治疝氣偏墜；配關元，治夜尿；配血海、氣海，治月經不調；配中脘、氣海，治月經過多。

【刺灸法】直刺 1.5 寸左右，刺入 0.5 寸為天部治本經足太陰脾經病；刺入 1.0 寸人部治療足厥陰肝經病；刺 1.5 寸入地部治療足少陰腎經病。

【附註】足太陰、厥陰、少陰之交會穴。

## ○漏　谷

【穴名出處】《針灸甲乙經》

【別名】太陰絡、大陰絡。

【釋名】滲出為漏，谷為水穀。本穴能健脾益氣，溫

脾助運，治療泄瀉完穀不化，因名漏谷。

【**穴位觸診法**】正坐或仰臥。在小腿內側，當內踝尖與陰陵泉的連線上，距內踝尖 6 寸，三陰交上 3 寸，靠近脛骨後緣凹陷取穴。

【**局部解剖**】穴下為皮膚、皮下組織、小腿三頭肌、趾長屈肌、脛骨後肌。皮膚由隱神經分佈。皮下組織內的脂肪組織增多，有隱神經和大隱靜脈伴行經過。在趾長屈肌的後方有脛後動、靜脈和脛神經並行經過，營養並支配以上諸肌。

【**主治**】急、慢性胃腸炎，腸鳴，消化不良，下肢麻痺，尿路感染，精神病。

【**配穴**】配太衝，治小便不利；配會陰，治腹部寒冷；配曲泉，治血瘕；配梁丘、血海、足三里、三陰交，治膝腿痛麻。

【**刺灸法**】直刺 1.0～1.5 寸，局部麻脹感向下放散。可灸。

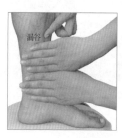
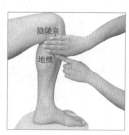
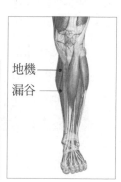

## ○地　機

【**穴名出處**】《針灸甲乙經》

【別名】脾舍、地箕。

【釋名】地指土言，變化為機。穴屬脾經郄穴，主治脾病，有理脾統血之效，故可用於婦人月事失常，精血不足，生殖不能。針刺此穴可使脾氣強健，則氣血充盈，生殖暢旺，猶如大地得陽和之氣則萬物化生，因名地機。

【穴位觸診法】在陰陵泉下 3 寸，當陰陵泉與三陰交的連線上取穴，當脛骨後，伸膝或屈膝取之。《十四經發揮》云：「在膝下五寸。」

【局部解剖】穴下為皮膚、皮下組織、趾長屈肌、脛骨後肌。皮膚由隱神經分佈。

【主治】月經不調，痛經，崩漏，陰道炎，腰痛，遺精，精液缺乏，胃痙攣，乳癰，下肢痿痹。

【配穴】配血海，治月經不調；配足三里，治腹瀉。

【刺灸法】一般直刺 0.5 寸；治療痛證可向上斜刺，以得氣為度。可灸。

【附註】脾經的郄穴。

## ○陰陵泉

【穴名出處】《靈樞・本輸》

【別名】陰之陵泉、陰陵。

【釋名】積土為陵，泉指水濕。《靈樞・本輸》有「膝下為陵」之說。穴位居膝下內側，為脾經合水穴，本穴善於挾土氣以利水濕，因名陰陵泉。

【穴位觸診法】先以手確定脛骨內側髁，其下緣凹陷處即是穴，伸膝或屈膝取之。

【局部解剖】穴下為皮膚、皮下組織、縫匠肌、半膜

肌及半腱肌、膕肌。皮膚由隱神經分佈。皮下組織內除隱神經之外，還有與神經伴行的大隱靜脈。該靜脈正行於該穴的皮下，針刺應注意避開。

以上諸肌由股神經、坐骨神經等支配。膝下內動脈，發自膕動脈，向內下方，經脛側副韌帶和脛骨內側髁之間，參加膝關節網，並發支營養脛骨及附近肌腱。

【主治】遺尿，尿潴留，尿失禁，尿路感染，腎炎，遺精，陽痿，腹膜炎，消化不良，腹水，胃腸炎，痢疾，陰道炎，月經不調，失眠，膝關節炎，下肢麻痺。

【配穴】配水分、中極、足三里、三陰交，通洩三焦，治癃閉、腹水；配關元，治氣癃尿黃；配湧泉，治小腸連臍痛；配承山，治心胸滿而不思飲食；透刺陽陵泉，治膝腫、鶴膝風。

【刺灸法】直刺 1.0～2.0 寸，局部麻脹感向下放散，可向陽陵泉方向深透刺 1.5～2.0 寸，強刺激，採用刮柄法。脾虛運化失常，水濕泛溢之水腫，宜灸，《千金翼方》云：「水腫不得臥，灸陰陵泉百壯。」

【附註】本經的合穴，屬水。

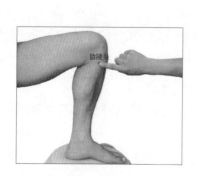

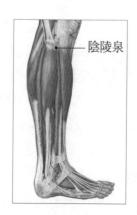

陰陵泉

## ○血　海

【穴名出處】《針灸甲乙經》

【別名】百蟲窠。

【釋名】歸聚之川為海。考該穴主治月經不調、血閉不通、崩血漏下，以及瘡癢濕疹。針灸此穴有行血歸脾入肝之效，猶如江河下百川，入歸大海之意，故名血海。

【穴位觸診法】屈膝，在髕骨內上緣上 2 寸，當股四頭肌內側頭的隆起處取穴。

簡易穴位觸診法：患者屈膝，操作者以左手掌心按於患者右膝髕骨上，二至五指向上伸直，與拇指約成 45° 角斜置，拇指尖下是該穴。對側穴位觸診法仿此。

【局部解剖】穴下為皮膚、皮下組織、股四頭肌內側頭。皮膚由股前皮神經分佈。皮下筋膜內脂肪較厚，有隱神經和大隱靜脈。大腿前面闊筋膜內纖維組織較外側薄弱。針由皮膚、皮下筋膜穿大腿闊筋膜，進入股神經支配的股四頭肌內側頭。膝上內動脈起於股動脈，在股骨內側髁上方緊貼骨內面深進，經半腱肌、半膜肌，大收肌腱與股骨骨面之間至膝關節前面。

【主治】月經不調，崩漏，子宮內膜炎，濕疹，蕁麻疹，皮膚瘙癢症，神經性皮炎，睪丸炎，貧血，下肢潰瘍，膝關節炎。

【配穴】配地機，治月經不調；配氣海、歸來，治氣滯血瘀痛經；配灸歸來，治寒凝血瘀痛經；配灸氣海、三陰交，治氣虛痛經；配灸隱白、神門，治崩漏。

【刺灸法】直刺 1 寸左右，行提插補瀉手法，得氣後

再施溫針灸 2 壯，留針 25 分鐘。可灸。

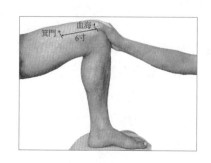
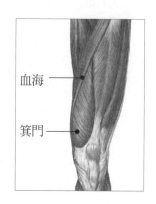

# ○箕　門

【**穴名出處**】《針灸甲乙經》

【**別名**】鬼壘。

【**釋名**】箕指坐而二展其足，是穴在大腿內側兩筋間凹陷中。《針灸聚英》云：「陰股內動脈應手筋間。」因箕坐時穴在股內兩筋間凹陷如箕狀，故名箕門。

【**穴位觸診法**】正坐或仰臥。在大腿內側，當血海與衝門連線上，血海之上方 6 寸，取於縫匠肌與股內大收肌及薄股肌之間。「跪坐此處起肉如魚腹，在其肉上大筋間，即血海之上六寸」(《針灸大成》)。

【**局部解剖**】穴下為皮膚、皮下組織、大收肌。皮膚由股前皮神經分佈。皮下組織的脂肪增厚，內有股前皮神經、隱神經與其伴行的大隱靜脈，及該靜脈與深靜脈的交通支。大腿筋膜內側與前面較外側薄弱。

【**主治**】尿瀦留，遺尿，遺精，陽痿，睪丸炎，腹股溝淋巴結炎，陰囊濕疹。

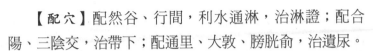

【配穴】配然谷、行間，利水通淋，治淋證；配合陽、三陰交，治帶下；配通里、大敦、膀胱俞，治遺尿。

【刺灸法】避開動脈，直刺 0.5～1.0 寸，局部麻脹感向上放散至腹部，向下放散至內踝。治療中風下肢癱，可用毫針瀉法，並配合應用電針。可灸。

## ○衝　門

【穴名出處】《針灸甲乙經》

【別名】慈宮、上慈宮。

【釋名】衝指動。該穴位於橫骨兩端的動脈處。《針灸經穴圖考》云：「適當大腿縫中的紋端，以手切之動脈應手。」且與氣衝相等，是陽明胃氣衝過脾經之處，因名衝門。

【穴位觸診法】仰臥。在腹股溝外側，距恥骨聯合上緣中點 3.5 寸，當髂外動脈搏動處的外側。

【局部解剖】穴下為皮膚、皮下組織、腹外斜肌腱膜、腹內斜肌和腹橫肌起始部。皮膚由髂腹下神經分佈。皮下筋膜分為脂肪層和膜性層。前者以脂肪組織為主，其厚薄亦因人而異；後者以纖維組織為主，在腹股溝韌帶下方上一橫指附著在闊筋膜。兩層之間有腹壁淺動靜脈、肋間動靜脈（下位）及皮神經經過。

【主治】尿瀦留，睪丸炎，精索神經痛，子癇，子宮內膜炎，乳癰，乳少，胃腸痙攣。

【配穴】配氣衝，治帶下產崩；配陰郄，治疝氣；配大敦，治淋證；配中極、三陰交，治尿閉；配中脘、氣海、三陰交，治子宮脫垂。

【刺灸法】避開動脈，直刺 0.5～1.0 寸，局部酸脹感向下放散至小腿部。可灸。

【附註】足太陰、厥陰、陰維脈之交會穴。

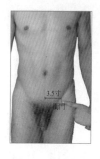
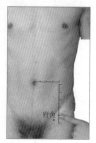
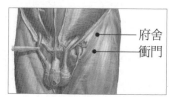

## 〇府　舍

【穴名出處】《針灸甲乙經》

【別名】鬼壘。

【釋名】府指聚，舍有住的意思。該穴為足太陰脾經之脈由此入腹，屬脾絡胃，故名府舍。

【穴位觸診法】仰臥。在下腹部，當臍下 4 寸許，衝門外上方 0.7 寸距前正中線 4 寸，正對乳中線。

【局部解剖】穴下為皮膚、皮下組織、腹外斜肌腱膜、腹內斜肌和腹橫肌、腹橫筋膜、腹膜下筋膜。皮膚由髂腹下神經的前皮支分佈。皮下組織內有旋髂淺動、靜脈。在腹內斜肌和腹橫肌之間，有髂腹下神經和髂腹股溝神經由上外方向內下方走行。腹腔內，對應器官有盲腸與闌尾（右側），乙狀結腸（左側）。所以，針刺時不可由腹膜下筋膜再穿腹膜壁層深進。

【主治】胃腸炎，闌尾炎，脾腫大，便秘，腹股溝淋巴結炎，附件炎，睪丸炎。

【配穴】配氣海、三陰交，補益中氣，治子宮脫垂；配天樞、足三里，調理脾胃。消積散結，治腹滿積聚。

【刺灸法】直刺 1.0~1.5 寸，局部沉脹感向下放散。可灸。

【附註】足太陰、厥陰、少陰、陽明、陰維脈之會穴。

## ○腹　結

【穴名出處】《針灸甲乙經》

【別名】腹屈、腸窟、腸結。

【釋名】結有聚、要的意思。穴在腹部大橫下 1.3 寸，為腹氣結聚之所，主治腹部氣機不暢，因名腹結。

【穴位觸診法】仰臥。在府舍上 3 寸，距前正中線 4 寸，當府舍與大橫的連線上，大橫穴下方 1.3 寸是穴。一般先取大橫穴於其下約二指橫徑處取之。《十四經發揮》云：「在大橫下一寸三分。」

【局部解剖】穴下為皮膚、皮下組織、腹外斜肌、腹內斜肌、腹橫肌、腹橫筋膜、腹膜下筋膜。皮膚由第十、十一、十二肋間神經外側支重疊分佈。皮下筋膜分為脂性層和膜性層，脂性層內的脂肪組織已變薄。因該處血管分佈非常豐富，易刺傷血管而引起出血，如有出血傾向的患者，更應注意。

【主治】蛔蟲症，胃腸炎，腹膜炎，痢疾，支氣管炎，陽痿，腳氣。

【配穴】配天樞，調腸和胃，治腹瀉、痢疾；配行間，舒肝氣，治氣上搶心、脇痛。

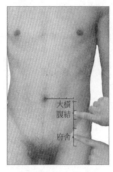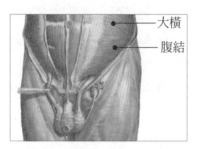

【刺灸法】直刺 1.2 寸或向臍部方向斜刺 1.2 寸左右，提插得氣行捻轉法至局部沉脹為度，可灸。

## ○大　橫

【穴名出處】《針灸甲乙經》

【別名】胃氣。

【釋名】《楚辭・沈江》「不別橫與縱」，註：「緯曰橫」古時東西亦曰橫，臍以上為陽，天氣主之；臍以下為陰，地氣主之。本穴橫於臍之兩旁，如劃分人體天地陰陽上下之緯線，故曰大橫。

【穴位觸診法】仰臥。在神闕（任脈）旁開 4 寸處取穴。取穴要以乳中線與臍參照取之。即臍之兩旁，本穴為標準穴。《十四經發揮》云：「在腹哀下三寸五分，直臍傍。」

【局部解剖】穴下為皮膚、皮下組織、腹外斜肌、腹內斜肌、腹橫肌、腹橫筋膜、腹膜下筋膜。皮膚由第九、十、十一肋間經神的前皮支重疊分佈。皮下筋膜漸薄，內有腹壁淺動、靜脈及胸神經前支和外側支。腹肌由胸神經和第一腰神經前支支配。

【主治】胃腸炎，習慣性便秘，久痢，腸麻痺，腸寄生蟲，四肢痙攣，流行性感冒。

【配穴】配天樞、中脘、關元、足三里，通調腸腑，治腹痛瀉痢；配陽陵泉，通腑潤腸，治便秘；配頭維，治頭痛；配水溝、合谷，治臟躁症。

【刺灸法】直刺或斜刺 1.2 寸左右得氣為度。泄瀉、腹痛宜多灸。

【附註】足太陰、陰維脈之交會穴。

## ○腹　哀

【穴名出處】《針灸甲乙經》

【釋名】哀有鳴和痛的含義。穴當腹部，主治腹痛腸鳴，猶如腹部發出哀鳴之狀，因名腹哀。《會元針灸學》云：「腹哀者，穴居腹部，哀是乞求也，因足太陰磨胃助消化之功，腹求胃之精穀氣養脾潤五臟，以助四肢之行動。」

【穴位觸診法】仰臥。在上腹部，當臍中上 3 寸，距前正中線 4 寸。與乳頭相對。

【局部解剖】穴下為皮膚、皮下組織、腹外斜肌、腹內斜肌、腹橫肌、腹橫筋膜、腹膜下筋膜。皮膚由第八、九、十肋間神經的前皮支重疊分佈。皮下組織內有胸腹壁淺靜脈及皮神經經過。

深筋膜的下面有胸外側動、靜脈經過。腹腔內相對應的器官有膽囊底、肝（右側，一般成人肝下緣不超過肋弓）、胃（左側）。

【主治】繞臍痛，消化不良，痢疾，胃潰瘍，胃痙

攣，胃酸過多或減少，消化不良，便秘，腸出血。

【配穴】配中脘、足三里，調理腸胃、理氣止痛，治腹痛、腸鳴；配太白，消食化積、健脾益氣，治食積不化。

【刺灸法】直刺 1.0～1.5 寸，行針至局部脹重。可灸。

【附註】足太陰、陰維脈之交會穴。

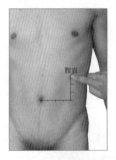 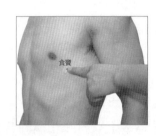

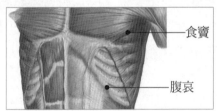

## ○食　竇

【穴名出處】《針灸甲乙經》

【別名】命關。

【釋名】孔曰竇，竇有孔穴、水道之意。脾主運化升清，似有水穀從此處通過，運化精微上歸於肺，因名食竇。

【穴位觸診法】仰臥。在胸外側部，當第五、六肋之間，距前正中線 6 寸。

【局部解剖】穴下為皮膚、皮下組織、胸大肌、前鋸肌、第五肋間結構、胸內筋膜。皮膚由第四、五、六肋間神經的外側支重疊分佈。皮下筋膜疏鬆，內有皮神經及胸腹壁淺靜脈經過。在胸內筋膜的深面，正對第五肋間隙是胸膜腔及肺，因此，不宜深刺與提插。

【主治】氣管炎，肺炎，胸膜炎，肋間神經痛，肝炎，腹水，尿瀦留，右食竇治肝區痛效果好。

【配穴】配膈俞、郄門、陽陵泉，治胸脅滿痛；配膈俞，降逆散結，治呃逆；配足三里、中脘，調理脾胃、疏通腑氣，治腹痛、腸鳴。

【刺灸法】斜刺或向外平刺 0.5～0.8 寸，至局部脹痛。多灸為宜。

## ○天　谿

【穴名出處】《針灸甲乙經》

【釋名】天指上部，小水流出曰溪。穴當乳旁外側，主治乳少、乳癰諸疾。如《針灸大成》記載：「主婦人乳腫、潰癰。」針灸此穴則乳汁湧出不絕，猶如天然之溪流，因名天谿。

【穴位觸診法】仰臥，在食竇上一肋，前正中線旁開 6 寸，平第四肋間隙，仰而取之。《十四經發揮》云：「在胸鄉下一寸六分。」

【局部解剖】穴下為皮膚、皮下組織、胸大肌、前鋸肌、第四肋間結構、胸內筋膜。皮膚由第三、四、五肋間神經的外側支重疊分佈。皮下筋膜內除皮神經外，還有胸腹壁淺靜脈。

　　在胸大肌和前鋸肌之間有胸外側動、靜脈及胸長神經。肋間隙的深面為胸內筋膜，與胸膜腔和肺相對應，因此行針不宜太深。

　　【主治】肺炎，支氣管炎，哮喘，胸膜炎，缺乳，肋間神經痛。

　　【配穴】配少澤，補脾益氣養血，治缺乳；配豐隆，平喘止咳，治痰多咳喘。

　　【刺灸法】咳嗽、胸痛可向上斜刺 0.8 寸左右；乳腺病可向內、向乳房方向平刺 1 寸左右；本穴宜用灸法，《外台秘要》云：「天谿灸五壯，主胸中滿痛，乳腫，咳逆上氣，喉鳴有聲」。

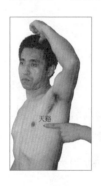 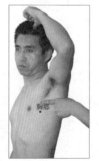 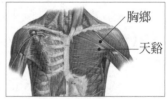

## ○胸　鄉

　　【穴名出處】《針灸甲乙經》

　　【釋名】鄉有側之意，本穴位於胸腋交界，正當胸之側，與氣機升降有關。胸者氣機升降之道路也，此穴為胸氣之寄託，因名胸鄉。

　　【穴位觸診法】仰臥。在胸外側部，當第三、四肋之間，距前正中線 6 寸。

【局部解剖】穴下為皮膚、皮下組織、胸大肌、前鋸肌、第三肋間結構、胸內筋膜。皮膚由第二、三、四肋間神經的外側皮支分佈。皮下筋膜內脂肪組織稍厚，有胸腹壁淺靜脈經過，該靜脈注入腋靜脈。

【主治】肺炎，支氣管哮喘，胸膜炎，肋間神經痛，膈肌痙攣等。

【配穴】配支溝，通調三焦、開鬱散結，治胸脇脹滿；配心俞、厥陰俞，通絡散結，治心痛胸悶，痛引肩背；配內關，鎮靜安神，治心悸。

【刺灸法】斜刺或向外平刺 0.5～0.8 寸，至局部酸脹；內部為肺臟，禁深刺。可灸。

## ○周　榮

【穴名出處】《備急千金要方》

【別名】周營。

【釋名】周指全身，滋養為榮，榮又有細小之意。穴屬脾經，脾主肌肉四肢，因其具有運化水穀精微於周身的功效，因名周榮。

【穴位觸診法】仰臥。在胸外側部，當第二肋間隙，距前正中線 6 寸，胸鄉上一肋。

【局部解剖】穴下為皮膚、皮下組織、胸大肌、第二肋間結構、胸內筋膜。皮膚由第一、二、三肋間神經的外側支和鎖骨上神經的分支分佈。皮下筋膜較厚，富有脂肪組織。

【主治】支氣管炎，肺炎，胸膜炎，肺癰，支氣管擴張，食道狹窄，膈肌痙攣，肋間神經痛。

【**配穴**】配天突、尺澤、膻中，宣肺平喘，治咳喘；配支溝、理三焦，散瘀結，治胸脇脹痛；配大腸俞，調腑氣，治食不下。

【**刺灸法**】斜刺或向外平刺 0.5～0.8 寸，至局部麻脹。可灸。

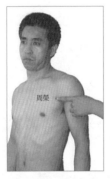
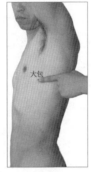
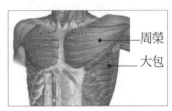

## ○大　包

【**穴名出處**】《靈樞‧經脈》

【**釋名**】大有廣的含義；總覽，概括為包。因該穴為脾經之大絡，位於身側陰陽經之間，總統陰陽諸經，網絡四肢百骸，由此灌溉全身上下，因名大包。

【**穴位觸診法**】側臥或正坐舉臂。在側胸部，腋中線上，當第六肋間隙處。

【**局部解剖**】穴下為皮膚、皮下組織、前鋸肌、第六肋間結構、胸內筋膜。皮膚薄，活動性較大，由第五、六、七肋間神經外側支分佈。皮下筋膜疏鬆，內有胸腹壁淺靜脈，該靜脈注入腋靜脈或胸外側靜脈。在胸深筋膜的深面，胸長神經與胸外側動、靜脈並行。該穴位深部相對

應的器官有胸膜腔、肺、膈、肝（右側），故不可深刺。

【主治】哮喘，胸膜炎，心內膜炎，肋間神經痛，全身疼痛，無力。

【配穴】配郄門，治心痛；配期門、肝俞，治胸脇脹痛。

【刺灸法】斜刺或向後平刺 0.5～0.8 寸，至局部麻脹。可灸。

【附註】脾之大絡。

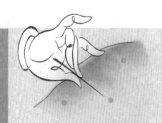

第六章
# 手少陰心經

**經脈循行原文：**

心手少陰之脈，起於心中，出屬心繫，下膈，絡小腸。

其支者：從心系，上挾咽，繫目系。

其直者：復從心系，卻上肺，下出腋下，下循臑內後廉，行太陰、心主之後，下肘內，循臂內後廉，抵掌後銳骨之端，入掌內後廉，循小指之內，出其端（《靈樞·經脈》）。

**詮　釋：**

手少陰心經：從心中開始，出來屬於心臟與他臟相連的繫帶，下過膈肌，絡小腸。

它的支脈：從心臟的繫帶部向上挾咽喉，而與眼球內連於腦的繫帶相聯繫。它的直行支脈從心系（即心與他臟相聯繫的繫帶）上行至肺，向下出於腋下（極泉），沿上臂內側後緣，走手太陰、手厥陰經之後（青靈），下向肘內（少海），沿前臂內側後緣（靈道、通里、陰郤、神門），到掌後豌豆骨部進入掌內後邊（少府），沿小指的橈側出於末端（少衝），接手太陽小腸經。

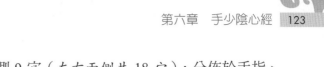

　　本經一側 9 穴（左右兩側共 18 穴），分佈於手指、手掌、上肢的尺側和側胸上部。首穴極泉，末穴少衝。

　　本經聯絡臟腑：心、小腸；聯絡器官：心系（即心與他臟相聯繫的繫帶）、目系、喉嚨。

　　本經主治心、胸、神志及經脈循行部位的其他病症，能主治有關「心」方面所發生的病症：眼睛發黃，胸脇疼痛，上臂、前臂內側後邊痛或厥冷，手掌心熱痛。

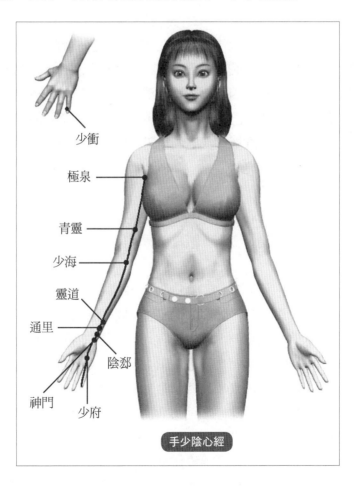

少衝
極泉
青靈
少海
靈道
通里
陰郄
神門
少府

手少陰心經

## ○極　泉

【穴名出處】《針灸甲乙經》

【釋名】最高處、頂點為極，水湧出為泉。考心主血脈，血液由心臟湧出，似水之流，穴在心經最高極點處，心之氣血，由此湧流而下，似泉水流出，因名極泉。

【穴位觸診法】上臂外展，在腋窩正中，腋動脈搏動處。

【局部解剖】穴下為皮膚、皮下組織、腋腔及其內容、大圓肌。皮膚較厚，皮內汗腺發達，表面長有腋毛，由肋間臂神經和臂內側皮神經雙重分佈。皮下組織疏鬆，富有脂肪組織和淋巴結。針由皮膚、皮下筋膜穿腋筋膜入腋腔。該腔為胸廓與臂部之間由肌肉圍成的腔隙，是頸部與上肢血管、神經的通路。圍繞腋動脈有臂叢神經的 3 個束及其 5 條支配上肢肌的終支。

【主治】冠心病，心絞痛，心包炎，腦血管病後遺症，肋間神經痛，癔病，腋臭，肩周炎，頸淋巴結核，缺乳。

【配穴】配日月、肩貞、少海、內關、陽輔、丘墟，治腋窩痛；配日月、脾俞，治四肢不收；配太淵、偏歷、太衝、天突，治咽乾、咽喉腫痛；配神門、內關、心俞，有寧心安神，治心痛、乾嘔煩滿；配三陰交、漏谷，治胸痹；配外關、陽陵泉，治脅肋痛。

【刺灸法】指切進針，用押手將動脈輕推向後，避開腋動脈，針向後上方直刺 0.5 寸左右，以局部酸脹為度；亦可以三棱針微瀉其血治療狐臭。可灸。

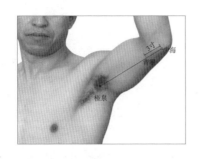

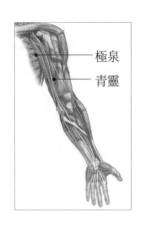

## ○青　靈

【穴名出處】《太平聖惠方》

【別名】青靈泉。

【釋名】青靈為小龍之名，本穴上為極泉，下為少海，穴位所當之處有青脈如小蛇狀，因名青靈。

【穴位觸診法】正坐或仰臥位。舉臂，在臂內側，當極泉與少海連線上，肘橫紋少海穴上 3 寸，肱二頭肌的內側溝中。

【局部解剖】穴下為皮膚、皮下組織、臂內側肌間隔、肱肌。皮膚由臂內側皮神經分佈。

皮下組織內除上述神經外，還有起自手背靜脈網內側的貴要靜脈。前方是肱動、靜脈和正中神經；後方是尺神經和尺側上副動脈，因此行針時，很容易觸及前、後方的諸結構。

【主治】心絞痛，神經性頭痛，肋間神經痛，肩胛及前臂肌肉痙攣。

【配穴】配曲池，治肩臂痛；配光明，治目疾。

【刺灸法】直刺 0.5～1.0 寸，至局部有酸脹感。可灸。

# 〇少　海

【穴名出處】《靈樞・根結》

【別名】曲節。

【釋名】少指手少陰心經，水多蒸騰瀰漫為海。心主血脈，該穴為本經陰合水穴，心經氣血至此而大匯，因名少海。

【穴位觸診法】屈肘，在肘橫紋尺側紋頭陷中取穴。也有說法：「曲肘，肘橫紋之上頭，為大腸經之曲池穴。此少海在肘橫紋之下頭，與小腸經之小海相隔一骨。」《十四經發揮》云：「在肘內大骨外，去其端五分。」

【局部解剖】穴下為皮膚、皮下組織、旋前圓肌、肱肌。皮膚由前臂內側皮神經分佈。

在皮下組織內有貴要靜脈，該靜脈接受前臂正中靜脈或肘正中靜脈的注入。

【主治】神經衰弱，精神分裂症，頭痛，眩暈，三叉神經痛，肋間神經痛，尺神經炎，肺癆，胸膜炎，落枕，前臂麻木及肘關節周圍軟組織疾患，下肢痿痺，心絞痛，淋巴結炎，疔瘡。

【配穴】配後谿，治手顫；配間使、神門，治發狂；配天井，治瘰癧；配陰市，治心痛、手顫。

【刺灸法】本穴宜直刺，深度為 0.5 寸左右，得氣有酸麻感為度。

【附註】本經的合穴，屬水。

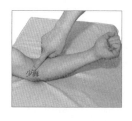

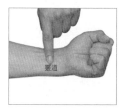

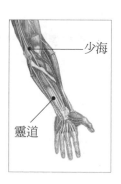

少海

靈道

## ○靈　道

【穴名出處】《針灸甲乙經》

【釋名】道指道路，陽之精氣曰神，陰之精氣曰靈。本穴為心神之陰者出入運行之所，兼治心陰不足、心神失養諸證，因名靈道。

【穴位觸診法】正坐，仰掌。在前臂掌側，靠近小指側，摸到一條肌腱，為尺側腕屈肌腱，當尺側腕屈肌腱的橈側緣，腕橫紋上 1.5 寸。

【局部解剖】穴下為皮膚、皮下組織、前臂筋膜、指深屈肌、旋前方肌。

皮膚淺層薄，由前臂內側皮神經分佈。尺側腕屈肌的深面，有尺動、靜脈和尺神經經過。指深屈肌的尺側半與尺側腕屈肌由尺神經支配，其他前臂肌均由正中神經支配。

【主治】心內膜炎，心絞痛，癔病，失眠，精神分裂症，失語，肘關節神經麻痺或疼痛，急性舌骨肌麻痺或萎縮。

【配穴】配心俞，治心痛；配內關，治胸痺心痛；配

天突，治暴瘖不能言。

【刺灸法】直刺 0.3～0.5 寸，至局部酸脹。可灸。

【附註】本經的經穴，屬金。

## ○通　里

【穴名出處】《靈樞·經脈》

【釋名】通，到達、連通之意；里，指心，指內府而言。本穴為小腸經絡穴，其氣內通於心竅，有通府氣而洩熱的作用，故名通里。

【穴位觸診法】仰掌，在尺側腕屈肌腱的橈側緣，腕橫紋上 1 寸。

【局部解剖】穴下為皮膚、皮下組織、尺側腕屈肌、指深屈肌、旋前方肌。

皮下由前臂內側皮神經分佈。

【主治】頭痛，眩暈，神經衰弱，癔病性失語，精神分裂症，心絞痛，心動過緩，扁桃腺炎，咳嗽，哮喘；急性舌骨肌麻痺，胃出血，子宮內膜炎。

【配穴】配廉泉、啞門，治不語；配豐隆、風府，並點刺金津、玉液，治舌強語謇；配廉泉，治癔病失語；配內庭，治口舌生瘡。

【刺灸法】直刺 0.5 寸左右，提插得氣後，行捻轉補瀉法，針感可沿心經至無名指和手小指，也可循心經上行至前臂、肘窩、臑內，個別走向胸部，尺動脈緊靠針的尺側，應避免刺及。

【附註】心經的絡穴。

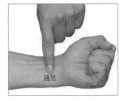
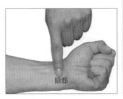
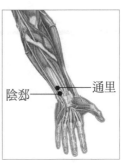

## ○陰　郄

【穴名出處】《針灸甲乙經》

【別名】少陰郄、手少陰郄。

【釋名】陰，少陰、陰血、陰液之意；郄，孔隙之意。本穴為手少陰心經之郄穴，穴內有陰血深聚，陰氣多，故名陰郄。

【穴位觸診法】正坐，仰掌。在前臂掌側，靠近小指側，摸到一條肌腱，為尺側腕屈肌腱，當尺側腕屈肌腱的橈側緣，腕橫紋上 0.5 寸。

【局部解剖】穴下為皮膚、皮下組織、尺側腕屈肌橈側緣。皮下由前臂內側皮神經分佈。在皮下筋膜內除皮神經外，尚有起於手背靜脈尺側部的貴要靜脈。

【主治】神經衰弱，癲癇，衄血，急性舌骨肌麻痺，胃出血，心絞痛，肺結核，子宮內膜炎。

【配穴】配心俞、巨闕，治心痛；配大椎，治陰虛盜汗；配曲澤、大陵，治心痛；配二間，治寒慄惡寒；配百勞、肺俞，治咳血；配定喘，治喘息。

【刺灸法】直刺 0.3～0.5 寸，針感可沿心經至無名指

和手小指，也可循心經上行至前臂、肘窩、臑內，個別走向胸部。可灸。

【附註】心經的郄穴。

## ○神　門

【穴名出處】《針灸甲乙經》

【別名】兌骨、兌衝、中都、銳中。

【釋名】出入之處為門。本穴為原穴，心經輸穴，心為藏神之臟，心氣即神氣，神氣之出入與潛藏本穴相關，因名神門。

【穴位觸診法】仰掌，在尺側腕屈肌腱的橈側緣，腕橫紋上取穴。豌豆骨之上橈側，直通靈道、通里、陰郄，動脈應手，與肺經太淵相對，與心包經之大陵穴相平。《玉龍歌》云：「痴呆之症不堪親，不識尊卑枉罵人，神門獨治痴呆病，轉手骨開得穴真。」握拳屈腕，穴處有明顯的凹陷。

【局部解剖】穴下為皮膚、皮下組織、尺側腕屈肌腱橈側緣。皮膚的皺紋緻密，形成腕遠側橫紋，該部皮膚由前臂內側皮神經和尺神經的掌皮支分佈。針由皮膚、皮下組織，於尺側腕屈肌（腱）的橈側穿前臂深筋膜，經尺神經、尺動靜脈的內側達尺骨小頭的前面骨膜。

【主治】心悸，心絞痛，神經衰弱，癔病，癲癇，精神病，痴呆，舌骨肌麻痺，鼻內膜炎，產後失血，淋巴腺炎，扁桃體炎。

【配穴】配三陰交，治失眠；配上脘，治發狂奔走；配後谿、鳩尾，治癎風；配合谷，治喉痺煩躁；配陽谷，

治大笑若狂；配大陵、魚際，治心痺悲恐；配少商、湧泉、心俞，治痴呆；配蠡溝、巨闕，治驚悸少氣；配水溝，治癔病抽搐。

【刺灸法】緊貼尺側腕屈肌腱直刺 0.4 寸，尋找針感可向小指放散，然後行捻轉補瀉法。可灸。

【附註】本經的輸穴，屬土；心之原穴。

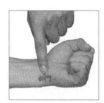 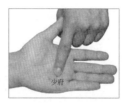 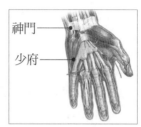

## ○少　府

【穴名出處】《針灸甲乙經》

【別名】兌骨。

【釋名】聚處為府；少，貴之意。心者君主之官，心經之氣亦為諸經氣最為尊貴者。心屬火，本穴亦為火穴與心氣相通，善於溫通心陽，有長養之性，因名少府。

【穴位觸診法】在四、五掌指關節後方，仰掌屈指，當小指端定穴。也可取於掌內屈指時無名指與小指之間處。《十四經發揮》云：「在手小指本節後陷中直勞宮。」

【局部解剖】穴下為皮膚、皮下組織、掌筋膜、第四蚓狀肌、第四骨間肌。

手掌皮膚厚而堅韌，尺側由尺神經的掌皮支分佈。皮下組織緻密，內含脂肪組織，並被由掌腱膜淺層發出的纖維束連向皮膚而分隔。

【主治】風濕性心臟病，冠心病，心絞痛，心律不整，癔病，肋間神經痛，臂神經痛，遺尿，尿瀦留；陰道及陰部瘙癢症，月經過多。

【配穴】配內關、心俞，治心悸；配足三里，治小便不利；配關元、會陰，治陰部濕疹瘙癢。

【刺灸法】直刺 0.3 寸左右，行捻轉手法。

【附註】本經的滎穴，屬火。

## ○少　衝

【穴名出處】《針灸甲乙經》

【別名】經使。

【釋名】少指小，衝有湧動之意。手少陰經脈之氣從此衝出小指，因名少衝。《采艾編》云：「少衝，為井，少陰心之衝也，衝之為言而未盈也，井蒙泉也。」

【穴位觸診法】在小指橈側，去指甲角 0.1 寸許取穴，伏手取之。

【局部解剖】穴下為皮膚、皮下組織、指甲根。皮下由尺神經的指背支分佈。皮下筋膜較緻密，有少量的纖維束連於皮膚的真皮層和指骨的骨膜。除有尺神經的指背支經過外，還有指掌側固有動脈的指背支和掌背動脈的指背動脈形成的血管網。

【主治】休克，小兒驚厥，癲癇，癔病，肋間神經痛，腦出血，心肌炎，心絞痛，胸膜炎，高熱，喉炎。

【配穴】配太衝、中衝、大椎，治熱病、昏迷；配合谷、太衝、水溝，治小兒驚風；配風府、水溝、十宣、合谷，治中風昏迷；配曲池，治發熱。

【刺灸法】向上方斜刺 0.1 寸；神昏、發熱宜用三棱針點刺出血如珠；肘痛可以三棱針點刺出血，並囑咐患者用力甩動前臂增加出血量。

【附註】本經的井穴，屬木。

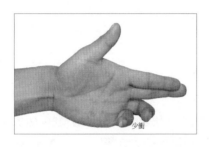

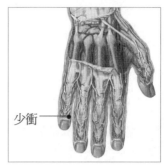

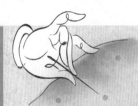

第七章

# 手太陽小腸經

**經脈循行原文：**

小腸手太陽之脈，起於小指之端，循手外側上腕，出踝中，直上循臂骨下廉，出肘內側兩骨之間，上循臑外後廉，出肩解，繞肩胛，交肩上，入缺盆，絡心，循咽下膈，抵胃，屬小腸。

其支者：從缺盆循頸，上頰，至目銳眥，卻入耳中。

其支者：別頰上䪼，抵鼻，至目內眥（斜絡於顴）（《靈樞·經脈》）。

**詮　釋：**

起始於小指外側末端（少澤），沿手掌尺側（前谷、後谿），上向腕部（腕骨、陽谷），出尺骨小頭部（養老），直上沿尺骨下邊（支正），出於肘內側當肱骨內上髁和尺骨鷹嘴之間（小海），向上沿上臂外後側，出肩關節部（肩貞、臑俞），繞肩胛（天宗、秉風、曲垣），交會肩上（肩外俞、肩中俞；會附分、大杼、大椎），進入缺盆（鎖骨上窩），散絡於心，沿食道，通過膈肌，到胃（會上脘、中脘），屬於小腸。

上行的一支：從缺盆上行，沿頸旁（天窗、天容），

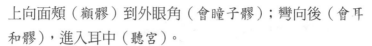

上向面頰（顴髎）到外眼角（會瞳子髎）；彎向後（會耳和髎），進入耳中（聽宮）。

又一支脈：從面頰部分出，上向顴骨，靠鼻旁到內眼角（會睛明，接足太陽膀胱經）。此外，小腸與足陽明胃經的下巨虛脈相通。

本經一側 19 穴（左右兩側共 38 穴），分佈於上肢外面尺側。本條經脈從手走頭，首穴少澤，末穴聽宮。

本經聯絡臟腑：小腸、心、胃；聯絡器官：鼻、目、耳、膈。

本經主治咽喉腫痛，頷下腫不能回顧，肩部、上臂疼痛，頭面五官病、熱病、神志病及經脈循行部位的其他病症。

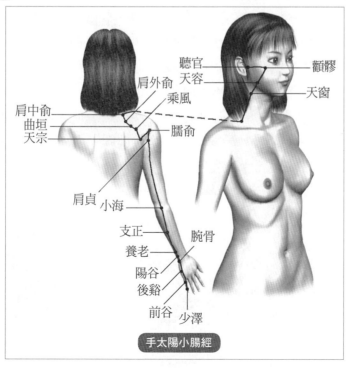

手太陽小腸經

# ○少　澤

【穴名出處】《靈樞·本輸》

【別名】小吉。

【釋名】少，指手太陽小腸經；澤有潤澤的含義。考小腸之脈主液，穴在小指，為小腸經井穴。本穴能加強小腸化物功能，善於滋生津以潤澤周身上下，因名少澤。

【穴位觸診法】在小指尺側，去指甲角 0.1 寸許，在指甲根和指甲外側緣延長線交點處取穴，伏手取之。

【局部解剖】穴下為皮膚、皮下組織、指甲根。穴區內有尺神經，指掌側固有神經的指背支和小指尺掌側動、靜脈指背支形成的動、靜脈網。

【主治】熱病，中風昏迷，缺乳，乳癰，咽喉腫痛，目翳，頭痛，耳聾，耳鳴，瘧疾，肩臂外後側疼痛。

【配穴】配肩井、天宗，治乳癰；配肝俞，治目翳昏花；配肺俞、膻中，治哮喘；配魚際、列缺，治咳嗽；配液門、手三里，治上肢麻痛；配合谷、三陰交、血海，通調乳腺、促使乳汁分泌；配脾俞，健脾和胃，治氣血不足、不能生化乳汁之疾。

【刺灸法】向上方斜刺 0.1 寸，

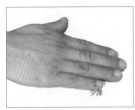

少澤

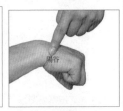

陽谷

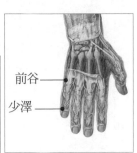

前谷
少澤

或三棱針點刺出血如豆。

【附註】本經的井穴，屬金。

## ○前　谷

【穴名出處】《靈樞・本輸》

【別名】鬼壘。

【釋名】前，與後相對，是指手小指本節之前也；谷，兩山的中空部位，谷為空洞也。輕握拳，小指本節前後有肉凸起，本穴當兩肉丘之間凹陷中，故名前谷。

【穴位觸診法】自然半握拳。在手掌背尺側，當小指本節（第五掌指關節）前的掌指橫紋頭赤白肉際處。

【局部解剖】穴下為皮膚、皮下組織、小指近節指骨基底部。穴區內有尺神經的指背神經，尺神經的指掌側固有神經和小指尺掌側動、靜脈。

【主治】頭頸項痛，耳聾，目赤，目翳，肘臂及手指攣急，熱病，瘧疾，癲狂，癎證，盜汗，目眩，疥瘡，急性腰扭傷。

【配穴】配合谷、曲池、外關，治手痛臂麻；配照海、中封，治咽喉腫痛；配後谿，治耳鳴；配風池、神道、合谷，治瘧疾；配委中，治尿赤難下。

【刺灸法】直刺 0.3～0.5 寸，局部脹痛。可灸。

【附註】本經的榮穴，屬水。

## ○後　谿

【穴名出處】《靈樞・本輸》

【釋名】後，與前相對；小水為溪。因穴位於小指本

節後的橫紋頭處，較前谷高起，有陽氣會於此處，因名後谿。

【穴位觸診法】第五掌指關節尺側後方，第五掌骨小頭後緣，赤白肉際處取穴；握拳時，穴在掌指關節後的橫紋頭處。

【局部解剖】穴下為皮膚、皮下組織、小指展肌、小指短屈肌。皮膚及皮下淺層佈有尺神經手背支，尺神經掌支和皮下淺靜脈等。深層佈有小指尺掌側固有動、靜脈和指掌側固有神經。

【主治】頭痛，耳鳴，目痛，咽喉腫痛，缺乳。

【配穴】配環跳，治腰腿痛；配勞宮，治黃疸；配鳩尾、神門，治五癇；配陰郄，治盜汗；配手三里、曲池，治臂痛。

【刺灸法】本穴常規直刺 0.5 寸左右；可向勞宮方向透刺 2 寸，得氣之後捻轉平補平瀉至手部酸脹為度。可灸。

【附註】本經的輸穴，屬木；八脈交會穴，通於督脈。

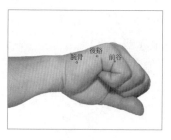

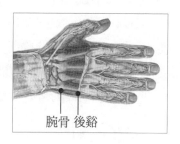

腕骨　後谿

## ○腕　骨

【穴名出處】《靈樞・本輸》

【釋名】腕骨者，是臂與腕骨相交之處。骨者，腕前之骨，曰起骨，腕後之骨曰手髁骨，手腕前之起骨下陷處。本穴為小腸之原，小腸與化物生精相關，因該穴能補心血、添精益腎，治療腎虛相關疾病，故名腕骨。

【穴位觸診法】在腕前方，鉤骨的前緣，赤白肉際處取穴。取穴自後谿穴沿骨際（第五掌骨之尺側）向掌根方向推壓，微屈腕，穴在鉤骨前緣。

【局部解剖】穴下為皮膚、皮下組織、小指展肌、豆掌韌帶。皮膚及皮下淺層佈有前臂內側皮神經，尺神經掌支，尺神經手背支和淺靜脈等。深層佈有尺動、靜脈的分支或屬支。

【主治】頭痛，頸項痛，耳鳴，目翳，目流冷淚，指攣臂痛，黃疸，嘔吐，消渴，熱病汗不出，瘧疾，脇痛，頸項頷腫，驚風。

【配穴】配手三里，治肩臂疼痛麻木；配頭維，治頭痛；配太衝，治黃疸；配曲池，治熱病。

【刺灸法】常規直刺 0.5 寸，得氣後行補瀉。可灸。

【附註】小腸之原穴。

## ○陽　谷

【穴名出處】《靈樞·本輸》

【釋名】陽，陽氣也，手太陽經；谷，兩山所夾空虛之處也。本穴位於銳骨下空處，兩骨之間凹陷處，小腸經氣流行其間，故名陽谷。

【穴位觸診法】在三角骨後緣，赤白肉際上，當三角骨與尺骨莖突之間取穴。此穴在腕關節縫隙之尺骨與三角

骨之間凹陷中，即橫紋頭處。

【局部解剖】穴下為皮膚、皮下組織、三角骨與尺骨莖突之間。皮膚及皮下淺層佈有尺神經手背支，貴要靜脈等結構。深層佈有尺動脈的腕背支。

【主治】頸頷腫，臂外側痛，手腫腕痛，熱病汗不出，頭眩，目赤腫痛，耳聾，耳鳴，牙痛，癲狂妄言，脅痛，疥瘡生疣，痔漏。

【配穴】配頭維、太陽，治頭痛；配長強，治痔漏；配神門、內關，治癲狂。

【刺灸法】直刺 0.3～0.4 寸。治療五官疾病針尖稍向上斜刺 0.5 寸左右，尋找針感，以局部酸脹為度。可灸。

【附註】本經的經穴，屬火。

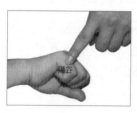
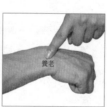
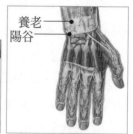

## ○養　老

【穴名出處】《針灸甲乙經》

【釋名】養，供養；老，老人。指此穴主治老年疾病，有益於老年人的健康長壽，因名養老。

【穴位觸診法】掌心向下時，在尺骨莖突的高點處取穴。簡易取穴法：掌心向下置於胸前，以另一手食指指尖按住尺骨莖突高點處，轉手屈肘掌心向胸時，轉手骨開，

指尖所指尺骨莖突的橈側骨縫是穴。

**【局部解剖】**穴下為皮膚、皮下組織、尺側腕伸肌腱。皮膚及皮下淺層佈有前臂內側皮神經，前臂後皮神經，尺神經手背支和貴要靜脈屬支等。深層佈有腕背動、靜脈網等。

**【主治】**目視不明，肩背肘臂痛，急性腰痛。

**【配穴】**配天柱，治目覺䀮䀮、肩痛；配外關、陽池，治腕下垂和疼痛；配合谷、曲池，治目視不明。

**【刺灸法】**常規直刺 0.5 寸，至針尖稍向莖突方向，得氣留針。

**【附註】**小腸經的郄穴。

## ○支　正

**【穴名出處】**《靈樞・經脈》

**【釋名】**支指離，也指絡脈、四肢；正指正經、健康。該穴為小腸經之絡穴，別走手少陰，且兼心為五臟六腑之大主，小腸經脈由此離開，絡入心經，又因本穴善於治療上肢痛，不能持物，因名支正。

**【穴位觸診法】**側腕對掌或掌心對胸。在前臂背面尺側，當陽谷與小海的連線上，腕背橫紋上 5 寸。

**【局部解剖】**穴下為皮膚、皮下組織、尺側腕屈肌、指深屈肌、前臂骨間膜。皮膚及皮下淺層佈有前臂內側皮神經，貴要靜脈屬支。深層佈有尺動、靜脈和尺神經。

**【主治】**目視不明，肩背肘臂痛，急性腰痛。

**【配穴】**配曲池，治肘臂手指痛麻，不能握物；配三焦俞，治目眩頭痛；配神門，治飲水即渴、背引腰作痛、

眩暈仆倒、熱而心煩、好笑善恐、多驚。

【刺灸法】直刺或斜刺 0.5～0.8 寸，至局部麻脹，向下放散至手。可灸。

【附註】小腸經的絡穴。

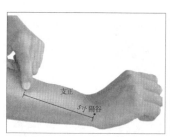 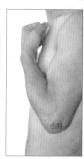 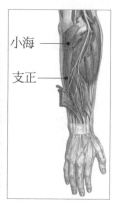

# ○小　海

【穴名出處】《靈樞·本輸》

【別名】肘曲泉。

【釋名】小是指手太陽小腸經，海指多。心主血，本穴為手少陰心經之合穴，為心經氣血會入本經處，是周身穴位中陰血最為豐富之所在，故名小海。

【穴位觸診法】屈肘當尺骨鷹嘴與肱骨內上髁之間，當尺神經溝處。也可屈肘向頭取之。張景岳說：結肘下銳骨之後，但於肘尖下兩骨隙中，以手按捺其筋則酸麻應於小指之上是驗。

【局部解剖】穴下為皮膚、皮下組織、尺神經溝。皮膚及皮下淺層佈有前臂內側皮神經尺側支，臂內側皮神經，貴要靜脈屬支等結構。深層在尺神經溝內有尺神經，

尺神經的後外側有尺側上副動、靜脈與尺動、靜脈的尺側返動、靜脈後支吻合成的動、靜脈網。

【主治】肩臂後側痛麻，頰腫項痛，頭痛，耳鳴耳聾，癲癇。

【配穴】配神門、靈道，治肩臂麻木疼痛；配大陵、神門、心俞，治癲狂癇；配聽宮，治耳聾。

【刺灸法】直刺 0.3 寸；本穴內有尺神經本幹針刺時注意不可傷及尺神經，因此，進針局部酸脹感或向小指放射感，不做強烈提插。也可用指壓法，以指代針。可灸。

【附註】本經的合穴，屬土。

## ○肩　貞

【穴名出處】《素問‧氣穴論》

【別名】鬼壘。

【釋名】貞指正，與邪相反。該穴主治肩中邪氣阻痺熱痛、麻痺不舉，此穴可以驅邪氣、扶正氣，使疾去肩部得以端正，因名肩貞。

【穴位觸診法】肩關節後下方，上臂內收緊靠側胸，在腋後紋頭上 1 寸處取穴。也有這樣的說法：「背後腋約紋頭上 1 寸許，取時正肩自腋紋頭向上 1 寸按之，骨縫陷凹處是穴。」先讓患者以肘緊挨脅部，於紋頭之上肩胛骨與肱骨之間骨縫處按壓取穴。

【局部解剖】穴下為皮膚、皮下組織、三角肌後緣、肱三頭肌長頭、大圓肌、背闊肌腱、腋腔。皮膚及皮下淺層佈有第二肋間神經的外側皮支和臂外側上皮神經分佈。針刺進入腋腔可刺及橈神經幹等結構。

【**主治**】肩痛，手臂痛麻，缺盆中痛，瘰癧，耳鳴，耳聾。

【**配穴**】配肩髃、天宗，治肩痛；配曲池、合谷，治上肢痿痺不舉；配完骨、下關、聽宮，治耳鳴無聞。

【**刺灸法**】常規直刺 1 寸提插得氣留針。可灸。

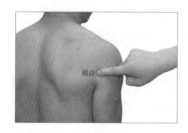
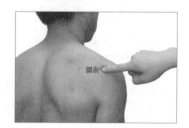

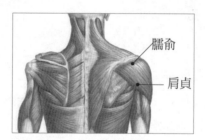

## ○臑　俞

【**穴名出處**】《針灸甲乙經》

【**別名**】臑輸。

【**釋名**】肱骨為臑，亦指上肢。是穴在肩端後，大骨下，肩下廉陷中，為上臂經氣轉輸的重要樞紐，因名臑俞。

【**穴位觸診法**】正坐。上臂內收，從肩貞直上，肩胛岡下緣取穴。肩貞直上 1.5 寸，自肩貞上按有骨，穴在骨下凹陷處。

【局部解剖】穴下為皮膚、皮下組織、三角肌、岡下肌。皮膚及皮下淺層佈有鎖骨上外側神經。深層佈有肩胛上動、靜脈的分支或屬支，旋肱後動、靜脈的分支或屬支。

【主治】肩臂痠痛無力，肩腫，頸項瘰癧。

【配穴】配後谿、肩井，治肩痛；配曲池，治上肢不遂；配扶突，治瘰癧。

【刺灸法】直刺或向外方斜刺 1 寸左右，提插得氣後行捻轉瀉法，以肩部出現酸脹感為度。

【附註】臑俞穴是手、足太陽，陽維脈與陽蹻脈的交會穴。

## ○天　宗

【穴名出處】《針灸甲乙經》

【釋名】天是上部，肩胛骨之邊際；宗者，原意是指祖先，這裏引申為根宗於天部，合覆宗氣，又本穴為小腸經背部的穴位，上直於天井，內直於膏肓，其氣內根於肺腎，故名天宗。

【穴位觸診法】正坐。在岡下窩中，約在肩胛岡下緣與肩胛下角之間的上 1/3 折點處取穴，上與秉風直對。也可從臑俞向內行 1 寸許，於橫骨下廉求之，強壓有酸麻感處定穴。《十四經發揮》云：「拳臂有空。」

【局部解剖】穴下為皮膚、皮下組織、斜方肌下緣、岡下肌。皮膚及皮下淺層佈有第三、四、五胸神經後支的皮支重疊分佈及其伴行的動、靜脈。深層佈有肩胛上神經的分支和旋肩胛動、靜脈的分支或屬支。

【主治】肩痛，肘臂外後側痛，頰頜腫痛，氣喘，乳癰。

【配穴】配肩髃，治肩痛；配膻中，治乳房腫痛。

【刺灸法】直刺 0.5 寸或向內下、外下斜刺 1 寸左右，以局部出現重脹感為度。亦可點刺放血，左病取右，右病取左，治療乳癰。可灸。

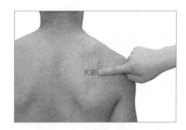
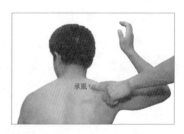

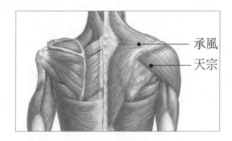

承風
天宗

## ○秉　風

【穴名出處】《針灸甲乙經》

【釋名】秉有控制、把握和秉除之意，風指病邪，該穴主治肩部諸風痺痛，針此穴善於驅除肩臂風邪，因名秉風。

【穴位觸診法】正坐。自然垂臂，在肩胛部，岡上窩中央，天宗直上，舉臂有凹陷處。

【局部解剖】穴下為皮膚、皮下組織、斜方肌、岡上

肌。皮膚及皮下淺層佈有第二胸神經後支的皮支和伴行的動、靜脈的分支或屬支。深層佈有肩胛上神經的分支和肩胛上動、靜脈的分支或屬支。

【主治】肩痛，肘臂外後側痛，頰頷腫痛，氣喘，乳癰。

【配穴】配天宗、後谿，治肩背痛；配天容，治肩痛不可舉。

【刺灸法】直刺或斜刺 0.5～1.0 寸，至局部脹麻，或向肩部放散。可灸。

【附註】手三陽、足少陽四脈交會穴。

## ○曲　垣

【穴名出處】《針灸甲乙經》

【釋名】曲，與直相對，引申為放鬆；垣，指牆，古也作美玉。肩部放鬆該穴周機隆起如矮牆狀；另本穴針刺能使人放鬆精神，緩解緊張，因名曲垣。

【穴位觸診法】正坐。自然垂臂，在肩胛部，岡上窩內側端，當臑俞與第二胸椎棘突連線的中點。在背部，找到第二胸椎棘突，即低頭時後頸部最突起的棘突（第七頸椎棘突）再向下 2 個棘突，與臑俞連線的中點即為曲垣穴。

【局部解剖】穴下為皮膚、皮下組織、斜方肌、岡上肌。皮膚及皮下淺層佈有第二、三胸神經後支的皮支和伴行的動、靜脈。深層佈有肩胛上神經的肌支和肩胛上動、靜脈，肩胛背動、靜脈的分支或屬支。

【主治】肩痛，肘臂外後側痛，頰頷腫痛，氣喘，乳

癱。

【配穴】配天宗、後谿、崑崙，治肩背痛；配曲池、合谷，治上肢痛不舉。

【刺灸法】直刺或斜刺 0.5～1.0 寸，至局部脹麻。可灸。

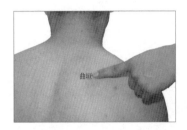
曲垣

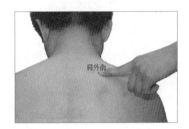
肩外俞

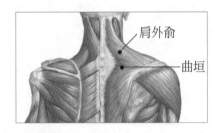
肩外俞
曲垣

## ○肩外俞

【穴名出處】《針灸甲乙經》

【釋名】穴在肩胛外側緣，位於肩中俞之外側，疏通肩部經脈氣機，主治肩外疼痛，因名肩外俞。

【穴位觸診法】正坐。在第一胸椎棘突下，陶道（督脈）旁開 3 寸，當肩胛骨內側緣與脊柱的平行線上取穴。有這樣的說法：「於陶道穴傍取之。在大椎部下陶道之旁 3 寸處，由大椎斜取二行大杼之傍。」

【局部解剖】穴下為皮膚、皮下組織、斜方肌、小菱

形肌。皮膚及皮下淺層佈有第一、二胸神經後支的皮支和伴行的動、靜脈。深層佈有頸橫動、靜脈的分支或屬支，肩胛背神經的肌支，副神經。

【主治】肩背痛，頭頸項痛，上肢冷痛。

【配穴】配天宗，治肩痛；配曲池，治肩肘痛不舉。

【刺灸法】可向4個方向斜刺0.5寸左右。可灸。

## ○肩中俞

【穴名出處】《針灸甲乙經》

【釋名】穴在肩井與大椎連線之中間，主治肩中痛，因名肩中俞。

【穴位觸診法】正坐。在第七頸椎棘突下，大椎（督脈）旁開2寸處取穴。約在大椎外方二指橫徑處取之。也可在第七頸椎棘突之外方取之。

【局部解剖】穴下為皮膚、皮下組織、斜方肌、肩胛提肌。皮膚及皮下淺層佈有第八頸神經後支以及第一胸神經後支的皮支。深層佈有副神經，肩胛背神經的分支和頸橫動、靜脈等結構。

【主治】咳嗽，唾血，氣喘，肩背痛，寒熱，目視不明。

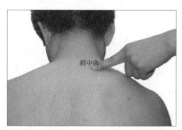

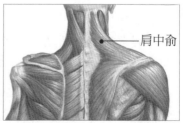

【配穴】配肩井、支溝，治肩背痛；配定喘穴，治喘咳；配承泣、絲竹空，治目疾。

【刺灸法】本穴可向 4 個方向斜刺 0.8 寸左右，也可直刺 0.5 寸，得氣後捻轉補瀉。可灸。

## ○天　窗

【穴名出處】《靈樞·本輸》

【別名】窗籠、窗聾、窗簧、天籠。

【釋名】天指上部，這裏指頭言；窗指孔竅。天窗者，頭部諸孔穴之謂，本穴善於疏頭部諸竅之氣機，有明目聰耳之功效，故名天窗。

【穴位觸診法】取穴時囑正坐，平甲狀軟骨（喉結）於胸鎖乳突肌後緣取穴，在扶突穴後方。本穴當天容之直下，橫對人迎處取之。

【局部解剖】穴下為皮膚、皮下組織、胸鎖乳突肌後緣、肩胛提肌，頭、頸夾肌。皮膚及皮下淺層佈有耳大神經，枕小神經以及頸外靜脈等結構。深層佈有頸升動、靜脈的分支或屬支。

【主治】耳聾，耳鳴，咽喉腫痛，暴喑不能言，頭頸項痛，面頰腫痛，頸瘻，癮疹，癲狂，中風。

【配穴】配合谷、少商，治咽痛；配外關，治耳鳴耳聾；配臑俞，治瘻氣。

【刺灸法】直刺 0.3～0.5 寸，謹慎尋找針感，臨症之時先以手按壓穴位酸脹感向耳及咽喉部傳導是穴，在此基礎上進針。宜灸，《備急千金要方》云：「狂邪鬼語，灸天窗九壯。」《千金翼方》云：「頭痛癮疹，灸天窗七壯。」

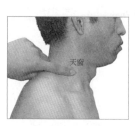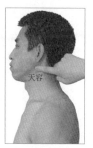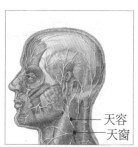

## ○天　容

【穴名出處】《靈樞・本輸》

【釋名】天容者，非凡之容貌，引申為面色姣好，容光煥發。小腸主液主化物，因針本穴能引小腸之經氣上榮於面部，治療面色少華等症，因名天容。

【穴位觸診法】本穴位於翳風之下，頰車之後，天牖之前，天窗之上取之。正坐取穴，平下頜角，在胸鎖乳突肌的前緣凹陷中。

《十四經發揮》云：「在耳曲頰後。」

【局部解剖】穴下為皮膚、皮下組織、二腹肌腱及莖突舌骨肌。

皮膚及皮下淺層佈有耳大神經和頸外淺靜脈。深層佈有面動、靜脈，頸外動脈，副神經，迷走神經，舌下神經，頸上神經節等重要結構。

【主治】耳聾，耳鳴，咽喉腫痛，咽中如梗，頰腫，瘦氣，頭項癰腫，嘔逆吐沫。

【配穴】配翳風、聽會，治耳鳴耳聾；配合谷、少商，治咽痛；配天突、廉泉，治梅核氣。

【刺灸法】本穴按壓有酸脹感，耳病針尖稍向上進針

1 寸左右；咽痛等針尖向對側天容穴方向進針 1 寸。面部疾患面肌痙攣，直刺或向下頜角方向 0.8 寸左右，得氣。可灸。

## ○顴 髎

**【穴名出處】**《針灸甲乙經》

**【別名】**兌骨、兌端、椎髎、權髎、顴窌。

**【釋名】**顴指面部顴骨，髎指骨之隙（即凹陷處）。穴在面部顴骨的下髎孔隙處，故名顴髎。

**【穴位觸診法】**正坐平視，在目外眥直下，顴骨下緣凹陷處取穴。於外眥直下求之，顴骨與鼻孔相對照稍向上。《十四經發揮》云：「在面鳩骨下廉銳骨端陷中。」

**【局部解剖】**穴下為皮膚、皮下組織、顴肌、咬肌、顳肌。皮膚及皮下淺層佈有上頜神經的眶下神經分支，面神經的顴支、頰支，面橫動、靜脈的分支或屬支。深層佈有三叉神經的下頜神經分支。

**【主治】**口喎斜，眼瞼瞤動，牙痛，目赤，目黃，面赤，唇腫，頰腫。

**【配穴】**配太陽、攢竹、下關、地倉、頰車，治口眼喎斜、眼瞼瞤動；配二間，治牙痛；配大迎，治眼瞼瞤動；配頭維，治風泣出、目眶爛；配合谷、曲池、頰車，治療牙痛。

**【刺灸法】**直刺 0.5 寸捻轉補法，行針局部酸脹為度；針尖稍向下進針 1 寸左右，少提插，捻轉行針，會出現較強的酸麻脹感，向上唇和上牙根部放射，甚至擴散至半個面部，同時感覺到雙鼻竅通暢，出針後用棉球壓迫針

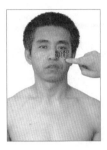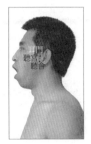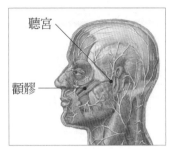

孔 1 分鐘，防止出血和血腫形成，一般留針約 30 分鐘。可灸。

【附註】手少陽、太陽之交會穴。

## ○聽　宮

【穴名出處】《靈樞・本輸》

【別名】多所聞、多聞。

【釋名】耳之功能為聽；宮指要處，又為五音之首。是穴正當耳屏前方，聽之神所居之處，主治耳聾、耳鳴。針此可恢復聽力，為治耳聾要穴，因名聽宮。

【穴位觸診法】在耳屏與下頜關節之間，微張口呈凹陷處取穴。本穴取法如聽會（膽經）開口耳屏前有凹陷，強壓耳部有酸麻感，動脈應手，正當外耳道。耳門、聽宮、聽會並成三角形。《挨穴法》曰：「入門謂在耳前非也，前乃聽宮穴。」《十四經發揮》云：「在耳中珠子、大如赤小豆。」

【局部解剖】穴下為皮膚、皮下組織、外耳道軟骨。穴區內佈有耳顳神經，顳淺動、靜脈耳前支的分支或屬支等結構。

【主治】耳聾，耳鳴，聤耳，失音，牙痛，癲狂，癇證。

【配穴】配耳門、翳風、中渚，治耳鳴耳聾；配合谷、翳風，治聤耳。

【刺灸法】直刺 1 寸，得氣即止，可反覆操作。可灸。

【附註】手、足少陽與手太陽經交會穴。

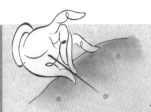

# 第八章
# 足太陽膀胱經

**經脈循行原文：**

膀胱足太陽之脈，起於目內眥，上額，交巔。

其支者：從巔至耳上角。

其直者：從巔入絡腦，還出別下項，循肩髆內，夾脊抵腰中，入循膂，絡腎，屬膀胱。

其支者：從腰中，下夾脊，貫臀，入膕中。

其支者：從髆內左右別下貫胛，夾脊內，過髀樞，循髀外後廉下合膕中——以下貫腨內，出外踝之後，循京骨至小指外側（《靈樞·經脈》）。

**詮　釋：**

略，見光盤內容。

本經一側 67 穴（左右兩側共 134 穴），其中 49 穴分佈在頭面部、項背部和腰背部，18 穴分佈在下肢後面的正中線上和足的外側部。首穴睛明，末穴至陰。

本經聯絡臟腑：膀胱、腎，與心、腦有聯繫；聯絡器官：目，耳。

本經主治頭、項、目、背、腰、下肢部病症及神志病，背部第一側線的背俞穴及第二側線相平的腧穴，主治

與其相關的臟腑病症和有關的組織器官病症。

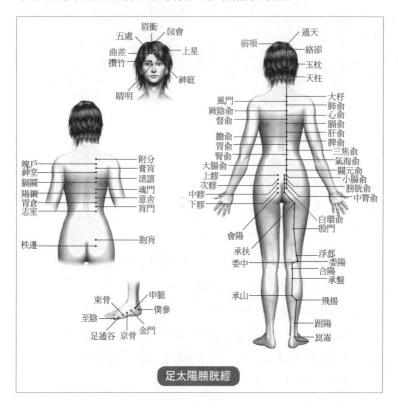

足太陽膀胱經

## ○睛　明

【**穴名出處**】《針灸甲乙經》

【**別名**】目內眥、淚孔、命名。

【**釋名**】睛明指目，目為五臟精華之氣結聚而成；本穴與目相連，能聚太陽膀胱之氣以養目，主治兩目紅腫，怕光羞明，一切目疾，針之有明目之效，因名睛明。

【**穴位觸診法**】於目內眥稍上方凹陷中（淚孔之內側），將眼球推向外上方固定取穴。《十四經發揮》云：

「在目內眥。」

【局部解剖】穴下為皮膚、皮下組織、眼輪匝肌、眶脂體、內直肌與眶內側壁之間。皮膚及皮下淺層佈有三叉神經眼支的滑車上神經，內眥動、靜脈的分支或屬支。

【主治】目赤腫痛，目眩，迎風流淚，內眥癢痛，胬肉攀睛，目翳，目視不明，近視，夜盲，色盲，憎寒頭痛。

【配穴】配合谷、風池，治目赤腫痛；配攢竹、瞳子髎、合谷、太衝，治內外斜視；配攢竹、太陽、球後、神門、外關，治淚囊炎、目眥痛、迎風流淚；配行間，治氣滯雀目；配內關，治暴盲。

【刺灸法】囑患者閉目，左手將眼球推向外側固定，選擇新針具沿眼眶邊緣緩緩刺入 0.5 寸左右，輕輕捻轉但不宜做大幅度捻轉；針刺睛明，容易引起內出血，因此，起針後要用棉球壓迫針孔 2～3 分鐘，以防出血。如針後出血，局部可出現腫脹，應先用冷敷法止血，待血止後改用熱敷法。眼眶周圍血腫青紫，一般在兩週內逐步吸收消退，但並不影響視力。本穴針刺不宜過深，以免刺入顱腔，以眼球出現酸脹為度。禁灸。

【附註】手足太陽、足陽明、陰蹻、陽蹻之交會穴。

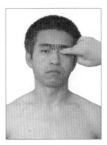
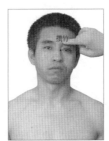
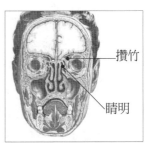

# ○攢　竹

【**穴名出處**】《針灸甲乙經》

【**別名**】員柱、始光、夜光、明光、眉頭、光明。

【**釋名**】攢指聚；竹有叢立的含義，古人常以毛喻竹葉，考人之眉毛常聚結直立似竹，因穴當眉頭陷中，有眉毛聚立，因名攢竹。

【**穴位觸診法**】正坐或仰臥。在面部，當眉頭陷中，眶上切跡處，約在目內眥直上。仰靠，睛明上方，眉頭凹陷中。從目內眥向上推，眉端有凹陷處。《十四經發揮》云：「在眉頭陷中。」

【**局部解剖**】穴下為皮膚、皮下組織、眼輪匝肌。穴區內有額神經的滑車上神經，眶上動、靜脈的分支或屬支，面神經的顴支和顳支。

【**主治**】頭痛，眉棱骨痛，目眩，目視不明，近視，目赤腫痛，迎風流淚，眼瞼瞤動。

【**配穴**】配陽白、太陽、絲竹空，治眼瞼下垂；配陽白、頭維、太陽，治眶上痛；配承光、腎俞、絲竹空、耳和髎，治風頭痛；配三間，治目中漠漠。

【**刺灸法**】沿皮刺向眉中或睛明穴，平刺 0.5～0.8 寸，至局部麻脹，向眼眶放散。禁灸。

# ○眉　衝

【**穴名出處**】《脈經》

【**別名**】小竹、星穴。

【**釋名**】眉，《說文》云：「目上毛也。」《針灸大成》

云：「直眉頭上神庭及曲差之間。」衝，有動的含義。考人的眼眉運動時，額部肌肉可以衝到該穴處，刺本穴能鼓動足太陽膀胱經氣血直達眉部，故名眉衝。

【穴位觸診法】正坐或仰臥。在頭部，當攢竹直上入髮際 0.5 寸，神庭與曲差的連線之間。取穴從攢竹穴直向上推至前髮際，髮跡直上 0.5 寸取穴。

【局部解剖】穴下為皮膚、皮下組織、枕額肌額腹、腱膜下疏鬆組織、顱骨外膜。穴區內有滑車上神經和滑車上動、靜脈分佈。

【主治】頭痛，目眩，目視不明，鼻塞，癇證。

【配穴】配上星、合谷，和血通絡，治頭痛、面腫；配大椎、後谿，調和陰陽，治癲癇。

【刺灸法】向外或向下平刺 0.3～0.5 寸，至局部脹痛。可施艾條灸，禁艾炷灸。

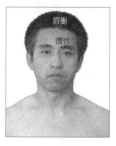
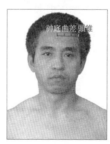
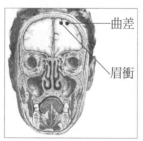

## ○曲　差

【穴名出處】《針灸甲乙經》

【別名】鼻衝。

【釋名】曲指邪僻；差指瘥，病情好轉。考該穴內為神庭，外為頭臨泣，刺之能除邪瘥疾，治療頭面五官病，

又因其善於治療五官歪僻不遂，故名曲差。

【穴位觸診法】正坐或仰臥。在頭部，當前髮際正中直上 0.5 寸，旁開 1.5 寸，即神庭與頭維連線的內 1/3 與中 1/3 的交點上。《十四經發揮》云：「在神庭旁一寸五分，入髮五分。」

【局部解剖】穴下為皮膚、皮下組織、枕額肌額腹、腱膜下疏鬆組織、顱骨外膜。穴區內有滑車上神經和滑車上動、靜脈分佈。

【主治】前頭痛，目眩，目痛，目視不明，鼻塞，鼻衄。

【配穴】配迎香、合谷，治鼻炎；配風池、上星、陽白，治鼻淵；配睛明、承光、光明，治目視不明；配太陽、陽白、合谷，治頭額痛。

【刺灸法】平刺 0.5～0.8 寸，行捻轉手法，使針下得氣後針感向後項部放射，至局部發脹，留針 15 分鐘。可灸。

## ○五　處

【穴名出處】《針灸甲乙經》

【別名】巨處。

【釋名】《說文》：「五，五行也。」本意天地陰陽之氣交午；處，常也。

本穴善於調和頭面五官陰陽之氣，並能治氣機逆亂、五臟失和的癲疾，因名五處。

【穴位觸診法】正坐或仰臥。在頭部，當前髮際正中直上 1 寸，旁開 1.5 寸，即曲差穴上 0.5 寸。

【局部解剖】穴下為皮膚、皮下組織、枕額肌額腹、膜下疏鬆組織、顱骨外膜。穴區內有滑車上神經和滑車上動、靜脈分佈。

【主治】頭痛，目眩，目視不明，癲癇。

【配穴】配百會、頭維，治頭痛；配風池、太陽，治目眩、目視不明；配大椎、身柱、長強，治脊強反折、瘛瘲、癲癇。

【刺灸法】向前或後平刺 0.5～0.8 寸，至局部脹沉。可灸。

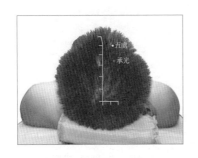
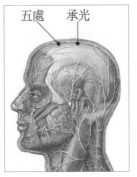

## ○承　光

【穴名出處】《針灸甲乙經》

【釋名】因本穴能治療目赤羞明、畏光目不能視，故名承光。

【穴位觸診法】正坐或仰臥。在頭部，當前髮際正中直上 2.5 寸，旁開 1.5 寸，即五處穴後 1.5 寸。《十四經發揮》云：「在五處後一寸五分。」

【局部解剖】穴下為皮膚、皮下組織、帽狀腱膜、腱膜下疏鬆組織、顱骨外膜。穴區內有眶上神經和眶上動、

靜脈分佈。

【**主治**】頭痛，目眩，目視不明，鼻塞流涕，熱病汗不出，嘔吐噁心。

【**配穴**】配光明、行間，治目疾；配合谷、外關，治鼻塞多涕；配公孫、內關，治嘔吐、煩躁；配太衝、崑崙，治頭痛目眩。

【**刺灸法**】向上斜刺 0.1 寸。治療月經過多、崩漏，可用三棱針點刺出血。本穴宜灸，能治療痰氣鬱結型鬱證和出血性疾患。

【**附註**】向前或後平刺 0.3～0.5 寸，至局部脹重。可灸，禁艾炷灸。

## ○通　天

【**穴名出處**】《針灸甲乙經》

【**別名**】天白、天伯。

【**釋名**】通有達的含義，考鼻通天氣，因該穴主治肺氣不宣、鼻塞鼽衄、不聞香臭，針此可使肺氣宣和、鼻利氣通，因名通天。

【**穴位觸診法**】正坐或仰臥。在頭部，當前髮際正中直上 4 寸，旁開 1.5 寸，即承光穴上 1.5 寸。《十四經發揮》云：「在承光後一寸五分。」

【**局部解剖**】穴下為皮膚、皮下組織、帽狀腱膜、腱膜下疏鬆組織、顱骨外膜。

穴區內有眶上神經，眶上動、靜脈，枕大神經，枕動、靜脈與耳顳神經，顳淺動、靜脈的神經間吻合支和血管間的吻合網等結構分佈。

【主治】頭痛，頭重，眩暈，鼻塞流清涕，鼻衄，鼻窒，鼻瘡，鼻淵，口喎，頸項疼痛不利，癭氣。

【配穴】配絡卻、風池，治腦病；配迎香、上星，通鼻竅，治鼻塞、鼻淵。

【刺灸法】向前或後平刺 0.3～0.5 寸，至局部麻脹；治療鼻衄，用三棱針於穴位處快速刺入，隨即拔出，以出血為度。可灸。

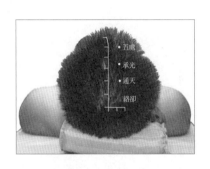

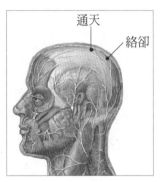

## ○絡　卻

【穴名出處】《針灸甲乙經》

【別名】強陽、腦蓋。

【釋名】絡指細小絡脈；卻有退還、轉折含義。膀胱經有支脈從巔入絡腦，從巔至耳上角，此處正是兩支脈別出的部位，因名絡卻。

【穴位觸診法】正坐或仰臥。在頭部，當前髮際正中直上 5.5 寸，旁開 1.5 寸，即通天穴上 1.5 寸。《十四經發揮》云：「在通天後一寸五分。」

【局部解剖】穴下為皮膚、皮下組織、帽狀腱膜、腱膜下疏鬆組織、顱骨外膜。穴區內有枕大神經和枕動、靜

脈分佈。

【主治】眩暈，耳鳴，青光眼，白內障，目赤，目視不明，口喎，頸項腫痛，瘰氣，癲狂，癇證。

【配穴】配風池、聽會，治眩暈耳鳴；配晴明、太陽，治眼病；配大椎、長強，治癇證；配風府、水溝，治癲狂。

【刺灸法】向前或後平刺 0.3～0.5 寸，至局部麻脹。可灸。

# ○玉 枕

【穴名出處】《針灸甲乙經》

【釋名】玉，金性器物，金之氣溫潤、清涼也；枕，頭與枕接觸之部位，言穴所在的位置也。該穴有清頭明目作用，其功效有如玉枕，故名玉枕。

【穴位觸診法】正坐或仰臥。在後頭部，當後髮際正中直上 2.5 寸，旁開 1.3 寸。低頭，觸診可摸到枕外隆凸。此穴平枕外隆凸上緣的凹陷處。

【局部解剖】穴下為皮膚、皮下組織、枕額肌枕腹、腱膜下疏鬆組織、顱骨外膜。穴區內有枕大神經，枕動、靜脈分佈。

【主治】頭痛，惡風寒，嘔吐，目眩，目痛，近視，鼻塞。

【配穴】配風池、後谿，治頭痛；配太陽、晴明，治目疾；配合谷、迎香，治鼻塞不通。

【刺灸法】向上下平刺 0.3～0.5 寸，得氣後，輕捻轉，以脹感舒適為佳。可灸。

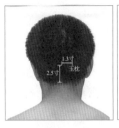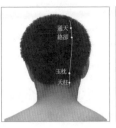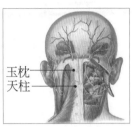

# ○天　柱

【穴名出處】《靈樞・本神》

【釋名】天指頭；柱指柱骨，即頸椎。考穴在柱骨上端，其氣支撐頭顱，意如擎天之柱，主治頭部疾患，因名天柱。

【穴位觸診法】在啞門（督脈）旁 1.3 寸，當項後髮際內，斜方肌之外側取穴。在後頭骨之下緣，仰頭於僧帽肌外側凹陷處取之。《十四經發揮》云：「在頭大筋外廉、距頭髮際陷中。」

【局部解剖】穴下為皮膚、皮下組織、斜方肌、頭夾肌的內側、頭半棘肌。

穴區內有第三頸神經後支的內側支，枕大神經和皮下靜脈分佈。

【主治】頭痛，頭頸項痛，肩背痛，足不任身，眩暈，目赤腫痛，鼻塞，不知香臭，咽腫。

【配穴】配外關、合谷、後谿，治外感發熱、頭頸項痛；配大杼、肩外俞，治頸椎病、頸肩臂痛。

【刺灸法】直刺 1 寸左右或上下左右採取「合谷刺」法。可配合溫針灸。

# ○大　杼

【穴名出處】《靈樞·海論》

【別名】大腧、杼骨。

【釋名】杼指軸言，穴居杼骨之端，骨會在此。考該穴下分出附分穴，機杼橫出經緯之狀，因名大杼。

【穴位觸診法】正坐或俯臥。在背部，第一胸椎棘突下，旁開 1.5 寸。先確定第七頸椎，即低頭時，後頸部最突起的棘突，為第七頸椎棘突，由此向下數過 1 個突起的骨性標誌，為第一胸椎棘突，在其下方旁開 1.5 寸處，即為大杼穴。

【局部解剖】穴下為皮膚、皮下組織、斜方肌、菱形肌、上後鋸肌、頸夾肌、豎脊肌。

皮膚及皮下淺層佈有第一、二胸神經後支的內側皮支和伴行的肋間後動、靜脈背側支的內側皮支。深層佈有第一、二胸神經後支的肌支和相應的肋間後動、靜脈背側支的分支等結構。

【主治】頭痛，肩背痛，咳嗽，發熱。

【配穴】配合谷、大椎、外關，治外感發熱；配天柱、後谿，治頸椎病；配懸鐘、陽陵泉，治骨痿、軟骨病；配曲池、足三里、合谷、三陰交，調和氣血、活血化瘀，治痿痺。

【刺灸法】向內、外或上、下斜刺 0.5～0.8 寸或刺絡放血，至局部酸脹，有時向肩部放散。不宜深刺，以免傷及內部重要臟器。

【附註】手足太陽經之交會穴；八會穴之骨會。

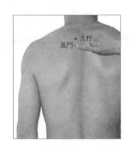
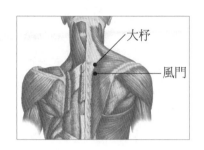

# ○風　門

【穴名出處】《針灸甲乙經》

【別名】熱府。

【釋名】出入之處為門，穴屬膀胱經，膀胱經主一身之表，該穴為風邪易侵之門戶，主治風邪在表，傷風感冒，發熱惡風，咳嗽頭痛，鼻流清涕，因名風門。

【穴位觸診法】正坐或俯臥。在背部，第二胸椎棘突下，旁開 1.5 寸。先確定第七頸椎，即低頭時，後頸部最突起的棘突，為第七頸椎棘突，向下數過 2 個突起的骨性標誌，為第二胸椎棘突，在其下方旁開 1.5 寸處，即為風門穴。

【局部解剖】穴下為皮膚、皮下組織、斜方肌、菱形肌、上後鋸肌、頸夾肌、豎脊肌。皮膚及皮下淺層佈有第二、三胸神經後支的內側皮支和伴行的肋間後動、靜脈背側支的內側皮支。深層佈有第二、三胸神經後支的肌支和相應的肋間後動、靜脈背側支的分支等結構。

【主治】頭痛，項痛，肩背痛，胸中熱，咳嗽，發熱，惡風寒。

【配穴】配肺俞、大椎，疏風清熱宣肺，治外感咳

嗽、發熱；配大杼、天宗、肩外俞，治頸椎病、項背強痛；配三陰交、血海，治蕁麻疹；配大椎、合谷、外關，治流感。

【刺灸法】向上或下或內斜刺 0.5～0.8 寸，至局部麻脹。可灸。

【附註】足太陽經與督脈之交會穴。

## ○肺　俞

【穴名出處】《靈樞·本輸》

【釋名】穴下為肺臟，位於第三胸椎之旁，昔時認為肺附著於第三椎處，是穴為肺之氣轉輸之處，因名肺俞。

【穴位觸診法】正坐或俯臥。在背部，第三胸椎棘突下，旁開 1.5 寸。先確定第七頸椎，即低頭時，後頸部最突起的棘突，為第七頸椎棘突，向下數過 3 個突起的骨性標誌，為第三胸椎棘突，在其下方旁開 1.5 寸處，即為肺俞穴。

【局部解剖】穴下為皮膚、皮下組織、斜方肌、菱形肌、上後鋸肌、豎脊肌。皮膚及皮下淺層佈有第三、四胸神經後支的內側皮支和伴行的肋間後動、靜脈背側支的內側皮支。深層佈有第三、四胸神經後支的肌支和相應的肋間後動、靜脈背側支的分支或屬支。

【主治】咳嗽，氣喘，胸滿，骨蒸潮熱，盜汗，鼻塞。

【配穴】配尺澤、風門，治支氣管哮喘；配太淵、神門，治老年哮喘性支氣管炎；配列缺、風門，治風寒咳嗽；配大椎、外關，治風熱咳嗽；配豐隆、中脘，治咳嗽

多痰。

【刺灸法】向上、下、內斜刺 0.5～0.8 寸，至局部脹重。可灸。

【附註】肺之背俞穴。

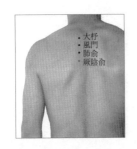
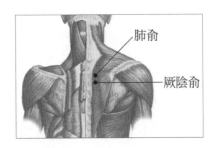

## ○厥陰俞

【穴名出處】《備急千金要方》

【別名】闕俞。

【釋名】厥陰指心包絡，是穴為心包之氣轉輸之處，因名厥陰俞。

【穴位觸診法】正坐或俯臥。在背部，第四胸椎棘突下，旁開 1.5 寸。先確定第七頸椎，即低頭時，後頸部最突起的棘突，為第七頸椎棘突，向下數過 4 個突起的骨性標誌，為第四胸椎棘突，在其下方旁開 1.5 寸處，即為厥陰俞穴。

【局部解剖】穴下為皮膚、皮下組織、斜方肌、菱形肌、豎脊肌。皮膚及皮下淺層佈有第四、五胸神經後支的內側皮支和伴行的肋間後動、靜脈背側支。深層佈有第四、五胸神經後支的肌支和相應的肋間後動、靜脈背側支的分支或屬支。

【主治】心痛，心悸，胸悶，嘔吐，咳嗽。

【配穴】配心俞、內關，治心痺、心動過速；配神門、三陰交，治心痛、驚悸。

【刺灸法】向上、下、內斜刺 0.5～0.8 寸，至局部脹重。可灸。

【附註】心包之背俞穴。

## ○心　俞

【穴名出處】《靈樞·背輸》

【別名】背俞、五焦之間、心念。

【釋名】穴近心臟，位於第五胸椎之旁，為心之氣轉輸之處，昔時認為心附著於脊柱之第五椎之處，因名心俞。

【穴位觸診法】正坐或俯臥。在背部，第五胸椎棘突下，旁開 1.5 寸。先確定第七頸椎，即低頭時，後頸部最突起的棘突，為第七頸椎棘突，向下數過 5 個突起的骨性標誌，為第五胸椎棘突，在其下方旁開 1.5 寸處，即為心俞穴。

【局部解剖】穴下為皮膚、皮下組織、斜方肌、菱形肌下緣、豎脊肌。皮膚及皮下淺層佈有第五、六胸神經後支的內側皮支及伴行的動、靜脈。深層佈有第五、六胸神經後支的肌支和相應肋間後動、靜脈背側支的分支或屬支。

【主治】癲狂，癇證，心痛，驚悸，心悸，失眠健忘，盜汗。

【配穴】配足三里，治失眠、多寐；配巨闕、內關，

行氣活血，治冠心病；配神門、三陰交，養血活血、寧心安神，治失眠、健忘、驚悸；配百會、復溜、氣衝，理氣寧心，治婦人臟躁；配神道、勞宮，醒神開竅，治癔病；配豐隆、鳩尾，豁痰開竅寧心，治癲疾；配氣海、關元用灸法，益氣回陽通脈，治肢冷、唇紺、冷汗出。

【刺灸法】向上、下、內斜刺 0.5～0.8 寸，至局部脹重。可灸。

【附註】心之背俞穴。

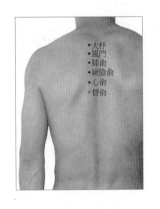

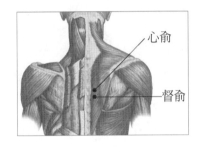

## ○督　俞

【穴名出處】《太平聖惠方》

【別名】高蓋。

【釋名】督指督脈，是處為督脈經氣轉輸之處，因名督俞。

【穴位觸診法】正坐或俯臥。在背部，第六胸椎棘突下，旁開 1.5 寸。先確定第七頸椎，即低頭時，後頸部最突起的棘突，為第七頸椎棘突，向下數過 6 個突起的骨性標誌，為第六胸椎棘突，在其下方旁開 1.5 寸處，即為督

俞穴。俯臥平肩胛下角連線為第六與第七胸椎之間。

【**局部解剖**】穴下為皮膚、皮下組織、斜方肌、豎脊肌。皮膚及皮下淺層佈有第六、七胸神經後支的內側皮支及伴行的動、靜脈。深層佈有第六、七胸神經後支的肌支和相應的肋間後動、靜脈背側支的分支或屬支。

【**主治**】胸滿，心痛，呃逆，腹脹，腸鳴。

【**配穴**】配足三里、膈俞，理氣降逆，治腹脹、呃逆；配內關、膻中，寬胸降氣，治胸滿憋悶；配心俞、巨闕，理氣養血、活血止痛，治心痛。

【**刺灸法**】向上、下、內斜刺 0.5～0.8 寸，至局部脹重。可灸。

## ○膈　俞

【**穴名出處**】《靈樞・本輸》

【**別名**】七焦之間。

【**釋名**】膈指橫膈膜，又有不通的含義，穴當七椎之旁，內應橫膈，穴處於膈氣轉輸之所，因名膈俞。

【**穴位觸診法**】俯伏或正坐。穴在第七胸椎棘突下，至陽（督脈）旁 1.5 寸取穴。正坐穴當第七、八胸椎橫突間，平兩肩胛下角下緣。

【**局部解剖**】穴下為皮膚、皮下組織、斜方肌、背闊肌、豎脊肌。皮膚及皮下淺層佈有第七、八胸神經後支的內側皮支和伴行的動、靜脈。深層佈有第七、八胸神經後支的肌支和相應肋間後動、靜脈背側支的分支或屬支。

【**主治**】胃脘脹痛，嘔吐，呃逆，飲食不下，氣喘，咳嗽，血虛、衄血、血瘀等一切血證。

【配穴】配足三里、豐隆，化痰降逆，治呃逆；配肝俞、脾俞，理血養血，治貧血、血小板減少；配三陰交、肺俞，活血化瘀止癢，治蕁麻疹、皮膚瘙癢。

【刺灸法】向上、下、內成 45° 角斜刺 0.5 寸左右，或與肋骨長軸平行內、外平刺 1 寸左右。

【附註】八會穴之血會。

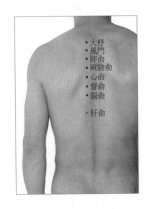

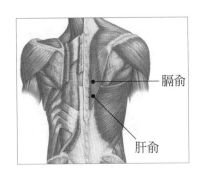

膈俞

肝俞

# ○肝　俞

【穴名出處】《靈樞·背輸》

【別名】肝念。

【釋名】穴近肝臟，位於第九胸椎之旁。昔時認為肝著脊之第九椎，為肝之氣轉輸之處，因名肝俞。

【穴位觸診法】俯伏或正坐。穴在第九胸椎棘突下，筋縮（督脈）旁開 1.5 寸處取穴。《十四經發揮》云：「在第九椎下。」

【局部解剖】穴下為皮膚、皮下組織、斜方肌、背闊肌、下後鋸肌、豎脊肌。皮膚及皮下淺層佈有第九、十胸神經後支的皮支及伴行的動、靜脈。深層佈有第九、十胸

神經後支的肌支和相應的肋間後動、靜脈的分支或屬支。

【主治】黃疸，脇痛，吐血，衄血，目赤，目視不明，夜盲，眼瞼潰爛，眩暈，癲狂，癇證，脊背痛。

【配穴】配期門、日月，疏肝利膽，治膽囊炎、脇肋痛；配百會、太衝、風池，潛陽息風，治頭痛、眩暈；配太谿、腎俞，滋陰養血寧神，治失眠健忘；配大椎、風府、水溝，開鬱寧神，治癲狂。

【刺灸法】上、下、內成 45° 角斜刺 0.5 寸。目赤等眼病可用三棱針於本穴點刺放血，左眼病刺右肝俞，右眼病刺左肝俞。雙側肝俞穴挑刺能治療抽搐。可灸。

## ○膽　俞

【穴名出處】《素問·奇病論》

【釋名】穴近膽腑，為膽之氣轉輸之處，針此有疏肝利膽之效，因名膽俞。

【穴位觸診法】正坐或俯臥。穴在背部，第十胸椎棘突下，旁開 1.5 寸。先確定第七胸椎棘突，再向下數 3 個突起的骨性標誌，即是第十胸椎棘突，在其下旁開 1.5 寸，即為膽俞穴。

【局部解剖】穴下為皮膚、皮下組織、斜方肌下緣、背闊肌、下後鋸肌、豎脊肌。皮膚及皮下淺層佈有第十、十一胸神經後支的皮支和伴行的動、靜脈。深層佈有第十、十一胸神經後支的肌支和相應的肋間後動、靜脈的分支或屬支。

【主治】黃疸，口苦，胸脇脹痛，飲食不下。

【配穴】配日月、肝俞，疏肝利膽、清洩濕熱，治

急、慢性膽囊炎；配日月、天樞、中脘，通腑氣以排石止痛，治膽石症；配上脘、陽陵泉，利膽安蛔，治膽道蛔蟲症。

【刺灸法】向上、下、內斜刺 0.5～0.8 寸，至局部麻脹。可灸。治療斑禿點刺後拔罐放血，每穴出血 2 毫升。

【附註】膽之背俞穴。

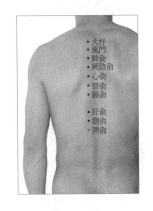
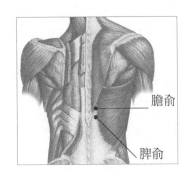

## ○脾　俞

【穴名出處】《靈樞・背輸》

【別名】十一焦之間。

【釋名】穴近脾臟，位於第十一胸椎之旁，為脾之氣轉輸之處，針此有健脾之力，因名脾俞。

【穴位觸診法】俯臥。在背部，第十一胸椎棘突下，旁開 1.5 寸。先確定第七胸椎棘突，再向下數 4 個突起的骨性標誌，即是第十一胸椎棘突，在其下旁開 1.5 寸，即為脾俞穴。

【局部解剖】穴下為皮膚、皮下組織、背闊肌、下後鋸肌腱膜、豎脊肌。皮膚及皮下淺層佈有第十一、十二胸

神經後支的皮支和伴行的動、靜脈。深層佈有第十一、十二胸神經後支的肌支和相應肋間、肋下動、靜脈的分支或屬支。

【主治】腹脹，嘔吐，泄瀉，完穀不化，黃疸，水腫，痢疾。

【配穴】配章門、足三里，健脾和胃，治胃病、腹脹；配太白、腎俞，溫運中陽、健脾止瀉，治泄瀉、完穀不化；配陰陵泉、中極，溫補脾陽、化氣行水，治尿少、水腫；配陰陵泉、陽陵泉，溫化寒濕、疏肝利膽，治黃疸。

【刺灸法】向上、下、內斜刺 0.5～0.8 寸，局部麻脹。可灸。

【附註】脾之背俞穴。

## ○胃　俞

【穴名出處】《針灸甲乙經》

【釋名】穴近胃腑，位於第十二胸椎旁，為胃之氣轉輸之處，針此有強胃之力，因名胃俞。

【穴位觸診法】俯臥。在背部，第十二胸椎棘突下，旁開 1.5 寸。先確定第七胸椎，在向下數 5 個突起的骨性標誌，即是第十二胸椎。在其棘突下，旁開 1.5 寸，即為胃俞穴。

【局部解剖】穴下為皮膚、皮下組織、背闊肌腱膜和胸腰筋膜淺層、豎脊肌。皮膚及皮下淺層佈有第十二胸神經和第一腰神經後支的皮支和伴行的動、靜脈。深層佈有第十二胸神經和第一腰神經後支的肌支和相應的動、靜脈

的分支或屬支。

【主治】胃痛，腹脹，完穀不化，腸鳴，反胃，嘔吐，胸脇脹痛。

【配穴】配胃俞，治一切消化疾病。

【刺灸法】向上、下或內斜刺 0.5～0.8 寸，至局部脹沉。可灸。

【附註】胃之背俞穴。

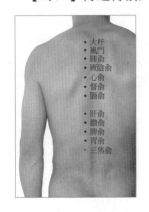
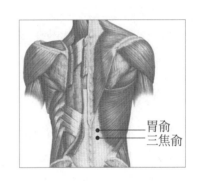

胃俞
三焦俞

## ○三焦俞

【穴名出處】《針灸甲乙經》

【別名】懸極輸、大倉窬。

【釋名】是穴為三焦之氣轉輸之處，主治邪在三焦，因名三焦俞。

【穴位觸診法】俯臥。在腰部，當第一腰椎棘突下，旁開 1.5 寸。先確定第七胸椎，再向下數 5 個突起的骨性標誌，即是第十二胸椎。第十二胸椎再往下數 1 個突起的骨性標誌，便為第一腰椎。在其棘突下，旁開 1.5 寸，即為三焦俞。

【局部解剖】穴下為皮膚、皮下組織、背闊肌腱膜和胸腰筋膜淺層、豎脊肌。皮膚及皮下淺層佈有第一、二腰神經後支的皮支和伴行的動、靜脈。深層佈有第一、二腰神經後支的肌支和相應腰動、靜脈背側支的分支或屬支。

【主治】腹脹，完穀不化，腸鳴，泄瀉，嘔吐，痢疾，水腫，背腰強痛。

【配穴】配腎俞、水道，利水消腫，治小便不利、水腫；配命門、身柱，益腎強筋，治腰脊強痛。

【刺灸法】直刺或向內、下方斜刺 0.5～1.0 寸，至局部脹沉，可向外下方放散。可灸。羊腸線埋線治療肥胖。

【附註】三焦之背俞穴。

## ○腎　俞

【穴名出處】《靈樞・本輸》

【別名】高蓋、少陰俞、腎念。

【釋名】穴近腎臟，位於第十四椎之旁，為腎之氣轉輸之處，針此有益腎壯腰之力，因名腎俞。

【穴位觸診法】俯臥。在第二腰椎棘突下，命門（督脈）旁開 1.5 寸處取穴。正坐與臍平。《十四經發揮》云：「在十四椎下與臍平也。」

【局部解剖】穴下為皮膚、皮下組織、背闊肌腱膜和胸腰筋膜淺層、豎脊肌。皮膚及皮下淺層佈有第二、三腰神經後支的皮支和伴行的動、靜脈。深層佈有第二、三腰神經後支的肌支和相應腰動、靜脈背側支的分支或屬支。

【主治】遺精，陽痿，遺尿，尿頻，月經不調，帶下，腰膝痠痛，目昏，耳鳴，耳聾，水腫，洞洩不化，喘

咳少氣。

【配穴】配京門，治陽痿、遺精、月經不調；配足三里，治胎動不安、滑胎；配命門、太谿、關元，治老年尿頻、尿失禁；配脾俞，治泄瀉。

【刺灸法】直刺 1 寸或向內、下斜刺 1.5 寸左右得氣。對於腎虛腰痛向下斜刺 1.2 寸左右；急性腰痛腰扭傷針尖向脊柱方向成 45° 角斜刺，可刺中椎體。本穴也以多灸為宜，尤適於腎陽虧虛者。

【附註】腎之背俞穴。

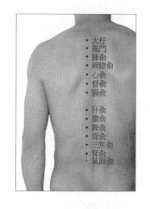

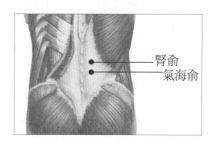

## ○氣海俞

【穴名出處】《太平聖惠方》

【釋名】是穴與腹部氣海穴相對，為人之元氣注輸之處，穴氣通於氣海，因名氣海俞。《類經》稱氣海俞為「人之生氣注輸所出之處」。

【穴位觸診法】俯臥。在腰部，當第三腰椎棘突下，旁開 1.5 寸。腎俞穴下 1 寸。

【局部解剖】穴下為皮膚、皮下組織、背闊肌腱膜和

胸腰筋膜淺層、豎脊肌。皮膚及皮下淺層佈有第三、四腰神經後支的皮支和伴行的動、靜脈。深層佈有第三、四腰神經後支的肌支和相應腰動、靜脈的分支或屬支。

【主治】腰痛，腿膝不利，痔瘻，痛經。

【配穴】配腎俞、殷門、委中，益腎壯骨、舒筋活絡，治腰痛、腿膝不利；配承山、三陰交，理氣活血化瘀，治痔疾；配氣海、關元，溫經活血止痛，治痛經。

【刺灸法】直刺 1 寸或向內、下斜刺 2 寸左右，至局部酸脹，並向下放散。可灸。

## ○大腸俞

【穴名出處】《針灸甲乙經》

【別名】裂結俞。

【釋名】穴近大腸，為大腸之氣轉輸之處，主治大腸疾患，因名大腸俞。

【穴位觸診法】俯臥。在腰部，當第四腰椎棘突下，旁開 1.5 寸。暴露腰部，先找到兩邊的髂棘高點，兩邊髂棘高點的連線與脊柱相交處，即為第四腰椎。在其棘突下，旁開 1.5 寸，即為大腸俞。

【局部解剖】穴下為皮膚、皮下組織、背闊肌腱膜和胸腰筋膜淺層、豎脊肌。皮膚及皮下淺層佈有第四、五腰神經後支的皮支和伴行的動、靜脈。深層佈有第四、五腰神經後支的肌支和有關動、靜脈的分支或屬支。

【主治】腰痛，腹脹，腸鳴，泄瀉，便秘，風疹。

【配穴】配腎俞、氣海俞、委中，治腰脊強痛；配天樞、上巨虛，治食滯瀉下；配天樞、陰陵泉，治濕熱泄

瀉；配天樞、水分、神闕，用灸法，治寒濕泄瀉；配命門、脾俞，治陽虛泄瀉；配足三里、天樞，治氣虛便秘；配合谷、支溝，治燥熱內結便秘；配百會、足三里，升陽舉陷，治氣虛下陷、久洩脫肛。

【刺灸法】直刺 2 寸，至局部麻脹，向上走至大杼穴處，向下走至膀胱俞。可灸。

【附註】大腸之背俞穴。

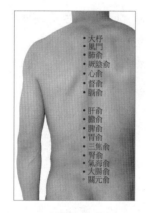
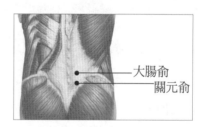

## ○關元俞

【穴名出處】《太平聖惠方》

【釋名】是穴與腹部關元穴相對，為人體元氣交會之處，氣通於關元，善治虛損之疾，灸此有固護元陽之效，名曰關元俞。

【穴位觸診法】俯臥。在腰部，當第五腰椎棘突下，旁開 1.5 寸。先如上法確定第四腰椎，再向下數 1 個突起的骨性標誌，即為第五腰椎。在其棘突下，旁開 1.5 寸，即為關元俞。

【局部解剖】穴下為皮膚、皮下組織、胸腰筋膜淺

層、豎脊肌。皮膚及皮下淺層佈有第五腰神經和第一骶神經後支的皮支和伴行的動、靜脈。深層佈有第五腰神經後支的肌支。

【主治】腰痛，腹脹，腸鳴，泄瀉，便秘，風疹。

【配穴】配委中、腎俞、殷門，補腎強筋壯骨，治腰脊強痛、腿膝乏力；配關元、太谿，益腎氣、養腎陰，治消渴、尿頻；配中極、三陰交，理血通經止痛，治痛經。

【刺灸法】直刺 0.8～1.2 寸，局部酸脹；治療腰椎間盤突出症用長毫針，直刺進針 1 寸左右後，稍向外上方斜刺，進針 3 寸左右，施捻轉加提插瀉法，使局部有酸脹熱感為佳，不要求針感向遠端傳導，不留針。可灸。

## ○小腸俞

【穴名出處】《針灸甲乙經》

【別名】三焦竅、八遼竅。

【釋名】穴近小腸，為小腸之氣轉輸之處，主治小腸疾患，因名小腸俞。

【穴位觸診法】俯臥。在骶部，當骶正中嵴旁 1.5 寸，平第一骶後孔。先確定第四腰椎，再向下數 1 個突起的骨性標誌，即為第五腰椎。再向下數 1 個突起的骨性標誌，即為第一骶椎。在其棘突下，旁開 1.5 寸，即為小腸俞。

【局部解剖】穴下為皮膚、皮下組織、胸腰筋膜淺層、臀大肌內側緣、豎脊肌腱。皮膚及皮下淺層佈有臀中皮神經。深層佈有臀下神經的屬支和相應脊神經後支的肌支。

【主治】腰腿痛，小腹脹痛，遺精，遺尿，尿血，帶

下，痢疾，痔疾。

【配穴】配中極，清熱利濕，治尿赤、莖中痛；配腎俞、膀胱俞，補益腎氣、通調氣機，治遺尿、尿閉；配三陰交、陰陵泉，益脾氣、化濕邪、固精關，治帶下、遺精。

【刺灸法】直刺或斜刺 0.8～1.0 寸，至局部酸脹沉麻。可灸。

【附註】小腸之背俞穴。

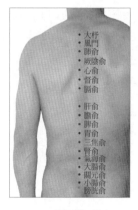

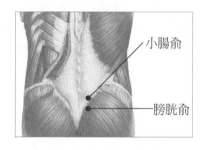

## ○膀胱俞

【穴名出處】《針灸甲乙經》

【釋名】穴近膀胱，為膀胱之氣轉輸之處，主治膀胱疾患，因名膀胱俞。

【穴位觸診法】俯臥。在骶部，當骶正中嵴旁 1.5 寸，平第二骶後孔。簡易取穴方法：骶骨最高點處確定骶正中嵴（骶正中嵴平第二骶後孔）尤其旁開 1.5 寸。可先確定第四腰椎，再向下數 1 個突起的骨性標誌，即為第五腰椎。再向下數 2 個突起的骨性標誌，即為第二骶椎。在

其棘突下，旁開 1.5 寸，即為膀胱俞。

【局部解剖】穴下為皮膚、皮下組織、臀大肌、豎脊肌腱。皮膚及皮下淺層佈有臀中皮神經。深層佈有臀下神經的屬支和相應脊神經後支的肌支。

【主治】腰腿痛，小腹脹痛，遺精，遺尿，尿血，帶下，痢疾，痔疾。

【配穴】配中極，治癃閉、遺尿、小便赤澀及尿頻、尿急、排尿痛等；配筋縮、殷門，治腰脊強痛、下肢乏力及麻痛等；配血海、蠡溝，治陰部瘙癢、淋濁等；配三陰交、中極，治血淋、尿道痛澀。

【刺灸法】直刺或斜刺 0.8～1.2 寸，局部沉重向下放散至臀部；或在直刺的基礎上針尖向前陰部傾斜刺入 1.5 寸左右，提插捻轉針感向前部放散。可灸。

【附註】膀胱之背俞穴。

## ○中膂俞

【穴名出處】《針灸甲乙經》

【別名】中膂內俞、脊內俞。

【釋名】中指中間，膂指脊骨兩邊勁起之肉。此穴位於第三骶椎棘突下旁開 1.5 寸，適當人體中部脊柱兩旁勁起之肉中，主治腰脊強痛，不得俯仰之疾，因名中膂俞。

【穴位觸診法】俯臥。在骶部，當骶正中嵴旁 1.5 寸，平第三骶後孔。先確定第四腰椎，再向下數 1 個突起的骨性標誌，即為第五腰椎。再向下數 3 個突起的骨性標誌，即為第三骶椎。在其棘突下，旁開 1.5 寸，即為中膂俞。

【局部解剖】穴下為皮膚、皮下組織、臀大肌、骶結

節韌帶。皮膚及皮下淺層佈有臀中皮神經。深層佈有臀上、下動、靜脈的分支或屬支及臀下神經的屬支。

【主治】腰脊強痛，痢疾，疝氣，下消。

【配穴】配委中、崑崙，壯腰通絡，治腰脊強痛、坐骨神經痛；配足三里、天樞，理氣血、調腸腑、清熱利濕，治胃腸炎、泄瀉及痢疾；配腎俞、太谿、照海，滋陰清熱，治腎虛消渴及多尿症。

【刺灸法】直刺 1.0～1.5 寸，針前排空膀胱，提插法以針感向小腹及會陰部擴散為度。可灸。

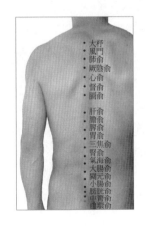

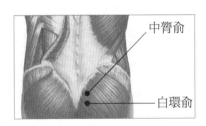

中膂俞

白環俞

## ○白環俞

【穴名出處】《針灸甲乙經》

【別名】環俞、玉環俞、玉房俞、解脊竅。

【釋名】環指金玉貴重之品，又有旋轉之意。該穴主治肛部疾患，肛為魄門，魄為肺主，肺應白氣，因名白環俞。

【穴位觸診法】俯臥。在骶部，當骶正中嵴旁 1.5

寸，平第四骶後孔。先確定第四腰椎，再向下數 1 個突起的骨性標誌，即為第五腰椎。再向下數 4 個突起的骨性標誌，即為第四骶椎。在其棘突下，旁開 1.5 寸，即為白環俞。

【局部解剖】穴下為皮膚、皮下組織、臀大肌、骶結節韌帶、梨狀肌。皮膚及皮下淺層佈有臀中和臀下皮神經。深層佈有臀上、下動、靜脈的分支或屬支，骶神經叢和骶靜脈叢。

【主治】帶下，月經不調，遺尿，痔疾，二便不利，疝氣，腰胯痛。

【配穴】配三陰交、陰陵泉，治帶下、痛經及月經不調；配承山、二白，治痔疾、肛裂、便秘等；配太谿、腰陽關，治腎虛腰痛；配腎俞、心俞，治夢交、遺精、白濁。

【刺灸法】直刺 1.0～1.5 寸，至局部麻脹向下肢放散。腰痛俯仰不利，可向上斜刺。可灸。

## ○上　髎

【穴名出處】《素問・骨空論》

【釋名】髎指骨之郄（指凹陷之處），即骨空深處。是穴適當骶骨第一骶後孔，為八髎最上的髎穴，因名上髎。

【穴位觸診法】俯臥。在骶部，當髂後上棘與後正中線之間，適對第一骶後孔處。簡易取穴方法：取一側穴位時，醫生站於患者另一側，中指指尖放於骶骨最高點（平第二骶後孔），其餘 4 指併攏，食指指尖處取穴。

【局部解剖】穴下為皮膚、皮下組織、胸腰筋膜淺

層、豎脊肌、第一骶後孔。皮膚及皮下淺層佈有臀中皮神經。深層佈有骶外側動、靜脈的後支。

【主治】腰骶痛，膝軟，二便不利，月經不調，帶下，子宮脫垂，痛經。

【配穴】配中極、三陰交，清熱利濕，治帶下量多、陰癢痛；配氣海、血海，理血調經，治月經不調、痛經；配關元、腎俞，溫腎助陽，治陽痿、遺精、尿濁等；配百會、氣海，升陽舉陷，治子宮脫垂。

【刺灸法】直刺 1.0～1.5 寸，至局部酸脹。直刺得氣後，施溫針灸。

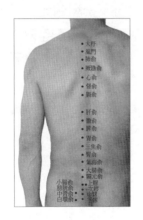

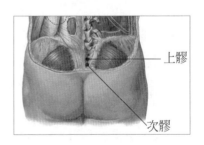

## ○次　髎

【穴名出處】《素問·骨空論》

【釋名】髎指骨之郄（指凹陷之處），即骨空深處。是穴適當骶骨下第二骶後孔，依接上髎，因名次髎。

【穴位觸診法】俯臥。在骶部，當髂後上棘內下方，適對第二骶後孔處。

【**局部解剖**】穴下為皮膚、皮下組織、豎脊肌、第二骶後孔。皮膚及皮下淺層佈有臀中皮神經。深層佈有骶外側動、靜脈的後支。

【**主治**】腰骶痛，下肢痿痺，二便不利，月經不調，帶下，痛經。

【**配穴**】配合谷、足三里，治氣虛遺尿；配關元、腎俞，治命火不足之遺尿；配氣海、腎俞，治腎氣不固之遺尿；配合谷、足三里、中極，治癃閉；配中極、膀胱俞、陽陵泉，治濕熱蘊結下焦之癃閉；配關元、太谿，溫補腎陽，治腎陽不足之癃閉；配合谷、足三里、百會，治脫肛；配關元、三陰交，治月經不調、帶下；配關元、子宮，可壯腎陽、暖胞宮，治虛寒之痛經、不孕；配至陰、補合谷、瀉三陰交，可補氣血、縮宮催產，主治滯產、胞衣不下。

【**刺灸法**】直刺 1.0～1.5 寸，至局部酸脹，可向前後二陰放散。可灸。

## ○中　髎

【**穴名出處**】《素問・骨空論》

【**釋名**】髎指骨之郄（指四陷之處），即骨空深處。是穴適當骶骨下第三骶後孔，依接次髎，居上下髎之中間，因名中髎。

【**穴位觸診法**】俯臥。在骶部，在次髎下內方，適對第三骶後孔處。

【**局部解剖**】穴下為皮膚、皮下組織、臀大肌、豎脊肌。皮膚及皮下淺層佈有臀中皮神經。深層佈有骶外側

動、靜脈的後支。

【主治】腰骶痛，二便不利，月經不調，帶下。

【配穴】配殷門、承山，舒筋活絡止痛，治腰痛、下肢癱瘓；配中極、膀胱俞，通調水道，治小便不利；配合谷、足三里，理氣和胃，治腹脹；配大腸俞、天樞、足三里，和胃調腸，治腹脹下利；配支溝、天樞，通氣調腸，治便秘；配關元俞、三陰交，清熱利濕調經，治月經不調、帶下。

【刺灸法】直刺 1.0～1.5 寸，至局部沉重並向二陰放散。可灸。

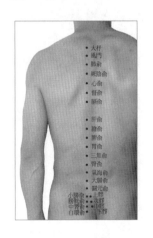

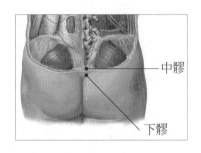

中髎

下髎

## ○下　髎

【穴名出處】《素問‧骨空論》

【釋名】髎指骨之郄（指凹陷之處），即骨空深處。是穴適當骶骨下第四骶後孔，為八髎最下的髎穴，因名下髎。

【穴位觸診法】俯臥。在骶部，當中髎內下方，適對

第四骶後孔處。

【局部解剖】穴下為皮膚、皮下組織、臀大肌、豎脊肌。皮膚及皮下淺層佈有臀中皮神經。深層佈有骶外側動、靜脈的後支，臀上、下動、靜脈的分支或屬支，臀下神經。

【主治】腰骶痛，少腹痛，二便不利，腸鳴。

【配穴】配風市、崑崙，祛風除濕、通絡止痛，治腰痛、下肢痿痺；配天樞、大腸俞，調腸理氣，治腸鳴溏洩；配豐隆、支溝，通腸和胃，治便秘；配長強、承山，提氣固肛，治肛門疾患；配築賓、太谿，補腎調經、和血止血，治痛經、崩漏；配三陰交、陽陵泉，滲濕利濕，治白帶過多。

【刺灸法】直刺 1.0～1.5 寸，至局部麻脹並向二陰放散。可灸。

## ○會　陽

【穴名出處】《針灸甲乙經》

【別名】利機。

【釋名】會有合的意思。穴在後陰尾骨兩旁，去長強 5 分，該穴屬膀胱經，氣血匯通於位鄰之督脈，二脈皆屬陽，因名會陽。

【穴位觸診法】俯臥。在骶部，尾骨端旁開 0.5 寸。體位採取俯臥位，充分暴露臀部，順著脊柱向下摸到盡頭，定尾骨，旁開 0.5 寸取穴。

【局部解剖】穴下為皮膚、皮下組織、臀大肌、提肛肌腱。皮膚及皮下淺層佈有臀中皮神經。深層佈有臀下

動、靜脈的分支或屬支，臀下神經。

【主治】下元虧虛，陽痿，帶下，痔疾，便血，泄瀉，痢疾。

【配穴】配曲池、血海，祛風除濕、活血止癢，治陰部皮炎、瘙癢；配百會、承山，升陽固脫，治脫肛、痔疾；配復溜、束骨，清營止血，治腸澼便血。

【刺灸法】直刺 1.0～1.5 寸，局部酸麻，有酸脹感向二陰部傳導。向上斜刺 1 寸。治療月經過多、崩漏，可用三棱針點刺出血。本穴宜灸，能治療痰氣鬱結型鬱證和出血性疾患。

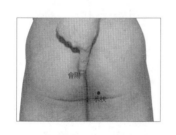

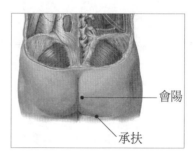

## ○承　扶

【穴名出處】《針灸甲乙經》

【別名】肉郄、陰關、皮部、扶承。

【釋名】承指受，扶有挽護之意，即用人手或使物扶持不倒之意，因該穴主治尻尾股臀大痛，而針此穴，可痛減離杖，不受人或物支持，因名承扶。

【穴位觸診法】俯臥。在臀橫紋正中取穴。有這樣的說法：「股後有橫紋，穴在橫紋之正中，與下方之委中穴相對可對照取之。」

【局部解剖】穴下為皮膚、皮下組織、臀大肌、股二頭肌長頭及半腱肌。皮膚及皮下淺層佈有股後皮神經及臀下皮神經的分支。深層佈有股後皮神經本幹，坐骨神經及其並行的動、靜脈。

【主治】痔疾，脫肛，大便失禁，腰、骶、臀、股部疼痛。

【配穴】配腎俞、風市、陽陵泉，滋腎通經止痛，治下肢疼痛、麻木；配環跳、懸鐘，舒筋活絡止痛，治坐骨神經痛、下肢癱瘓；配秩邊、承山，清熱通便，治便秘、痔疾。

【刺灸法】向上方斜刺 2 寸左右；肛周疾患可向肛門方向斜刺，以針感放散到陰部為度。可灸。

## ○殷　門

【穴名出處】《針灸甲乙經》

【釋名】殷者，盛樂也，《說文》：「殷，作樂之盛稱殷。」殷者，舞之容。本穴善治絡傷腰痛、惡血瘀結、腰脊不可俯臥，使人舞動自如，因名殷門。

【穴位觸診法】俯臥。在大腿後面，約當中央，在承扶與委中的連線上，承扶下 6 寸。《十四經發揮》云：「在肉隙之下六寸。」

【局部解剖】穴下為皮膚、皮下組織、股二頭肌長頭及半腱肌。皮膚及皮下淺層佈有股後皮神經。深層佈有坐骨神經及並行動、靜脈，股深動脈穿支等。

【主治】腰脊強痛，不可俯仰，大腿疼痛。

【配穴】配腎俞、委中，健腰補腎、舒筋活絡，治腰

脊疼痛；配風市、足三里，利腰腿除風濕，治下肢痿痺。

【刺灸法】直刺 1.5 寸，也可上、下斜刺 2.5 寸左右。可灸。

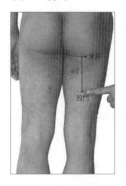
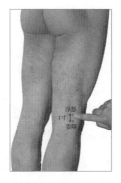
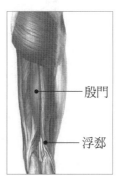

## ○浮　郄

【穴名出處】《針灸甲乙經》

【釋名】浮指表，郄指孔穴。膀胱經屬太陽，該穴為陽經表浮之穴，穴位氣血聚於表層，因名浮郄。

【穴位觸診法】俯臥。在膕橫紋外側端，委陽上 1 寸，股二頭肌腱的內側。先定委陽穴，上 1 寸，股二頭肌腱的內側取穴。

【局部解剖】穴下為皮膚、皮下組織、股二頭肌腱內側、腓腸肌外側頭。

皮膚及皮下淺層佈有股後皮神經。深層佈有腓總神經，腓腸外側皮神經和膝上外側動、靜脈。

【主治】臀股麻木，膕筋痙攣，腸結便秘。

【配穴】配承山、崑崙，舒筋通絡，治臀股麻木、小腿攣急；配尺澤、上巨虛，理氣和胃調腸，治急性胃腸炎；配曲池、後谿，瀉熱通便，治便秘。

【刺灸法】直刺 1.0～1.5 寸，局部酸麻向下肢傳導。可灸。

## ○委　陽

【穴名出處】《靈樞・本經》

【釋名】委有屈的含意。穴屬足太陽膀胱經，位於委中的外側，外為陽，因名委陽。

【穴位觸診法】俯臥。在膕橫紋外側端，當股二頭肌腱的內側。先在膝蓋後面的凹陷中央找到膕橫紋，在膕橫紋外側端，當股二頭肌腱的內側，即為委陽穴。

【局部解剖】穴下為皮膚、皮下組織、股二頭肌腱、腓腸肌外側頭、膕肌起始腱和膕肌。皮膚及皮下淺層佈有股後皮神經。深層佈有腓總神經和腓腸外側皮神經。

【主治】小腹脹，小便不利，腰脊強痛，腿足拘急疼痛，痿厥不仁。

【配穴】配殷門，疏通經絡，治腰痛不可俯仰；配膀胱俞、中髎，調三焦利膀胱，治小便淋瀝不利；配中髎、中極，調氣機理水道，治遺尿；配天池，除三焦鬱滯，治腋下腫；配膀胱俞、中極、三陰交，除下焦濕熱，治乳糜尿；配委中，活血通絡、清熱強筋，治筋急身熱。

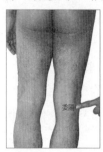
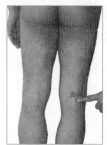
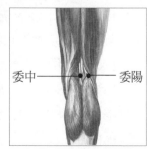

【刺灸法】直刺 1.0～1.5 寸，局部酸麻向下肢傳導。可灸。

【附註】三焦之下合穴。

## ○委　中

【穴名出處】《靈樞・本輸》

【別名】膕中、郄中、血郄。

【釋名】委有膕窩之意，穴在膕窩中央正中，臨床每取其穴，多請患者膕膝彎曲，委而取之，因名委中。

【穴位觸診法】當膕橫紋中央，於股二頭肌腱與半腱肌腱的中間，俯臥屈膝取穴。《十四經發揮》云：「委中在膕中央約文中動脈。」

【局部解剖】穴下為皮膚、皮下組織、腓腸肌內、外側頭之間。皮膚及皮下淺層佈有股後皮神經和小隱靜脈。深層佈有脛神經，膕動、靜脈和腓腸動脈等。

【主治】腰痛，髖關節屈伸不利，膕筋攣急，下肢痿痺，中風昏迷，半身不遂，癲疾反折，腹痛，吐瀉，瘧疾，衄血不止，遺尿，小便不利，自汗，盜汗，丹毒，疔瘡發背。

【配穴】配灸腎俞、腰陽關，治寒濕腰痛；配命門、腎俞，治腎虛腰痛；配齦交點刺出血，治跌仆閃挫腰痛；配懸鐘、承筋，治下肢痿痺、膕筋拘急；配中脘、內關，治嘔吐；配中脘、內關、公孫，治霍亂神昏；配曲池、風市，治丹毒、疔瘡。

【刺灸法】直刺 1 寸左右，酸脹感向上、下放散，進針深度不宜超過 2 寸，以免損傷關節囊，也不宜大幅度捻

轉以免傷及大血管和淋巴管。

【附註】本經的合穴，屬土，膀胱之下合穴。

## ○附　分

【穴名出處】《針灸甲乙經》

【釋名】附指旁；分有離開、別行的含義。考膀胱經從大杼分出，並從此下別行第二支，因名附分。

【穴位觸診法】俯臥。在背部，第二胸椎棘突下，旁開 3 寸。先確定第七頸椎，即低頭時，後頸部最突起的棘突，為第七頸椎棘突，向下數過 2 個突起的骨性標誌，為第二胸椎棘突，在其下方，旁開 3 寸處，即為附分穴。

【局部解剖】穴下為皮膚、皮下組織、斜方肌、菱形肌、上後鋸肌、豎脊肌。皮膚及皮下淺層佈有第二、三胸神經後支的皮支和伴行的動、靜脈。深層佈有肩胛背神經，肩胛背動、靜脈，第二、三胸神經後支的肌支和相應的肋間後動、靜脈背側支的分支或屬支。

【主治】肩頸疼痛，肩背拘急，肘臂麻木。

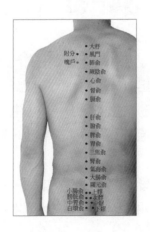

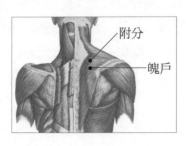

【配穴】配風池、後谿，治頭頸項痛；配大椎、肩髃，治肩背拘急；配大杼、天宗、肩外俞，治頸椎病、項背強痛；配五處、迎香，治嚏不止。

【刺灸法】向下或內斜刺 0.5～0.8 寸，局部酸麻。可灸。

【附註】手、足太陽經之交會穴。

## ○魄 戶

【穴名出處】《針灸甲乙經》

【別名】魂戶。

【釋名】穴在肺俞之旁，是肺氣之所行，由於肺藏魄，主治肺疾，因名魄戶。

【穴位觸診法】俯臥。在背部，第三胸椎棘突下，旁開3寸。先確定第七頸椎，即低頭時，後頸部最突起的棘突，為第七頸椎棘突，向下數過 3 個突起的骨性標誌，為第三胸椎棘突，在其下方，旁開 3 寸處，即為魄戶穴。

【局部解剖】穴下為皮膚、皮下組織、斜方肌、菱形肌、上後鋸肌、豎脊肌。皮膚及皮下淺層佈有第三、四胸神經後支的皮支和伴行的動、靜脈。深層佈有肩胛背神經，肩胛背動、靜脈，第三、四胸神經後支的肌支和相應的肋間後動、靜脈背側支的分支或屬支。

【主治】肩頸疼痛，肩背拘急，肘臂麻木。

【配穴】配氣舍、譩譆，止咳降氣、宣肺平喘，治痰逆上氣、咳嗽氣喘；配太谿、復溜，金水相生，治老年性支氣管炎；配復溜、膏肓，潤肺止咳、補益勞虛，治肺癆。

【刺灸法】向上、下或內斜刺 0.5～0.8 寸，局部麻脹。治療急性乳癰用三棱針點刺，針後拔罐放血少許即可。可灸。

## ○膏　肓

【穴名出處】《靈樞·九針十二原》

【別名】膏肓俞。

【釋名】膏肓指心膈之間處，穴當第四胸椎厥陰俞之旁，其氣通於膏肓之處，因名膏肓。

【穴位觸診法】俯臥。在背部，第四胸椎棘突下，旁開 3 寸。先確定第七頸椎，即低頭時，後頸部最突起的棘突，為第七頸椎棘突，向下數過 4 個突起的骨性標誌，為第四胸椎棘突，在其下方，旁開 3 寸處，即為膏肓穴。

【局部解剖】穴下為皮膚、皮下組織、斜方肌、菱形肌、豎脊肌。

皮膚及皮下淺層佈有第四、五胸神經後支的皮支和伴行的動、靜脈。深層佈有肩胛背神經，肩胛背動、靜脈，第四、五胸神經後支的肌支和相應的肋間後動、靜脈背側支的分支或屬支。

【主治】肺癆，咳嗽，氣喘，咯血，貧血，盜汗，健忘，遺精，虛損不足。

【配穴】配足三里、膈俞，治骨蒸潮熱、貧血；配魄戶、合谷，治肺癆、咳嗽、盜汗；配足三里，治勞傷；配天突、大椎，治哮喘。

【刺灸法】向內或向上、下斜刺 0.5～0.8 寸，局部酸脹感。可灸。

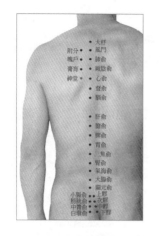

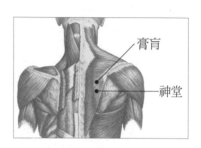

膏肓

神堂

## ○神　堂

【穴名出處】《針灸甲乙經》

【釋名】居室為堂，穴當心俞之旁，心藏神，該穴是心神之居處，主治心病、驚悸不安諸疾，因名神堂。

【穴位觸診法】俯臥。在背部，第五胸椎棘突下，旁開 3 寸。先確定第七頸椎，即低頭時，後頸部最突起的棘突，為第七頸椎棘突，向下數過 5 個突起的骨性標誌，為第五胸椎棘突，在其下方，旁開 3 寸處，即為神堂穴。

【局部解剖】穴下為皮膚、皮下組織、斜方肌、菱形肌、豎脊肌。皮膚及皮下淺層佈有第五、六胸神經後支的皮支和伴行的動、靜脈。深層佈有肩胛背神經，肩胛背動、靜脈，第五、六胸神經後支的肌支和相應的肋間後動、靜脈背側支的分支或屬支。

【主治】心悸，心痛，失眠，健忘，癲狂，氣喘，胸滿。

【配穴】配內關、神門，寧心神、調心氣，治失眠、

健忘；配心俞、太淵，調心氣、通心脈，治心悸、心痛；配合谷、膻中，宣肺益氣，治胸滿、氣喘；配豐隆、鳩尾，袪痰通竅、寧神止癲，治癲狂；配神道、勞宮，寧心安神，治癔病、婦人臟躁。

【刺灸法】向上、下或內斜刺 0.5～0.8 寸，局部酸麻脹。可灸。

## ○譩　譆

【穴名出處】《素問·骨空論》

【別名】五胠俞。

【釋名】穴當第六胸椎棘突下，旁開 3 寸，因取此穴，常以手按其處，令患者呼譩譆聲，穴處應手而動，因名其穴為譩譆。

【穴位觸診法】俯臥。在背部，第六胸椎棘突下，旁開 3 寸。先確定第七頸椎，即低頭時，後頸部最突起的棘突，為第七頸椎棘突，向下數過 6 個突起的骨性標誌，為第六胸椎棘突，在其下方，旁開 3 寸處，即為譩譆穴。

【局部解剖】穴下為皮膚、皮下組織、斜方肌、菱形肌、豎脊肌。皮膚及皮下淺層佈有第六、七胸神經後支的皮支和伴行的動、靜脈。深層佈有肩胛背神經，肩胛背動、靜脈，第六、七胸神經後支的肌支和相應的肋間後動、靜脈背側支的分支或屬支。

【主治】咳嗽，氣喘，肩背痛，熱病、溫瘧，鼻衄，目眩。

【配穴】配定喘、膻中，理氣寬胸、止咳平喘，治咳嗽、氣喘；配大椎、外關，解表清熱截瘧，治熱病、瘧

疾；配膻中、內關，理氣寬胸、疏經止痛，治胸痛引背；配支正、小海，疏風截瘧，治風瘧；配足三里、合谷，益氣補血，治目眩。

【刺灸法】向上、下或內斜刺 0.5～0.8 寸，局部脹痛。可灸。

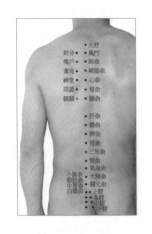

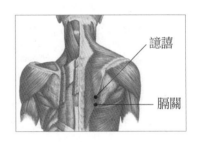

## ○膈　關

【穴名出處】《針灸甲乙經》

【別名】陽關。

【釋名】膈有阻塞之意，要處為關。穴在膈俞之旁，是治膈疾之要穴，有鎮逆止嘔之效，因名膈關。

【穴位觸診法】俯臥。在背部，第七胸椎棘突下，旁開 3 寸。暴露背部，雙手下垂，兩側肩胛骨下角的連線與脊柱相交處，即為第七胸椎棘突。其之下，旁開 3 寸，即為膈關穴。

【局部解剖】穴下為皮膚、皮下組織、斜方肌、菱形肌、豎脊肌。皮膚及皮下淺層佈有第七、八胸神經後支的

皮支和伴行的動、靜脈。深層佈有肩胛背神經，肩胛背動、靜脈，第七、八胸神經後支的肌支和相應的肋間後動、靜脈背側支的分支或屬支。

【主治】嘔吐，噎症，呃逆，胸中噎悶，胃出血。

【配穴】配天突、內關，理氣降逆止嘔，治嘔吐、噯氣、膈肌痙攣；配足三里、公孫，健脾消積、理氣和胃，治飲食不下、胃痛；配肝俞、脾俞，養血補血，治貧血、血小板減少；配三陰交、肺俞，益氣養陰、疏風止癢，治蕁麻疹、皮膚瘙癢。

【刺灸法】向內或下斜刺 0.5～0.8 寸。可灸。

## ○魂　門

【穴名出處】《針灸甲乙經》

【釋名】門指出入之處，穴在肝俞之旁，是肝氣之行所，由於肝藏魂，針此有理氣疏肝解鬱之效，因名魂門。

【穴位觸診法】俯臥。在背部，第九胸椎棘突下，旁開 3 寸。如上，先確定第七胸椎，再向下數 2 個突起的骨性標誌，即是第九胸椎棘突。在其下，旁開 3 寸，即為魂門穴。

【局部解剖】穴下為皮膚、皮下組織、背闊肌、下後鋸肌、豎脊肌。皮膚及皮下淺層佈有第九、十胸神經後支的外側皮支和伴行的動、靜脈。深層佈有第九、十胸神經後支的肌支和相應肋間後動、靜脈背側支的分支或屬支。

【主治】嘔吐，食不化，胸脇脹滿，泄瀉，黃疸，背痛。

【配穴】配肝俞、支溝，治胸脇脹痛；配期門、日

月，治膽囊炎、脇肋痛；配陽陵泉、懸鐘、腎俞、太衝，
治肩背筋急痛。

【刺灸法】向上、下或內斜刺 0.5～0.8 寸，進針後小
幅捻轉至得氣，留針 15 分鐘，每 5 分鐘行針一次。可灸。

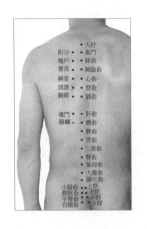

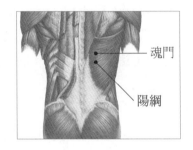

## ○陽　綱

【穴名出處】《針灸甲乙經》

【釋名】統領為綱，穴屬膀胱經，位居膽俞之旁，考
膽屬甲木，膽降則胃降，大小腸之氣統於胃，胃氣統於
膽，所以膽為陽氣之綱領，加之是穴適當胃俞、三焦俞、
大腸俞、小腸俞、膀胱俞之上，能利膽和胃以和諸陽，因
名陽綱。

【穴位觸診法】俯臥。在背部，第十胸椎棘突下，旁
開 3 寸。如上，先確定第七胸椎，再向下數 3 個突起的骨
性標誌，即是第十胸椎棘突。在其下，旁開 3 寸，即為陽
綱穴。

【局部解剖】穴下為皮膚、皮下組織、背闊肌、下後

鋸肌、豎脊肌。皮膚及皮下淺層佈有第十、十一胸神經後支的外側皮支和伴行的動、靜脈。深層佈有第十、十一胸神經後支的肌支和相應肋間後動、靜脈背側支的分支或屬支。

【主治】黃疸，消渴，腸鳴，腹痛，腹瀉。

【配穴】配肝俞、大椎、至陽，清洩肝膽濕熱，治身熱黃疸；配巨闕、日月、膽俞，疏肝理氣、利膽驅蟲，治膽道蛔蟲症；配天樞、足三里，調理胃腸，治腹脹、泄瀉、腸鳴；配天谿、照海、腎俞，清熱滋陰，治消渴。

【刺灸法】向內或上、下方斜刺 0.5～0.8 寸。可灸。

## ○意　舍

【穴名出處】《針灸甲乙經》

【釋名】住處為舍，穴在脾俞之旁，為脾氣之所，而脾藏意，針此可收健脾升清之效，因名意舍。

【穴位觸診法】俯臥。在背部，第十一胸椎棘突下，旁開 3 寸。如上，先確定第七胸椎，再向下數 4 個突起的骨性標誌，即是第十一胸椎棘突，在其下，旁開 3 寸，即為意舍穴。

【局部解剖】穴下為皮膚、皮下組織、背闊肌、下後鋸肌、豎脊肌。皮膚及皮下淺層佈有第十一、十二胸神經後支的外側皮支和伴行的動、靜脈。深層佈有第十一、十二胸神經後支的肌支和相應肋間後動、靜脈背側支的分支或屬支。

【主治】消渴，腸鳴，嘔吐，納呆，腹脹。

【配穴】配豐隆、內關，化濕降濁，治嘔吐、納呆；

配足三里、天樞，化濕健脾理腸，治腹脹、泄瀉、腸鳴；
配脾俞、腎俞、照海、三陰交，健脾化濕、益腎生津，治
消渴。

【刺灸法】向內或上、下斜刺 0.5～0.8 寸。可灸。

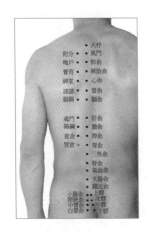

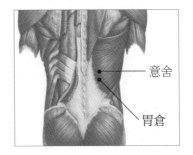

# ○胃　倉

【穴名出處】《針灸甲乙經》

【別名】食倉。

【釋名】儲者為倉，穴在胃俞之旁，胃為倉廩之官，
五味出焉，是處為胃氣之注所。針之有加強胃受納功能之
力，因名胃倉。

【穴位觸診法】俯臥。在背部，第十二胸椎棘突下，
旁開 3 寸。如上，先確定第七胸椎，再向下數 5 個突起的
骨性標誌，即是第十二胸椎棘突。在其下，旁開 3 寸，即
為胃倉穴。

【局部解剖】穴下為皮膚、皮下組織、背闊肌、下後
鋸肌、豎脊肌、腰方肌。皮膚及皮下淺層佈有第十二胸神

經和第一腰神經後支的外側皮支和伴行的動、靜脈。深層佈有第十二胸神經和第一腰椎神經後支的肌支和相應肋間後動、靜脈背側支的分支或屬支。

【主治】腹脹，胃痛，疳積，水腫。

【配穴】配脾俞、四縫，健脾消食化積，治腹脹、小兒疳積；配足三里、內關，和胃止痛，治腹痛；配石門、水分、四滿，和胃利水滲濕，治水腫。

【刺灸法】向內或下斜刺 0.5～0.8 寸，至局部麻脹。可灸。

## ○肓　門

【穴名出處】《針灸甲乙經》

【釋名】肓指腹腔、胸腔；出入之處為門。本穴與腹腔相通，因名肓門。

【穴位觸診法】俯臥。在腰部，第一腰椎棘突下，旁開 3 寸。先確定第七胸椎，再向下數 5 個突起的骨性標誌，即是第十二胸椎棘突，從第十二胸椎棘突再往下數 1 個突起的骨性標誌，便為第一腰椎棘突。在其下，旁開 3 寸，即為肓門穴。

【局部解剖】穴下為皮膚、皮下組織、背闊肌腱膜、豎脊肌、腰方肌。

皮膚及皮下淺層佈有第一、二腰神經後支的外側皮支和伴行的動、靜脈。深層佈有第一、二腰神經後支的肌支和第一腰動、靜脈背側支的分支或屬支。

【主治】上腹痛，痞塊，乳疾，便秘。

【配穴】配乳根、膺窗，調和氣血、行滯散結、清上

焦鬱熱，治胸悶、乳疾；配章門、期門，理氣活血散結、消中焦鬱滯，治腹脹、脅痛、痞塊；配天樞、中極，瀉下焦積熱鬱滯，治便秘、癃閉。

【刺灸法】向上、下或內斜刺 0.5～0.8 寸。可灸。

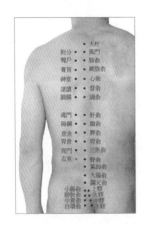

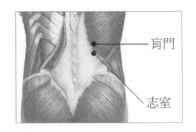

## ○志　室

【穴名出處】《針灸甲乙經》

【別名】精宮。

【釋名】藏者為室，穴在腎俞兩旁，是腎氣之住所，由於腎藏志，針灸有壯腎添髓益精增智之效，因名志室。

【穴位觸診法】俯臥。在腰部，第二腰椎棘突下，旁開 3 寸。先確定第七胸椎，再向下數 5 個突起的骨性標誌，即是第十二胸椎棘突，從第十二胸椎棘突再往下數 2 個突起的骨性標誌，便為第二腰椎棘突。在其下，旁開 3 寸，即為志室穴。

【局部解剖】穴下為皮膚、皮下組織、背闊肌腱膜、豎脊肌、腰方肌。

皮膚及皮下淺層佈有第一、二腰神經後支的外側皮支和伴行的動、靜脈。深層佈有第一、二腰神經後支的肌支和相應的腰動、靜脈背側支的分支或屬支。

【主治】腰脊痛，記憶力減退，陰痛，遺精，月經不調。

【配穴】配腎俞、關元，補腎益精、壯陽固澀，治陽痿、遺精；配命門、委中，強壯腰膝、活血祛瘀，治腰膝疼痛；配關元、三陰交，活血祛瘀、調經止痛，治月經不調、痛經；配太谿、百會，可益精填髓，治失眠健忘。

【刺灸法】向內或上、下斜刺 1 寸。可灸。

## ○胞　肓

【穴名出處】《針灸甲乙經》

【釋名】胞指膀胱，肓指膀胱之內腔言。考膀胱與胞膜相連，著於腰下第十九椎旁，穴當其處，針灸有利膀胱、通小便之效，因名胞肓。

【穴位觸診法】俯臥。在臀部，平第二骶後孔，骶正

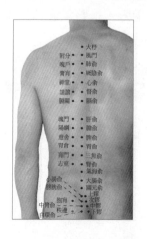

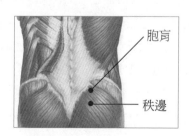

中嵴旁開 3 寸。與次膠、膀胱俞（取法見本經）相平，骶正中嵴旁開 3 寸處取穴。

【局部解剖】穴下為皮膚、皮下組織、臀大肌、臀中肌。皮膚及皮下淺層佈有臀上皮神經和臀中皮神經。深層佈有臀上動、靜脈，臀上神經。

【主治】癃閉，大便難，腹脹，腸鳴，腰脊痛。

【配穴】配膀胱俞、中極，通調水道，治癃閉、尿失禁；配命門、殷門，活血通絡止痛，治腰脊疼痛；配天樞、大橫，調腸理氣，治腸鳴、腹脹、大便難。

【刺灸法】直刺 2 寸左右，用直刺法刺入皮後，針尖指向壓痛點，針刺深度 2 寸左右，針感能放射至整個下肢，應用提插捻轉補瀉。可灸。

## ○秩　邊

【穴名出處】《針灸甲乙經》

【釋名】秩指聚積，邊指重墜。本穴善治「五痔」等下陰腫痛下墜不舒，因名秩邊。

【穴位觸診法】俯臥。在臀部，平第四骶後孔，骶正中嵴旁開 3 寸。與白環俞、下膠（取法見本經）相平，骶正中嵴旁開 3 寸處取穴。

【局部解剖】穴下為皮膚、皮下組織、臀大肌、臀中肌、臀小肌。皮膚及皮下淺層佈有臀中皮神經和臀下皮神經。深層佈有臀上、下動、靜脈和臀上、下神經。

【主治】腰骶痛，下肢痿痺，二便不利，陰痛，痔疾。

【配穴】配陽陵泉、委中，行氣活血，舒筋通絡，治

下肢痿痹；配支溝、次髎，疏調三焦腸腑，治二便不利；配曲泉、陰廉，疏肝膽、清濕熱、理下焦，治陰痛、睪丸炎；配承山、長強，通經止痛，治痔疾。

【刺灸法】直刺或斜刺 2 寸左右，局部酸麻脹或向下肢放散。可向水道穴透刺，進針後輕捻徐入，令針感傳至會陰部或小腹部為度。可灸。

## ○合　陽

【穴名出處】《針灸甲乙經》

【釋名】合有會合之意，穴屬足太陽膀胱經，位於合穴之下，加之膀胱經脈，一支從腰中下夾脊貫臀入膕中，另支循髀外後廉下合膕中，兩條陽經在此相合，因名合陽。

【穴位觸診法】俯臥。在委中直下 2 寸，當委中與承山連線上取穴。先定委中穴，穴在委中下方三指橫徑部直對崑崙穴。立而取之。京盲法記載：「委中之下 2 寸。」

【局部解剖】穴下為皮膚、皮下組織、腓腸肌、膕肌。皮膚及皮下淺層佈有小隱靜脈，股後皮神經和腓腸內側皮神經。深層佈有動、靜脈和脛神經。

【主治】腰脊痛引腹，下肢痿痛、麻痹，崩漏，疝氣。

【配穴】配環跳、陽陵泉，舒筋通絡、活血止痛，治下肢疼痛、麻痹；配腎俞、關元、次髎，益精補腎壯陽，治陽痿；配合谷、交信，益氣止血，治漏血；配三陰交、中極，調經止痛，治痛經。

【刺灸法】直刺或向上、下斜刺 1 寸左右。可灸。

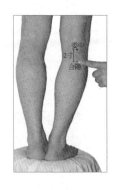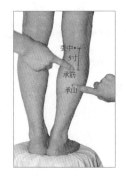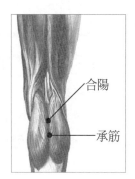

## ○承　筋

【穴名出處】《針灸甲乙經》

【別名】腨腸、直腸。

【釋名】承，理，舒調之意；筋指勁起之肉。穴當腨腸中央陷中，主治脛痹不仁、腳腨酸重、霍亂轉筋諸疾，針此可使筋肉柔和，弛張有度，因名承筋。

【穴位觸診法】俯臥。當合陽與承山之間，於腓腸肌肌腹中央取穴，穴在小腿肚之最高處。取本穴時先定承山穴，可於合陽與承山之間取之。

【局部解剖】穴下為皮膚、皮下組織、腓腸肌、比目魚肌。皮膚及皮下淺層佈有小隱靜脈，腓腸內側皮神經。深層佈有脛後動、靜脈，腓動、靜脈和脛神經。

【主治】小腿痛，膝酸重，腰背拘急，霍亂轉筋，痔疾。

【配穴】配陽陵泉、足三里，健脾舒筋、活血通絡，治下肢痿痹；配委中、督俞，通經緩急止痛，治腰背拘急；配大腸俞、支溝，調腸通便，治便秘。

【刺灸法】直刺或向上、下斜刺 1 寸左右。可灸。

# ○承　山

【穴名出處】《針灸甲乙經》

【別名】魚腹、肉柱。

【釋名】承指承受，山有沉重之意。本穴善治下肢無力，不能承受身體重壓之症，即有強壯下肢力量的功效，因名承山。

【穴位觸診法】俯臥。於腓腸肌肌腹下，伸小腿時，當肌腹下出現交角處取穴。穴在腓腸肌分肉之間，不拘於骨度法。《挨穴法》云：「先定崑崙、跗陽、飛揚，與飛揚平直對委中。在腨腸之下分肉兩方有行紋，穴在筋縫正中之頂點。」

【局部解剖】穴下為皮膚、皮下組織、腓腸肌、比目魚肌。皮膚及皮下淺層佈有小隱靜脈和腓腸內側皮神經。深層佈有脛神經和脛後動、靜脈。

【主治】腰背痛，腿痛轉筋，腳氣，痔疾，便秘，鼻衄，癲疾，疝氣，腹痛。

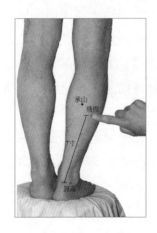
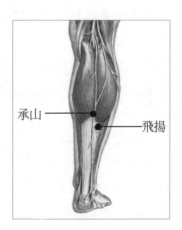

【配穴】配環跳、陽陵泉，舒筋活血通絡，治下肢痿痺、筋急；配大腸俞、秩邊，理氣清熱，通調腸腑，治便秘；配腎俞、委中，通暢經氣、強健腰背，治腰背脊痛；配二白、百會，提氣升陽、固脫止痛，治脫肛、痔痛。

【刺灸法】直刺或向上方斜刺 1 寸左右。可灸。

## ○飛 揚

【穴名出處】《靈樞・根結》

【別名】厥陽。

【釋名】本穴為膀胱經絡穴，善於補腎利濕，治療下肢酸沉，步履艱難，因名飛揚。楊上善說：「此太陽絡，別走向少陰經。迅速如飛。」

【穴位觸診法】俯臥。於承山外下方，當崑崙上 7 寸取穴。《挨穴法》云：「先取崑崙穴在崑崙之直上橫與委中之下的承山穴平，外踝之直上 7 寸，跗陽穴之上 4 寸，承山穴之前 1 寸也。」《十四經發揮》云：「在外踝上七寸。」京盲法記載：「下腿之後外側面外踝之上方 7 寸，當腓腸肌之外緣處取之。」

【局部解剖】穴下為皮膚、皮下組織、小腿三頭肌、踇長屈肌。皮膚及皮下淺層佈有腓腸外側皮神經。深層佈有脛神經和脛後動、靜脈。

【主治】頭痛，癲狂，目眩，鼻塞，鼻衄，腰背痛，腿軟無力，痔疾。

【配穴】配百會、後谿，滋陰降火、開竅醒腦，治癲狂癇證；配太谿，清利頭目、滋陰養血，治頭痛、目眩、鼻衄；配秩邊、承山，通經活絡止痛，治腰腿痛。

【刺灸法】直刺或向上、下斜刺 1.5 寸左右。可灸。

【附註】膀胱經的絡穴。

## ○跗　陽

【穴名出處】《針灸甲乙經》

【別名】付陽、副陽、外陽、附陽。

【釋名】跗指足背；陽為上。跗陽指足背上，即足踝部，本穴善治足踝部病變，故名跗陽。

【穴位觸診法】俯臥或側臥。在小腿後面，當外踝後，崑崙直上 3 寸。先確定崑崙穴，直上 3 寸處取之。

【局部解剖】穴下為皮膚、皮下組織、腓骨短肌、踇長屈肌。皮膚及皮下淺層佈有腓腸神經和小隱靜脈。深層佈有脛神經的分支和脛後動、靜脈的肌支。

【主治】踝腫，下肢癱，腰腿痛，頭重，頭痛。

【配穴】配環跳、委中，舒筋活血通絡，治下肢痿痺；配申脈、三陰交，化瘀消腫止痛，治踝部腫痛；配風池、百會，疏風通絡、行氣止痛，治頭重、頭痛。

【刺灸法】一般直刺 0.5 寸左右或上、下斜刺 1 寸，捻轉補瀉，至局部酸麻脹。可灸。

【附註】陽蹻脈的郄穴。

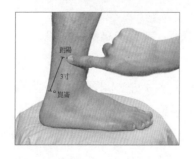
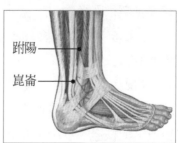

## ○崑　崙

【穴名出處】《靈樞・本輸》

【別名】上崑崙、下崑崙、內崑崙、足太陽。

【釋名】道家有「眼為日月，髮為星辰，眉為華蓋，頭為崑崙」之說，膀胱經與頭關係密切，因本穴善治頭痛等頭部疾患，因名崑崙。

【穴位觸診法】俯臥或側臥。伸直小腿，先找到外踝尖，即外踝突起的最高點；再找到跟腱，外踝尖與跟腱之間的凹陷處，即為崑崙穴。

【局部解剖】穴下為皮膚、皮下組織、跟腱前方的疏鬆結締組織。皮膚及皮下淺層佈有腓腸神經和小隱靜脈。深層佈有腓動、靜脈的分支或屬支和脛後動、靜脈。

【主治】足跟痛，腰痛，頭頸項痛，目眩，頭痛，滯產。

【配穴】配環跳、委中，通暢經氣，活絡止痛，治腰腿疼痛；配風池、後谿，清頭目、安神志，治頭痛、驚癇；配天柱，疏風清熱，治頭痛連項下；配後谿，宣通手足太陽經氣，治項痛左右不能回顧；配百會、風池，降鬱熱、利清竅，治癲癇頭痛。

【刺灸法】直刺 0.5～0.8 寸，至局部酸麻脹，得氣後針尖略朝上，施提插捻轉，使針感向上傳導。可灸。

【附註】本經的經穴，屬火。

## ○僕　參

【穴名出處】《針灸甲乙經》

【別名】安邪、安耶、安邦。

【釋名】僕指勞動，參指拜。穴當足跟骨下陷中。足痛則不能持重勞作，更不能屈膝行禮。本穴善於治療足跟痛等足疾，使人恢復勞動、行走、坐臥的能力，因名僕參。

【穴位觸診法】俯臥或側臥。在足部外側，外踝後下方，崑崙穴直下，跟骨外側，赤白肉際處。先確定崑崙穴，崑崙穴直下，在足外側皮膚顏色深淺交界處取穴。

【局部解剖】穴下為皮膚、皮下組織、跟骨。皮膚及皮下佈有小隱靜脈屬支，腓腸神經的跟外側支，腓動、靜脈跟外側支等結構。

【主治】足跟痛，下肢痿，癲癇。

【配穴】配陽陵泉、承山，通經活絡、強筋壯骨，治腳氣、下肢痺痛轉筋；配太谿、崑崙，通絡止痛，治足跟痛；配水溝、十宣，醒神開竅，治癲癇、暈厥；配金門，協調陰陽，治小兒癇證。

【刺灸法】直刺 0.3～0.5 寸，至局部脹痛。可灸。

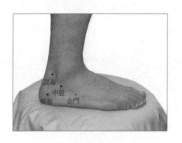 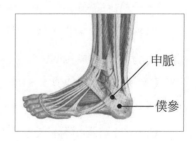

## ○申　脈

【穴名出處】《針灸甲乙經》

【別名】陽蹻、鬼路。

【釋名】申同伸，脈指筋肉。因本穴主治腳踝拘攣、腰膝冷痛，針灸本穴可使血脈通暢、筋脈得伸，因名申脈。

【穴位觸診法】本穴位於外踝正下方凹陷中。取穴時於外踝之前下緣與距骨之關節部強壓，周圍有酸麻感。也可取穴時足尖點地，足跟抬起，以手觸及外踝下骨性突起之下緣凹陷中。《十四經發揮》云：「在外踝下陷中容爪甲白肉際。」

【局部解剖】穴下為皮膚、皮下組織、腓骨長肌腱、腓骨短肌腱、距跟外側韌帶。皮膚及皮下佈有小隱靜脈、腓腸神經的分支以及外踝前動、靜脈等結構。

【主治】癇證，癲狂，頭痛，眩暈，失眠，目赤腫痛，腰痛，足脛寒，不能久立坐，頭頸項痛。

【配穴】配陽陵泉、足三里，舒肝健脾、榮養筋脈，治下肢痿痺；配百會、心俞、後谿，調和陰陽、寧心安神，治癲癇；配風池、翳風、太衝，息風清竅止眩，治內耳性眩暈；配太谿，可安神、交通心腎，治失眠。

【刺灸法】直刺 0.3 寸左右。可灸。

【附註】八脈交會穴，通於陽蹻脈。

## ○金　門

【穴名出處】《針灸甲乙經》

【別名】關梁、梁關。

【釋名】本穴為膀胱經之郄穴，為膀胱經之氣深聚之所，古有「固若金湯」之說，以形容城池的牢固，「正氣

存內，邪不可干」，膀胱經為六經之藩籬，該穴能激發膀胱經氣，有固表實衛之效，使人身體肌表堅實，不受邪氣侵害，因名金門。

【穴位觸診法】仰臥或側臥。在足部外側，當外踝前緣直下，骰骨外側下方，在骰骨外側凹陷中取穴。先找到外踝，再找到外踝關節的前緣，從前緣直下，直至足部外側皮膚深淺交界處取穴。

【局部解剖】穴下為皮膚、皮下組織、腓骨長肌腱及小趾展肌。皮膚及皮下佈有足背外側皮神經，足外側緣靜脈（小隱靜脈起始部）等結構。

【主治】癇證，癲狂，小兒驚風，腰痛，外踝痛，下肢痺痛。

【配穴】配水溝、中衝，醒神鎮驚開竅，治癲癇、驚風；配申脈、百會，升陽除風止痛，治頭風痛；配承山、絕骨，疏經通絡，治下肢痿痛。

【刺灸法】直刺 0.3～0.5 寸，至局部酸麻脹。可灸。

【附註】膀胱經的郄穴。

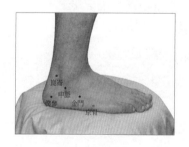

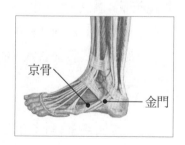

## ○京　骨

【穴名出處】《針灸甲乙經》

【別名】大骨。

【釋名】京指京骨，又有高大的含義。考足外側大骨第五蹠骨名「京骨」，穴當大骨之下，赤白肉際陷中，因名京骨。

【穴位觸診法】仰臥或側臥。在足部外側，第五蹠骨粗隆下方，赤白肉際處。順著小趾向上推，推至第五跖趾關節再向上推，隆起處為第五蹠骨粗隆，粗隆後下方處取穴。

【局部解剖】穴下為皮膚、皮下組織、小趾展肌。皮膚及皮下佈有足背外側皮神經，足外側緣靜脈等結構。

【主治】癇證，癲狂，頭痛，頭頸項痛，目翳，腰痛，下肢痺痛。

【配穴】配前谷、瞳子髎，清頭明目，治目翳；配風池、天柱，祛風舒筋止痛，治頭頸項痛；配崑崙、然骨，清熱除煩、開竅醒神，治發狂；配中封、絕骨，舒筋利節，治痿厥；配腎俞、然谷，溫腎壯陽、祛寒除痺，治足寒。

【刺灸法】直刺或向小趾方向斜刺 0.3～0.5 寸，至局部酸麻脹。可灸。

【附註】膀胱之原穴。

## ○束　骨

【穴名出處】《靈樞·本輸》

【別名】刺骨。

【釋名】束，限制、管理。古有「筋束骨，脈制肉」的說法，本穴為膀胱經輸穴，五行屬木，其氣通肝，性能

柔筋理脈，善於治療筋脈弛縱、關節不收的痿痹，因名束骨。

【穴位觸診法】仰臥或側臥。在足部外側，足小趾本節（第五蹠趾關節）的後方，赤白肉際處。順著小趾向上推，推至第五跖趾關節，即小趾和足部相連接的關節，關節的後方處取穴。

【局部解剖】穴下為皮膚、皮下組織、小趾展肌、小趾對蹠肌腱、小趾短屈肌。皮膚及皮下淺層佈有足背外側皮神經，足背靜脈弓的屬支。深層主要有趾足底固有神經和趾底固有動、靜脈等結構。

【主治】癲狂，頭頸項痛，目眩，腰背及下肢痛。

【配穴】配百會、肝俞，清頭目、調營血、息肝風，治頭痛、目眩；配殷門、崑崙，舒筋活絡止痛，治腰背痛、坐骨神經痛。

【刺灸法】直刺或向足跟、小趾方向斜刺 0.3～0.5寸，至局部酸麻脹。可灸。

【附註】本經的輸穴，屬木。

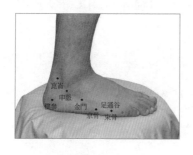

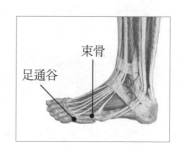

## ○足通谷

【穴名出處】《靈樞・本輸》

【別名】足通谷。

【釋名】通指通過、調和、順達，《易·說卦》云：「坎為通，坎為水。」谷，穀物也。本穴為滎水穴，有坎通之性，能調和穀氣而利水濕，因名足通谷。

【穴位觸診法】仰臥或側臥。在足部外側，足小趾本節（第五蹠趾關節）的前方，赤白肉際處。順著小趾向上推，推至第五蹠趾關節，即小趾和足部相連接的關節，關節的前方處取穴。

【局部解剖】穴下為皮膚、皮下組織、小趾近節趾骨底的蹠側面，皮膚及皮下佈有足背外側皮神經，足背靜脈弓的屬支，趾足底固有動、靜脈等結構。

【主治】頭頸項痛，目眩，留飲。

【配穴】配上星、內庭，清熱涼血通竅，治鼻鼽衄；配足三里、中極，健中宮、行水道、利膀胱，治留飲。

【刺灸法】直刺 0.2～0.3 寸，至局部脹痛。可灸。

【附註】本經的滎穴，屬水。

## ○至　陰

【穴名出處】《靈樞·本輸》

【別名】獨陰。

【釋名】至有盡，到的意思。穴當足小趾外側，去爪甲如韭葉，是穴為足太陽脈氣終止處，由此交給足少陰腎經，表示陽氣已盡，陰氣將起，由此進入陰經，因名至陰。

【穴位觸診法】在足小趾外側，距趾甲角 0.1 寸處取穴。《十四經發揮》云：「在足小趾外側去爪甲角如韭

葉。」

【**局部解剖**】穴下為皮膚、皮下組織、甲根。皮膚及皮下佈有足背外側皮神經的趾背神經和趾背動、靜脈網等結構。

【**主治**】頭痛，鼻塞，鼻，目痛，足下熱，胞衣不下，胎位不正，滯產。

【**配穴**】配太陽、風池，清頭明目，治頭痛、目痛；配迎香、肺俞，宣肺通竅，治鼻塞、鼻衄；配崑崙、三陰交，活血化瘀、理氣導滯，治滯產、胞衣不下。

【**刺灸法**】毫針向上斜刺 0.1 寸，也可用三棱針點刺放血。可灸。

【**附註**】本經的井穴，屬金。

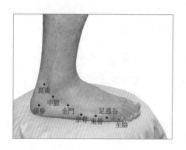
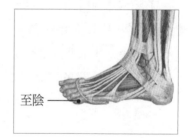

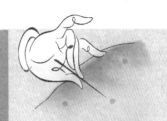

# 第九章
# 足少陰腎經

**經脈循行原文：**

腎足少陰之脈，起於小指之下，邪走足心，出於然谷之下，循內踝之後，別入跟中，以上 內，出膕內廉，上股內後廉，貫脊屬腎，絡膀胱。

其直者，從腎上貫肝、膈，入肺中，循喉嚨，挾舌本。

其支者，從肺出，絡心，注胸中膈（《靈樞·經脈》）。

**詮　釋：**

足少陰腎經，起於足小趾下，斜行至足心（湧泉），出於足舟骨粗隆下（然谷），沿內踝之後（太谿），分支進入足跟中（大鐘、水泉、照海）；向上經小腿內側（復溜、交信，會於三陰交），出膕窩內側（築賓、陰谷），上大腿內後側，穿過脊柱（會於長強），屬於腎，絡於膀胱（肓俞、中注、四滿、氣穴、大赫、橫骨，會於關元、中極）。

其直行的經脈，從腎向上（商曲、石關、陰都、腹通谷、幽門），通過肝、膈，進入肺中（步廊、神封、靈墟、神藏、彧中、俞府），沿著喉嚨，夾舌根旁（通廉泉）。

其支脈，從肺出來，絡於心，流注於胸中，接手厥陰心包經。

　　本經一側 27 穴（左右兩側共 54 穴），其中 10 穴分佈在足及下肢內側，17 穴分佈在胸腹部前正中線的兩側。首穴湧泉，末穴俞府。

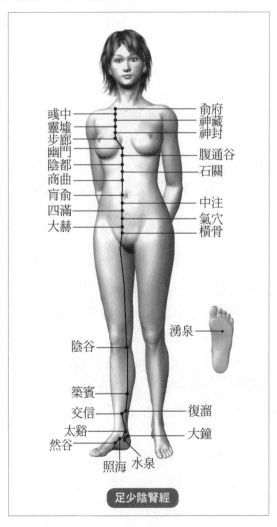

足少陰腎經

本經聯絡臟腑：腎、膀胱、肝、肺、心。聯絡器官：膈、喉嚨、舌本。

本經主治「腎」方面所發生的病症：口熱、舌乾燥、咽部發腫，氣上逆，喉嚨發乾而痛，心內煩擾且痛，黃疸，腹瀉，脊柱、大腿內側後邊痛，萎軟，喜歡躺著，腳心發熱而痛。

## ○湧　泉

【穴名出處】《靈樞・本輸》

【別名】地衝、足心、地衢、蹶心。

【釋名】出處為湧，湧是形容水從下而上的意思，水自地出為湧。該穴屬腎經，腎為一身陰氣之根源，昔以足喻地，穴居足部，為腎經井穴，是脈氣的出所，似泉水湧出，因名湧泉。

【穴位觸診法】正坐或仰臥。蜷足時，在足掌前三分之一的凹陷中取穴。《挨穴法》云：「自足小趾外側引線斜向然谷穴，穴在其正中點足心陷凹處。」《和語抄》云：「屈足心趾向內捲其陷凹處是穴也。」《十四經發揮》云：「湧泉在足心陷中屈足捲趾宛宛中。」

【局部解剖】穴下為皮膚、皮下組織、趾短屈肌、第二蚓狀肌、（踇）收肌、骨間跖側肌。足底皮膚堅厚緻密，由足底內、外側神經及其伴行的動脈分佈和營養。蹠腱膜的淺面發出許多纖維束控制皮下筋膜內的脂肪，止於皮膚，其深面向足底深層肌發出兩個肌間隔，分別止於第一、五蹠骨，將足底分為三個足筋膜鞘。

【主治】足心熱痛，頭頸項痛，暈厥，目眩，失眠，

偏癱，癲癇，癔病，小兒驚風。

【配穴】配水溝、委中，清熱醒神，治暑厥；配天突、豐隆，豁痰開竅，治痰厥；配水溝、後谿、清心醒腦，治癲狂發作；配百會、水溝，回陽蘇厥，治中風卒倒；配合谷、三陰交、太衝，疏肝開鬱，活血化瘀，治癔病。

【刺灸法】直刺 0.5～0.8 寸，至局部脹痛感，可擴散至整個足底部，或向上擴散。

【附註】本經的井穴，屬木。

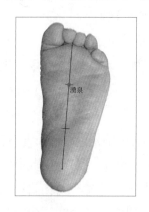

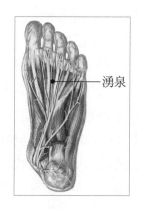

## ○然　谷

【穴名出處】《靈樞・本輸》

【別名】龍淵、然骨、龍泉。

【釋名】考足內踝前下，高起之骨，名為然骨。是穴正當然骨下緣，因骨得名。

【穴位觸診法】正坐或仰臥。在內踝尖前下方，足舟骨粗隆凸起的下方凹陷處取穴。

【局部解剖】穴下為皮膚、皮下組織、展肌、長屈

肌。皮膚由隱神經的小腿內側皮支分佈。該處為足底與足背皮膚移行部位。展肌由足底內側神經支配，長屈肌由脛神經的肌支支配。

【主治】足跗腫痛，遺精，陰癢，子宮脫垂，月經不調，咽喉腫痛，咯血，潮熱消渴，心悸，善恐。

【配穴】配太谿、三陰交，滋陰清熱，寧心除煩，治熱病、煩躁；配蠡溝、中極，清熱利濕止癢，治陰癢。

【刺灸法】直刺 0.5 寸左右，也可在本穴以三棱針放血。可灸，灸至皮膚潮紅，治療足寒如冰。穴位注射治療足跟痛。

【附註】本經的滎穴，屬火。

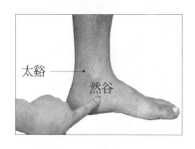 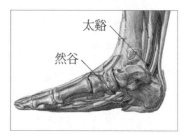

## ○太　谿

【穴名出處】《靈樞・本輸》

【別名】大谿、呂細、內崑崙。

【釋名】太指大、甚的意思；小水為溪。考腎水出於湧泉，通過然谷，聚流而成大溪，穴中氣血盛聚，因名太谿。

【穴位觸診法】坐位平放足底，或仰臥。在足內踝與跟腱之間的凹陷中取穴。有這樣的說法：在自內踝之下緣

後去 5 分陷中，動脈之正中，即取於內踝下緣之後角，動脈即後脛動脈。《十四經發揮》云：「在足內踝後跟骨上動脈陷中。」

【局部解剖】穴下為皮膚、皮下組織、脛骨後肌腱、趾長屈肌腱與跟腱、蹠肌腱之間、趾長屈肌。皮膚由隱神經的小腿內側支分佈。皮下組織內的淺靜脈向前歸流大隱靜脈，向後歸流小隱靜脈。跟腱前方及兩側脂肪組織較發達。脛神經和脛後動脈體表投影的下點則在內踝和跟腱之間，神經在動脈的後方。脛骨後肌、趾長屈肌肌腱均受脛神經支配。

【主治】內踝腫痛，腰脊痛，頭痛，眩暈，失眠；咽痛，牙痛，耳聾，咳血，氣喘，消渴，月經不調，遺精，陽痿，尿頻。

【配穴】配太衝、風池、百會，滋陰潛陽，治腎陰不足、髓海空虛之眩暈症；配三陰交、聽宮，滋陰瀉火，治腎虛耳鳴；配頰車、下關，滋腎陰，清虛火，治牙痛。

【刺灸法】一般直刺後針尖向內踝刺入 1 寸左右，或向崑崙穴方向透刺 0.5～0.8 寸，局部麻脹，有觸電感向小腿或足跟部放散。

【附註】本經的輸穴，屬土；腎之原穴。

## ○大　鐘

【穴名出處】《靈樞・經脈》

【別名】太鐘。

【釋名】因本穴能振奮元神，能振聾發聵，如晨鐘之醒鐘，因名大鐘。

【穴位觸診法】正坐平放足底，或仰臥。在足內側，內踝後下方，當跟腱附著部的內側前方凹陷處。同上法取太谿穴，太谿穴的後下方，跟腱附著部的前方凹陷處取該穴。

【局部解剖】穴下為皮膚、皮下組織、跖肌腱和跟腱的前方、跟骨。皮膚由隱神經的小腿內支分佈。皮下組織疏鬆，其內的淺靜脈向前注入大隱靜脈，跟腱前及兩側脂肪組織較多。在跟腱前，有脛後動、靜脈和脛神經。針經皮膚，皮下筋膜穿小腿深筋膜刺入跟腱和脛神經幹之間，或刺於神經幹上，神經的前方即是與該神經伴行的脛後動脈和靜脈。

【主治】腰脊強痛，氣喘，咯血，痴呆，嗜臥，月經不調，小便不利。

【配穴】配腎俞，補腎壯腰，治腰痛；配太谿，補腎壯骨，治足跟痛；配郄門，滋陰寧神，治驚恐不安；配神門、太谿，寧心安神，治心悸、失眠；配然谷、心俞，涼血止血，治咳唾血；配石關，養陰通便，治便秘；配水道，益腎氣、利膀胱，治癃閉；配通里，益腎氣、通心絡，治懶言嗜臥；配中極、三陰交，益腎氣、清熱利濕，治尿閉。

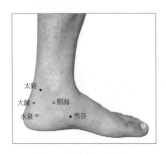

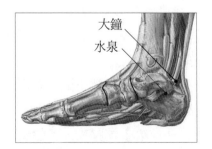

【刺灸法】直刺 0.3～0.5 寸。可灸。

【附註】腎經的絡穴。

## ○水　泉

【穴名出處】《針灸甲乙經》

【別名】水原。

【釋名】水之出於源為泉，穴屬足少陰腎經之郄，腎屬水臟，因本穴善於調經利水治療經閉，使人源泉不絕，名為水泉。

【穴位觸診法】正坐平放足底，或仰臥。在足內側，內踝後下方，當太谿直下 1 寸，跟骨結節的內側凹陷中。先按上法確定太谿穴，太谿穴直下 1 寸處即為水泉穴。

【局部解剖】穴下為皮膚、皮下組織、屈肌支持帶、踝管及其內容。皮膚由隱神經的小腿內側支分佈。皮下組織內的淺靜脈流向大隱靜脈，向後外方則歸流小隱靜脈。深筋膜發達，局部增厚，在內踝與舟骨、距骨、跟骨內側面之間形成屈肌支持帶，韌帶和跟骨之間形成隧道似的踝管。管又由韌帶深面的纖維向跟骨面發出間隔，將通過管內的肌腱之間和血管神經束分開。在踝管內，自前向後排列纖維鞘的內容有：脛骨後肌（腱）、趾長屈肌（腱）、脛後動靜脈及脛神經、（踇）長屈肌（腱）。脛後動脈和脛神經在未入踝管前，發出跟內側動脈和神經佈於跟骨內側面。

【主治】月經不調，痛經，血滯經閉，子宮脫垂，小便不利，眼目昏花，足跟痛。

【配穴】配歸來、三陰交，理下焦、調經血，治月潮

違限；配次髎、三陰交，活血通絡止痛，治痛經；配氣海，益氣舉陷，治子宮脫垂；配陰陵泉，利濕消腫，治水腫；配膈俞，滋陰養血明目，治足跟痛。

【刺灸法】直刺 0.3～0.5 寸，至局部酸沉麻，針感可沿腎經循行線上至膝、股內側及胸腹部，少數可上至咽部。可灸。

【附註】腎經的郄穴。

## ○照　海

【穴名出處】《針灸甲乙經》

【別名】陰蹻、漏陰。

【釋名】照者光之最，太陽也；海者水之最，太陰也。腎為陰陽之根，腎之陰氣起於湧泉，至照海而有陽氣化生，如海上日出，陰陽合化。因本穴善於調和陰陽，是陰陽互根的要穴，因名照海。

【穴位觸診法】正坐平放足底。在內踝正下緣之凹陷中取穴。有這樣的說法：「內踝之下一指之隔，探之其筋骨陷處是本穴也。」於內踝之下一橫指處，以足用力內屈，則分裂韌帶顯著，取穴於此分裂韌帶與距骨突起的最高部之間陷凹處。

【局部解剖】穴下為皮膚、皮下組織、脛骨後肌腱。皮膚由隱神經的小腿內側支分佈。在小腿深筋膜的下面，內踝的周圍，由內踝前後動脈、跗內側動脈、跟內側支和足底內側動脈的分支組成內踝網，營養內踝周圍的結構。

【主治】驚恐不寧，嗜臥，失眠，癇證，月經不調，帶下，子宮脫垂，陰癢，癃閉，梅核氣，咽乾，暴喑。

【配穴】配列缺，滋陰通絡利咽，治咽痛；配歸來、關元，益陰升陽舉陷，治子宮脫垂；配蠡溝，養血通絡止癢，治陰癢；配大敦，理氣通絡止痛，治疝氣；配支溝，滋陰潤燥，治便秘；配中極、三陰交，調經活血、利濕止帶，治月經不調、痛經、帶下。

【刺灸法】直刺 0.5～1.0 寸，至局部酸脹感。可灸。

【附註】八脈交會穴，通於陰蹻脈。

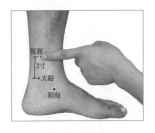
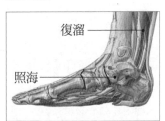

## ○復　溜

【穴名出處】《靈樞·本輸》

【別名】伏白、復白、昌陽、外命。

【釋名】復字本意為太陽重生，溜指氣血。照海穴為陰陽合化、陰陽互根之穴，為腎中陽氣初生。本穴接續來自照海之腎氣，穴中陽氣已經壯盛，如太陽躍出海面高懸於天空之上。因該穴善於振奮元陽，鼓動氣血，故名復溜。

【穴位觸診法】正坐或仰臥。在太谿上 2 寸，當跟腱之前緣取穴。自內踝上緣上 2 寸以指觸壓，摸索跟腱之前得小筋，即蹞長屈肌，於此肌與跟腱之間取之。

【局部解剖】穴下為皮膚、皮下組織、趾長屈肌、脛骨後肌。皮膚由隱神經的小腿內側支分佈。隱神經是股神

經中最長的一支。該神經自股三角內下降，經其尖進入股管。繼在該管的下端，與膝最上動脈共同穿股收肌腱板，離開該管；繼在膝內側縫匠肌和股薄肌之間，穿深筋膜，伴大隱靜脈下降至小腿內側，至小腿下 1/3 處，分為兩支：一支繼續沿脛骨內側緣下降至內踝；另一支經內踝的前面，下降至足的內側緣。隱神經可與腓淺神經的足背內皮神經結合。上述的趾長屈肌和脛骨後肌等由脛神經的肌支支配。

【主治】泄瀉，腸鳴，腹脹，足痿，水腫，自汗，盜汗，熱病汗不出。

【配穴】配合谷，調和營衛，補合谷、瀉復溜，治無汗證；瀉合谷、補復溜，治多汗證；配肝俞、脾俞，治泄瀉、水腫；配豐隆，治四肢腫；配太谿、耳門、三陰交，治腎虛耳鳴耳聾；配通里、太淵，治瘖瘂不能言。

【刺灸法】直刺或向脛骨、太谿方向斜刺 0.5～1.0寸，至局部酸脹，有時麻向足底。

【附註】本經的經穴，屬金。

# ○交 信

【穴名出處】《針灸甲乙經》

【別名】內筋、陰蹻。

【釋名】會處為交，守時為信。穴屬腎經，該穴主治月經不調、經期紊亂不定，昔稱月經為信，因名交信。

【穴位觸診法】正坐平放足底。在足內側，當太谿直上 2 寸，復溜前 0.5 寸，脛骨內側緣的後方。如上法先確定復溜穴，復溜前 0.5 寸，脛骨內側緣的後方取穴。

【局部解剖】穴下為皮膚、皮下組織、脛肌後肌、趾長屈肌、蹋長屈肌。皮膚由隱神經的小腿內側支分佈，血管為大隱靜脈的屬支。深層有脛神經的脛後動、靜脈。

【主治】月經不調，崩漏，子宮脫垂，陰癢，疝氣，睾丸腫痛，膝股內廉痛。

【配穴】配太衝、陰陵泉，疏肝健脾攝血，治崩漏；配中極、水道，清熱利濕，治癃閉；配復溜、腎俞，補腎調經，治月經不調；配百會、關元，升陽益氣固脫，治子宮脫垂；配水道、地機，健脾腎、理胞宮，治帶下。

【刺灸法】直刺或向上、下斜刺 1 寸，至局部酸沉麻。可灸。

【附註】陰蹻脈的郄穴。

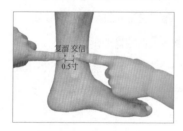
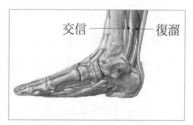

## ○築　賓

【穴名出處】《針灸甲乙經》

【別名】築濱、腿肚。

【釋名】築，古代的一種樂器；賓指客人。古人云：「我有佳賓，鼓瑟吹笙。」築賓之意為迎接客人，與客人同樂同喜。因本穴善於解鬱，治療神志疾病，如鬱鬱不樂的癲症，因名築賓。

【穴位觸診法】正坐或仰臥。在小腿內側，當太谿與

陰谷的連線上，太谿上 5 寸，腓腸肌肌腹的下方。

　　先確定復溜穴，當太谿與陰谷的連線上，復溜穴上 3 寸取穴。

　　【局部解剖】穴下為皮膚、皮下組織、小腿三頭肌、趾長屈肌。皮膚由隱神經的小腿內側支分佈。在皮下組織內，穴位後外側，由脛神經在膕窩分出的腓腸內側皮神經，與小隱靜脈伴行於腓腸肌內、外側頭之間；腓腸外側皮神經，由腓總神經分出，向下走行於小腿後區的外側。在小腿中部，腓腸內、外側皮神經合成腓腸神經，伴小隱靜脈，繼續向下外方走行，至足外側緣。該穴下的小腿三頭肌、趾長屈肌等由脛神經的肌支支配。

　　【主治】癲狂，嘔吐涎沫，重舌，疝氣，足脛痛。

　　【配穴】配膀胱俞、三陰交，調理下焦、清熱利濕，治尿赤尿痛；配百會、水溝，醒腦開竅、安神定志，治癲狂、癇證；配環跳、風市、委中、足三里、崑崙，通絡強筋，治腿軟。

　　【刺灸法】直刺 0.5～0.8 寸，至局部酸脹。可灸。

　　【附註】陰維脈的郄穴。

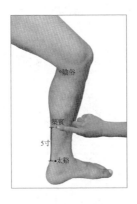
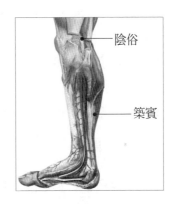

## ○陰　谷

【穴名出處】《靈樞・本輸》

【釋名】深處為谷，穴屬腎經，位居下肢後側膕內兩筋凹陷處，因名陰谷。

【穴位觸診法】正坐屈膝。在膕窩內側，屈膝時，當半腱肌與半膜肌之間。屈膝，膝蓋後面的橫紋，即膕橫紋。在膕橫紋內側端，屈膝時可摸到膕窩處的一條明顯的肌腱，在肌腱內側部，即為陰谷穴。

【局部解剖】穴下為皮膚、皮下組織、腓腸肌內側頭。皮膚由股內側和股後皮神經分佈。半膜肌、半腱肌由坐骨神經的肌支支配；腓腸肌內側頭是組成小腿三頭肌的一部分，由脛神經的肌支支配。

【主治】陽痿，疝氣，崩漏，月經不調，小便不利，陰痛，膝股內側痛。

【配穴】配腎俞、關元，補腎壯陽，治陽痿、小便難；配中極、復溜，清熱利濕，治小便赤痛；配水道，利尿消腫，治水腫；配關元、三陰交，補腎培元，治月經不調；配曲池、血海、曲骨，祛風除濕、調理下焦，治陰痛、陰癢。

【刺灸法】直刺 0.8～1.2 寸，至局部麻脹，針感可放散至足跟。可灸。

【附註】本經的合穴，屬水。

## ○橫　骨

【穴名出處】《針灸甲乙經》

【別名】下極、屈骨、髓空、下橫、曲骨。

【釋名】平者為橫，考恥骨者稱橫骨，穴當曲骨穴旁，橫平 5 分，因名橫骨。

【穴位觸診法】仰臥。在恥骨聯合上際，當曲骨穴（任脈）旁開 0.5 寸處。

在肓俞之下 5 寸，以從臍到恥骨軟骨接合上際為 5 寸之骨度法，肓俞、中注、四滿、氣穴、大赫與本穴分為 5 等分，每 1 等分折合一穴取之。《十四經發揮》云：「在大赫下四寸，肓俞下五寸。」

【局部解剖】穴下為皮膚、皮下組織、腹直肌鞘前層、錐狀肌、腹直肌、腹股溝鐮（聯合腱）、腹橫筋膜、腹膜下筋膜。皮膚由髂腹下神經的前皮支分佈。

【主治】小便不利，遺尿，陽痿，遺精，陰部痛，疝氣，少腹脹痛。

【配穴】配陰陵泉、三陰交，清下焦、利濕熱，治小便不利；配腎俞、關元，溫腎壯陽，治陽痿、遺精；配肓俞，利濕通淋，治淋證；配關元、三陰交，理氣血、調衝任，治月經不調、經閉。

【刺灸法】直刺 0.8～1.2 寸，進針宜緩，針尖稍向陰部，得氣即止。可灸。

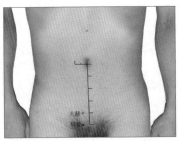

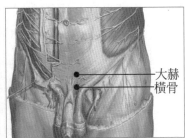

大赫
橫骨

## ○大　赫

【穴名出處】《針灸甲乙經》

【別名】陰維、陽關、陰關。

【釋名】本穴善治陰莖小，勃起不堅或陽痿等男性疾患，因名大赫。

【穴位觸診法】仰臥。在橫骨上 1 寸，中極（任脈）旁開 0.5 寸處。肓俞至橫骨之間分為 5 等分，自橫骨之上取之。《十四經發揮》云：「在氣穴下一寸。」

【局部解剖】穴下為皮膚、皮下組織、腹直肌鞘前層、腹直肌腹橫筋膜、腹膜下筋膜。皮膚由髂腹下神經的前皮支分佈。穴位與腹腔內相對應的器官為小腸、乙狀結腸。

【主治】遺精，陽痿，陰莖痛，子宮脫垂，帶下。

【配穴】配關元、三陰交，益元氣、理下焦，治月經不調；配命門、中封，益肝腎，治遺精、滑精、陽痿。

【刺灸法】直刺 1 寸左右，針尖向下或內下，提插得氣後，輕度捻轉。可灸。

## ○氣　穴

【穴名出處】《針灸甲乙經》

【別名】胞門、子戶、腦門、子宮。

【釋名】又稱胞門（左）、子戶（右）。因穴適當關元之旁，與元氣相關，為腎氣歸聚之所，故名氣穴。

【穴位觸診法】仰臥。在下腹部，當臍中下 3 寸，前正中線旁開 0.5 寸。肓俞、中注、四滿、大赫、橫骨與本

穴分為 5 等分，每一等分折合一穴取之，當臍中下 3 寸，關元穴旁開 0.5 寸。

【局部解剖】穴下為皮膚、皮下組織、腹直肌鞘前層、腹直肌、腹橫筋膜、腹膜下筋膜。皮膚由第十一、十二胸神經前支和第一腰神經的前皮支分佈。穴位與腹腔內相對的器官為大網膜、小腸等。

【主治】經閉，月經不調，崩漏，白帶，不孕，陽痿，小便不利。

【配穴】配關元、三陰交，益腎氣、暖胞宮、調衝任，治閉經；配天樞、上巨虛，調胃腸、清利濕熱，治泄瀉、痢疾；配腎俞、氣海、三陰交、商丘，補腎健脾、理血調經，治月經不調、不孕症。

【刺灸法】直刺或斜刺 0.8～1.2 寸，至局部麻脹，並向下肢放散。可灸。

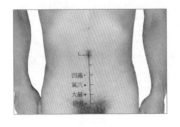
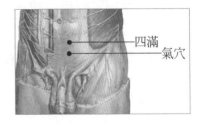

## ○四　滿

【穴名出處】《針灸甲乙經》

【別名】髓府、髓中、髓海。

【釋名】四有廣闊之意，滿指盛。因該穴內為石門，氣通三焦，主治血、氣、食、痰等阻滯所造成的脹滿，針之有散瘀消積行水之效，因名四滿。

【穴位觸診法】仰臥。在下腹部，當臍中下 2 寸，前正中線旁開 0.5 寸。肓俞、中注、氣穴、大赫、橫骨與本穴分為 5 等分，每一等分折合一穴取之，當臍中下 2 寸，石門穴（任脈）旁開 0.5 寸。

【局部解剖】穴下為皮膚、皮下組織、腹直肌鞘前層、腹直肌、腹直肌鞘後層、腹橫筋膜、腹膜下筋膜。皮膚由第十、十一、十二胸神經前皮支重疊分佈。穴位與腹腔內相對應的器官是大網膜、小腸等。

【主治】水腫，疝氣，遺精，癥瘕，經閉，不孕，腹痛，泄瀉。

【配穴】配太衝、膈俞，疏肝調經活血，治月經不調；配膈俞、三焦俞、三陰交，理氣活血消積，治積聚腫塊；配石門，散瘀消積、通暢三焦，治臟有惡血、氣逆滿痛；配天樞、大腸俞，化濕行滯，治腸澼徹痛；配膈俞、肝俞、三陰交、隱白、關元，化瘀血生新血，治崩漏下血。

【刺灸法】直刺或向下斜刺 0.8～1.2 寸，至局部麻脹，並向下肢放散。可灸。

## ○中　注

【穴名出處】《針灸甲乙經》

【釋名】腎氣由此處內注於胞宮之所，中指內，指胞宮，注指流入輸注之意，故名中注。

【穴位觸診法】仰臥。在中腹部，肓俞至橫骨分為 5 等分，每 1 等分折合一穴取之，本穴當臍中下 1 寸，陰交穴（任脈）旁開 0.5 寸。

【局部解剖】穴下為皮膚、皮下組織、腹直肌鞘前層、腹直肌、腹直肌鞘後層、腹橫筋膜、腹膜下筋膜。皮膚由第十、十一、十二胸神經的前皮支重疊分佈。

【主治】月經不調，腹痛，便秘，泄瀉。

【配穴】配支溝、足三里，通三焦、理腸腑，治腹痛、大便秘結；配次髎、三陰交，健脾活血、調理衝脈胞宮，治月經不調。

【刺灸法】直刺或向上、下斜刺 1.2 寸，針感向上行至胸、腹部。可灸。

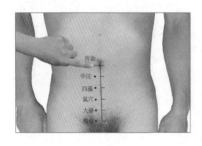

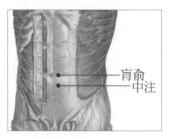

## ○肓　俞

【穴名出處】《針灸甲乙經》

【別名】肓俞、子戶。

【釋名】肓指肓膜，指臍，亦指氣海。本穴聯於臍，為氣海之氣轉輸的部位，故名肓俞。

【穴位觸診法】仰臥。在中腹部，前正中線旁開 0.5 寸。首先確定臍中，肚臍中央即為臍中，臍中旁開 0.5 寸，即為肓俞穴。

【局部解剖】穴下為皮膚、皮下組織、腹白線、腹橫筋膜、腹膜下筋膜。皮膚由第九、十、十一肋間神經的前

皮支重疊分佈。臍部為腹白線形成的疏鬆疤痕，與表面的皮膚合，形成皮折。穴位與腹腔內相對應的器官主要是大網膜、小腸等。

【主治】胃脘冷痛，腹痛，腹脹，嘔吐，便秘，寒疝氣，月經不調。

【配穴】配中脘、期門，治脾胃不和、肝氣鬱結；配橫骨，治淋證；配天樞、大腸俞、足三里，疏導大腸、調理腸胃，治腹脹痛；配大敦、歸來，疏肝調腸、理氣活絡，治疝氣痛、腹痛；配合谷、天樞，治便秘、泄瀉、痢疾。

【刺灸法】直刺或向上、下斜刺 1.2 寸，針感向上行至胸、腹部。可灸。

## ○商　曲

【穴名出處】《針灸甲乙經》

【別名】高曲、商谷。

【釋名】商指商朝、商代；曲指曲調、歌曲。商曲即指商調、商曲悲涼哀怨，本穴當於臍上腹部，主治腹痛腸鳴之疾，因名商曲。

【穴位觸診法】仰臥。在上腹部，當臍中上 2 寸，前正中線旁開 0.5 寸。

【局部解剖】穴下為皮膚、皮下組織、腹直肌鞘及鞘內腹直肌、腹橫筋膜、腹膜下筋膜。皮膚由第八、九、十肋間神經的前皮支分佈。腹直肌鞘前、後層在腹直肌內側緣合，向內移行腹白線。穴位深部，腹腔內相對應的器官有大網膜、小腸，胃充盈時，可達此穴深面。

【主治】胃痛，腹痛，腸鳴，便秘，腹中積聚，納呆。

【配穴】配中脘、天樞、足三里，健脾胃、理腸腑，治腹痛、泄瀉；配支溝、豐隆，清三焦、調腸腑，治腹脹、便秘；配中脘、足三里，理中氣、調胃腸，治胃痛、腹痛。

【刺灸法】直刺或向上、下斜刺 1 寸，針感向上行至胸、腹部。可灸。

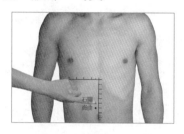
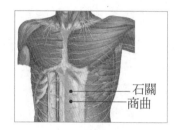

## ○石 關

【穴名出處】《針灸甲乙經》

【別名】石闕、石門、食關。

【釋名】石指固秘，關指控制。腎主藏精，本穴能固腎氣而攝精，因名石關。

【穴位觸診法】仰臥。在肓俞上 3 寸，建里（任脈）旁開 0.5 寸。《十四經發揮》云：「在陰都下一寸。」

【局部解剖】穴下為皮膚、皮下組織、腹直肌鞘及鞘內腹直肌、腹橫筋膜、腹膜下筋膜。皮膚由第七、八、九肋間神經的前皮支重疊分佈。穴位深部，腹腔內相對應的器官有胃、橫結腸及胰體。

【主治】腹痛，胃痛，嘔吐，便秘，不孕。

【配穴】配陰交，益腎通絡，治不孕；配膈俞、中脘、內關，寬中理氣、調和胃腸，治食後嘔吐、心下堅滿；配大腸俞，理下焦、通大腸，治腹痛、便秘。

【刺灸法】直刺或向下斜刺 1 寸。可灸。

## ○陰　都

【穴名出處】《針灸甲乙經》

【別名】食宮、石宮、通關。

【釋名】聚會之處為都，穴屬腎經，為少陰與衝脈之會所，是陰氣之所聚，因名陰都。

【穴位觸診法】仰臥。在上腹部，當臍中上 4 寸，前正中線旁開 0.5 寸，石關上 1 寸。

【局部解剖】穴下為皮膚、皮下組織、腹直肌鞘及鞘內腹直肌、腹橫筋膜、腹膜下筋膜。皮膚由第七、八、九肋間神經的前皮支重疊分佈。

【主治】胃痛，腹脹，腸鳴，便秘，婦人不孕，胸脇脹痛。

【配穴】配天樞、支溝，理下焦、通大腸，治便秘；配期門、足三里，理氣健脾，治胸脇脹痛；配大椎、間使、陶道，清洩邪熱、和解少陽，治瘧疾。

【刺灸法】直刺或向下斜刺 1 寸。可灸。

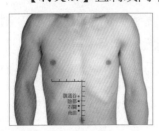

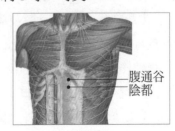

## ○腹通谷

【穴名出處】《針灸甲乙經》

【別名】通骨、通谷。

【釋名】通有通達、經過之意；谷指水穀。本穴內為上脘，外為承滿，能和胃降逆，使水穀順利通過六腑，因名通谷。

【穴位觸診法】仰臥。在上腹部，當臍中上 5 寸，前正中線旁開 0.5 寸，陰都上 1 寸。

【局部解剖】穴下為皮膚、皮下組織、腹直肌鞘及鞘內的腹直肌、腹橫筋膜、腹膜下筋膜。皮膚由第六、七、八肋間神經的前皮支重疊分佈。皮下筋膜內除皮神經外，腹前外側壁的淺靜脈網已漸彙集成胸腹壁淺靜脈，向上注入腋靜脈。穴位與腹腔內相對應的器官有肝（右側）、胃（左側）等。

【主治】腹痛，腹脹，嘔吐，脾胃虛弱，心痛，心悸，胸痛。

【配穴】配上脘、足三里，健脾化滯通便，治便秘、消化不良；配不容、中脘、足三里，和胃通絡止痛，治胃痛；配膈俞，理氣降逆，治呃逆；配胃俞、足三里，健脾理氣調腸，治腹痛、腹脹。

【刺灸法】直刺或向下斜刺 1 寸。可灸。

## ○幽　門

【穴名出處】《針灸甲乙經》

【別名】上門。

【釋名】幽門深也，門者出入之機。腎經脈氣，從此深入通過，進入心肺深處，上達於胸，故名幽門。

【穴位觸診法】仰臥。在上腹部，當臍中上 6 寸，前正中線巨闕旁開 0.5 寸。

【局部解剖】穴下為皮膚、皮下組織、腹直肌鞘及鞘內的腹直肌、腹橫筋膜、腹膜下筋膜。皮膚由第六、七、八肋間神經的前皮支重疊分佈。穴位與腹腔內相對應的器官有肝（右側）、胃（左側）。

【主治】腹痛，腹脹，嘔吐噦，厭食，便血，煩躁，胸脅脹痛。

【配穴】配內關、梁丘，理氣和胃、調腸止痛，治胃痛、呃逆、腹痛；配支溝、陽陵泉，疏肝清熱、理氣活血，治脅痛、肋間神經痛；配玉堂，治煩心嘔噦；配腹結，治妊娠嘔吐。

【刺灸法】直刺或向下斜刺 1 寸。可灸。

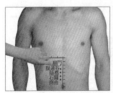 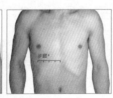 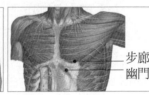

步廊
幽門

## ○步　廊

【穴名出處】《針灸甲乙經》

【別名】步郎。

【釋名】廊，指通往大殿的外屋；步廊指通道。腎氣由下而上經幽門通過該穴進入神封，本穴為腎之經氣入於心，血臟的必經之路，因名步廊。

【穴位觸診法】仰臥。在胸部，當第五肋間隙，前正中線旁開 2 寸。

先確定第四肋間隙：男性乳頭正對第四肋間隙，女性則從鎖骨向下數至第四肋間隙，本穴由第四肋間隙向下數 1 個肋間隙，前正中線旁開 2 寸，平乳根穴。

【局部解剖】穴下為皮膚、皮下組織、胸大肌、肋間外膜、肋間內肌、胸橫肌、胸內筋膜。皮膚由第四、五、六肋間神經的前皮支重疊分佈。穴位下，胸腔內相對應的器官有心、肺。

【主治】咳嗽，氣喘，胸脅脹滿，嘔吐不食，心悸。

【配穴】配膈俞、三陽絡、郄門，理氣活血通絡，治胸滿、脅痛；配肺俞，寬胸利氣降逆，治咳嗽、氣喘；配心俞、內關，寧心安神、寬胸止痛，治心悸、怔忡、胸痛。

【刺灸法】向上、下斜刺或向內、外平刺 0.8 寸。可灸。

## ○神　封

【穴名出處】《針灸甲乙經》

【釋名】封指界，又有上的含義。穴當胸側，位近心臟，橫平膻中。由於心藏神，膻中為心主之宮域，宮域之界，為心神封藏之所，因名神封。

【穴位觸診法】仰臥。在胸部，當第四肋間隙，前正中線旁開 2 寸。先確定第四肋間隙：男性乳頭正對第四肋間隙，女性則從鎖骨向下數至第四肋間隙，本穴位於第四肋間隙，前正中線旁開 2 寸。

【局部解剖】穴下為皮膚、皮下組織、胸大肌、肋間

外肌、肋間內肌、胸橫肌、胸內筋膜。皮膚由第三、四、五肋間神經的前皮支重疊分佈。

　　穴位下，胸腔內相對應的器官有：右側與肺及胸膜相對應；左側在第四肋間隙與胸內筋膜的深面是心臟及其表面包裹的心包膜。

　　【主治】咳嗽，氣喘，胸脇脹滿，嘔吐，不嗜食，乳癰。

　　【配穴】配肺俞、太淵，宣肺理氣、止咳平喘，治咳嗽；配肝俞、陽陵泉，疏肝利膽、鎮靜止痛，治胸脇疼痛；配內關、神門，寧心安神，治心悸不安。

　　【刺灸法】向上、下斜刺 0.5 寸或向內、外平刺 0.8 寸。可灸。

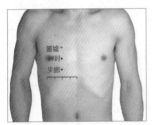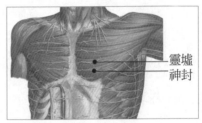

## ○靈　墟

　　【穴名出處】《針灸甲乙經》

　　【別名】靈牆。

　　【釋名】靈指心神，墟指場所、土丘。穴當胸側，位近心藏，是處猶如丘墟陵起，主治心臟神志疾患，因名靈墟。

　　【穴位觸診法】仰臥。在胸部，當第三肋間隙，前正中線旁開 2 寸。先確定第四肋間隙：男性乳頭正對第四肋

間隙，女性則從鎖骨向下數至第四肋間隙，本穴由第四肋間隙向上數一個肋間隙，前正中線旁開 2 寸。

【局部解剖】穴下為皮膚、皮下組織、胸大肌、肋間外肌、肋間內肌、胸內筋膜。皮膚由第二、三、四肋間神經的前皮支重疊分佈。在第三肋間隙深面，胸內筋膜後面有胸膜、肺、心臟及其外面的心包膜。

【主治】咳嗽，氣喘，痰多，胸脇脹滿，嘔吐，乳癰。

【配穴】配肺俞、天突、豐隆，寬胸理氣、止咳祛痰，治咳痰、咳嗽、氣喘；配肩井、合谷，清熱化痰、活血散結，治乳癰。配內關、中脘，和胃降氣止嘔，治嘔吐不食。

【刺灸法】向上、下斜刺 0.5 寸或向內、外平刺 0.8寸。可灸。

## ○神　藏

【穴名出處】《針灸甲乙經》

【釋名】穴屬腎經，位近心臟，橫平紫宮，為神志內守安居之處，主治心腎陰虛、心不藏神，因名神藏。

【穴位觸診法】仰臥。在胸部，當第二肋間隙，前正中線旁開 2 寸。先以手觸摸胸骨角確定第二肋間隙，前正中線旁開 2 寸是穴。

【局部解剖】穴下為皮膚、皮下組織、胸大肌、肋間外肌、肋間內肌、胸內筋膜。皮膚由第一、二、三肋間神經的前皮支重疊分佈。左右側的前面，都有胸膜及肺前緣覆蓋。故此穴不宜深刺。

【主治】喘滿咳逆，胸痛，煩躁，心痛，嘔吐，不嗜食。

【配穴】配肺俞、定喘、尺澤，清肺化痰、止咳平喘，治胸痛、咳嗽、氣喘；配璇璣、膻中，寬胸降氣，治胸滿。

【刺灸法】向上、下斜刺 0.5 寸或向內、外平刺 0.8 寸。可灸。

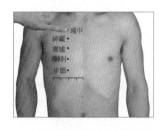
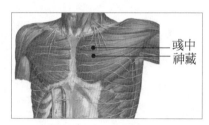

## ○彧　中

【穴名出處】《針灸甲乙經》

【別名】彧中、域中。

【釋名】彧（ㄩˋ）與「郁」通，指郁，有盛滿之意。因本穴能補腎納氣，治療肺腎雙虛、胸滿氣喘，因名彧中。

【穴位觸診法】仰臥。在胸部，當第一肋間隙，前正中線旁開 2 寸。

【局部解剖】穴下為皮膚、皮下組織、胸大肌、肋間外肌、肋間內肌、胸內筋膜。

皮膚由第一、二胸神經前支的前皮支和鎖骨上神經的前支重疊分佈。左、右側的肋間結構後方，都有胸膜及肺前緣，不宜深刺。

【主治】咳嗽，氣喘，痰壅，胸脇脹滿，不嗜食。

【配穴】配支溝、陽陵泉，通三焦、清肝膽，治脇痛、肋間神經痛；配內關，通絡寧心，治心悸不安；配肺俞、膏肓、膻中，寬胸降氣，治咳嗽、喘息；配雲門，理氣通絡止痛，治胸痛。

【刺灸法】向上、下斜刺 0.5 寸或向內、外平刺 0.8 寸。可灸。

## ○俞　府

【穴名出處】《針灸甲乙經》

【別名】腧中、輸府。

【釋名】俞指過，又有輸轉之意；府指胸中。考腎經脈氣，從足至胸，會聚此處，然後輸入內府，因名俞府。

【穴位觸診法】仰臥。在胸部，當鎖骨下緣，前正中線旁開 2 寸。與璇璣穴（任脈）相平。《十四經發揮》云：「在巨骨下璇璣旁二寸陷中。」

【局部解剖】穴下為皮膚、皮下組織、胸大肌、鎖骨下肌。皮膚由鎖骨上神經的前皮支分佈。鎖骨下肌起於第一肋，向上外方而止於鎖骨的肩峰端，由臂叢的鎖骨下神經支配。膈神經由頸叢發出以後，在頸根部走行於胸膜頂的前內側、鎖骨下動靜脈之間、迷走神經的外側進入胸腔，在胸廓內動脈的後方下降，經肺根前面下至膈肌。

除支配膈肌外，其感覺纖維還分佈到胸膜、心包膜及膈下腹膜等。

【主治】咳嗽，氣喘，胸痛，嘔吐，不嗜食。

【配穴】配風門、肺俞、膏肓、膻中，寬胸降氣平

喘，治咳逆氣喘；配膻中、豐隆，化痰降氣，治痰多喘咳；配合谷、足三里，理氣降逆，治噁心、嘔吐。

【刺灸法】向內、上、下斜刺 0.5 寸或向外平刺 0.8 寸。可灸。

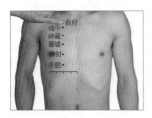
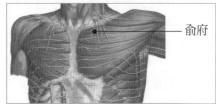

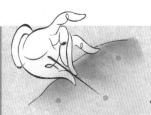

第十章
# 手厥陰心包經

**經脈循行原文：**

心主手厥陰心包絡之脈，起於胸中，出屬心包，下膈，歷絡三焦。

其支者：循胸出脇，下腋三寸，上抵腋下，循臑內，行太陰、少陰之間，入肘中，下臂，行兩筋之間，入掌中，循中指，出其端。

其支者：別掌中，循小指次指出其端（《靈樞・經脈》）。

**詮　釋：**

手厥陰心包經，起於胸中，淺出於心包，經過膈肌，依次經胸部、上腹和下腹，絡於上、中、下三焦。

胸中支脈：沿胸內出走脇部，在腋下三寸處（天池）轉向上行到腋下，沿上臂內側（天泉），行於手太陰、手少陰之間，進入肘中（曲澤），向下行於前臂，走橈側腕屈肌腱和掌長肌腱之間（郄門、間使、內關、大陵），進入掌中（勞宮），沿中指出於中指末端（中衝）。掌中支脈：從掌中分出後，沿無名指走行，並在其末端淺出，接手少陽三焦經。

　　本經一側 9 穴（左右兩側共 18 穴），其中 8 穴分佈在上肢、掌面，1 穴在前胸上部。首穴天池，末穴中衝。

　　本經聯絡臟腑：心包、三焦。聯絡器官：膈肌。

　　本經主治有關脈的疾病：心胸煩悶，心痛，掌心發熱。本經脈所過之處的上肢疾病。

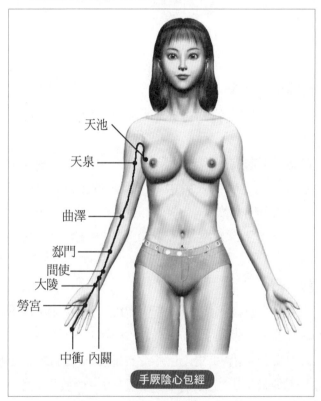

手厥陰心包經

## ○天　池

【穴名出處】《靈樞・本輸》

【別名】天會。

【釋名】上部為天，儲水之處為池。古人以高山之上

的湖為天池，穴當乳旁，乳峰似山之巔，內有乳汁貯蓄，狀若天池，故名。

【穴位觸診法】在第四肋間隙中，乳頭外側 1 寸處取穴。《十四經發揮》云：「在腋下三寸，乳後一寸，著脇直腋撅肋間。」

【局部解剖】穴下為皮膚、皮下組織、胸大肌、前鋸肌、肋間外肌、肋間內肌、胸內筋膜。皮膚由第三、四、五肋間神經的外側支重疊分佈。皮下組織內含豐富脂肪，並含有乳腺的外側部、胸腹部淺靜脈及淋巴管。淋巴管把乳腺外側部分的淋巴導向腋淋巴結群。針由皮膚，在胸腹壁淺靜脈的內側，穿皮下筋膜和胸肌筋膜，入胸大肌及前鋸肌，前肌由胸前神經支配，後肌由胸長神經支配。第四肋間結構的深面為胸膜腔和肺，因此不能盲目深刺。

【主治】胸滿，脇痛，咳嗽，氣喘，痰多，腋腫，瘰癧，乳病。

【配穴】配乳中、三陰交，行氣散結、活血止痛，治乳癰；配內關、合谷，寬胸理氣、散結止痛，治心絞痛；配委陽、極泉，清熱利濕、散結消腫，治腋腫；配列缺、豐隆、合谷，止咳化痰、利氣平喘，治咳嗽、氣喘、痰多。

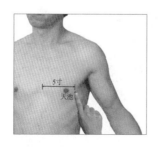

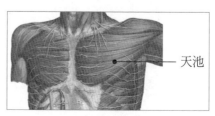

【刺灸法】可上、下斜刺 0.5 寸或向內、外平刺 0.8 寸左右；乳腺疾病可向乳頭方向平刺 0.5～0.8 寸。可灸。

## ○天　泉

【穴名出處】《針灸甲乙經》

【別名】天溫、天濕。

【釋名】上部為天，水出之處為泉，此穴上接天池，手厥陰心包經之氣，由天池向下經本穴源源不斷湧出，因名天泉。

【穴位觸診法】正坐或仰臥位。在上臂內側，當腋前紋頭下 2 寸，肱二頭肌的長、短頭之間。

【局部解剖】穴下為皮膚、皮下組織、肱二頭肌、喙肱肌。以上兩肌由肌皮神經支配。皮膚由臂內側皮神經分佈。皮下筋膜疏鬆，富有脂肪組織。

【主治】胸脇脹滿，心痛，咳嗽，臂內側疼痛。

【配穴】配內關、公孫，益心氣、通血脈，治心悸、心痛；配曲池，理氣通經，治肘臂攣痛；配期門，理氣活絡，治胸脇脹滿；配中府、天突，理氣寬胸、降逆止咳，治胸滿咳逆。

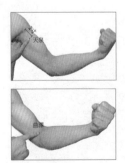

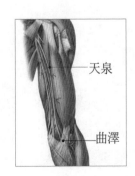

【刺灸法】直刺 1 寸或向上、下斜刺 1.2 寸，至局部酸脹。可灸。

## ○曲　澤

【穴名出處】《靈樞・本輸》

【釋名】曲有彎曲之意，水之歸所為澤。穴屬合水，正當肘內，微曲其肘，始得其穴，因名曲澤。

【穴位觸診法】仰掌，肘部微屈，在肘橫紋上，肱二頭肌腱的尺側緣取穴。

有這樣的說法：「中度屈肘取之，肘全屈時則穴處穩於橫紋中不得見。」

【局部解剖】穴下為皮膚、皮下組織、正中神經、肱肌。皮膚由臂內側皮神經分佈，皮紋較深。皮下還有貴要靜脈和肘正中靜脈。

【主治】心痛，心悸，胃痛，嘔吐，身熱，煩渴，肘中痛，上肢顫動，轉筋。

【配穴】配大陵、內關，清心安神，治心悸；配內關、中脘，調中焦、和腸胃，治胃痛、嘔吐；配委中、曲池，清熱除煩，治中暑；配曲池、清冷淵，通經活絡止痛，治肘痛。

【刺灸法】直刺 1 寸尋找針感後捻轉行針。可灸。

【附註】本經的合穴，屬水。

## ○郄　門

【穴名出處】《針灸甲乙經》

【別名】掌後。

【釋名】郄，小恙，指邪氣；門，出入之關。心者五臟六腑之大主，心包代心受邪，久病入絡，入於心包也。本穴與病氣相關，既是健康之門，也是邪氣出入之門，因名郄門。

【穴位觸診法】仰掌，於腕橫紋上 5 寸，當曲澤穴與大陵穴的連線上，於掌長肌腱與橈側腕屈肌腱之間取穴，用力握手則現兩筋，穴在兩筋之間。《十四經發揮》云：「在掌後去腕五寸。」

【局部解剖】穴下為皮膚、皮下組織、橈側腕屈肌、指淺屈肌、正中神經、指深屈肌、前臂骨間膜。

皮膚由前臂內、外側皮神經雙重分佈。由尺神經、正中神經支配。

【主治】心痛，心悸，衄血，嘔血，疔瘡，癲疾。

【配穴】配尺澤、肺俞，清營止血，治咯血；配神門、心俞，寧心安神，治心悸；配膻中、內關，益心氣、活心血，治心絞痛；配神門、百會，清心醒神，治癲疾。

【刺灸法】直刺 1 寸左右得氣為度。可灸。

【附註】心包經的郄穴。

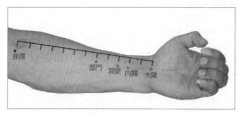

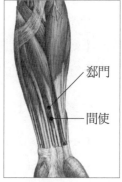

## ○間　使

【穴名出處】《靈樞・本輸》

【別名】鬼路、鬼營。

【釋名】間有好、愈的含義；使有訊息的意思。本穴為正氣之使，能傳遞心主正神之訊息，因名間使。

【穴位觸診法】仰掌，於腕橫紋上 3 寸，當掌長肌腱與橈側腕屈肌腱之間取穴。《十四經發揮》云：「在掌後三寸兩筋之間陷中。」

【局部解剖】穴下為皮膚、皮下組織、指淺屈肌、指深屈肌、旋前方肌、前臂骨間隙。皮膚由前臂內、外側皮神經雙重分佈，前臂淺筋膜內除上述神經外，還有前臂正中靜脈行經。

【主治】癲狂，癇證，臟躁，鬱證，心痛，心悸，胃痛，嘔吐，煩躁，瘧疾，肘攣，臂痛。

【配穴】配心俞、膻中，益心氣、寧神態，治心悸不寧；配大椎，宣陽解表、驅邪截瘧，治瘧疾；配心俞、三陰交，寬胸理氣、活血止痛，治心胸痛；配公孫、內關、豐隆，化痰和胃、行氣止痛，治胃痛、嘔吐。

【刺灸法】直刺 0.8 寸或向肘關節、腕關節方向斜刺1 寸。可灸。

【附註】本經的經穴，屬金。

## ○內　關

【穴名出處】《靈樞・經脈》

【別名】陰維。

【**釋名**】內指裏，指陰經、五臟而言；關指調節控制，指聯繫。本穴能調節清陰之氣，關乎五臟精氣盛衰，因名內關。

【**穴位觸診法**】仰掌，於腕橫紋上 2 寸，當掌長肌腱與橈側腕屈肌腱之間取穴。定此穴先取大陵穴，用力握拳時，穴位處可出現凹陷，大陵上 2 寸是穴。

【**局部解剖**】穴下為皮膚、皮下組織、指淺屈肌、指深屈肌、旋前方肌、前臂骨間膜。

皮膚由前臂內、外側皮神經雙重分佈。肌肉由尺神經、正中神經的肌支支配。

【**主治**】心痛，心悸，胸脇脹痛，胃痛，嘔吐，呃逆，癲狂，癇證，鬱證，不寐，中風，熱病，月經不調，產後血暈，肘臂掌痛。

【**配穴**】配三陰交、合谷，治心痛；配關元、神門、合谷，治陽虛心脈痺阻之心痛；配心俞、太衝、復溜，治氣陰兩虛之心痛、心悸；配合谷、膻中，治胸脇脹痛；配膻中、膈俞，治呃逆。

【**刺灸法**】直刺 0.5～1.5 寸，可透外關，至局部酸脹。可灸。

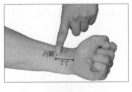

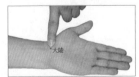

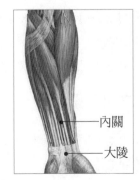

【附註】心包經的絡穴；八脈交會穴，通於陰維脈。

## 〇大　陵

【穴名出處】《靈樞‧本輸》

【別名】心主、鬼心。

【釋名】大指盛聚，土積為陵。本穴為心包之原穴，五行屬土，為土氣盛聚之所，善於治水並能生金，因名大陵。

【穴位觸診法】仰掌，於腕橫紋正中，當掌長肌腱與橈側腕屈肌腱之間取穴。

【局部解剖】穴下為皮膚、皮下組織、正中神經幹、腕骨間關節囊。

皮膚由前臂內、外側皮神經雙重分佈。腕前區的皮膚及皮下筋膜均較薄弱，筋膜內有前臂正中靜脈的屬支，尺神經和正中神經的掌皮支經過。前臂深筋膜在腕骨的前方增厚，形成腕橫韌帶。該韌帶與腕骨共同構成腕管，管的後壁為腕關節前面的筋膜。

在腕管內，有正中神經、指淺深屈肌腱和拇長屈肌腱等，腱周圍有疏鬆的結締組織形成腱旁繫膜（或腱旁組織），以保證肌腱的血液供應和滑動功能。

【主治】驚悸，癲狂，心痛，心悸，胸悶、胃痛、脅痛，舌瘡口臭。

【配穴】配膻中、期門，寬胸利膈、行氣止痛，治胸脅胃痛；配豐隆、太衝，疏肝理氣、化痰醒腦，治氣鬱痰結型之癲狂；配心俞、膈俞，通心絡、祛瘀血，治心血瘀阻之心痛；配神門、豐隆，清痰瀉火、止驚安神，治痰火

內擾之驚悸。

【**刺灸法**】一般直刺 0.5 寸左右得氣即止。可灸。

【**附註**】本經的輸穴,屬土;心包之原穴。

# ○勞　宮

【**穴名出處**】《靈樞·本輸》

【**別名**】五里、鬼路、掌中、營房、手心。

【**釋名**】動作為勞;宮指要所,又有中央的含義。穴當掌中,手掌為操勞之要所,善治乏力,因名勞宮。

【**穴位觸診法**】掌心橫紋中,當第三掌骨的橈側,屈指握拳時,中指指尖所點處取穴。也可:屈中指與食指,當兩指頭之間,取於約紋中。

【**局部解剖**】穴下為皮膚、皮下組織、第二蚓狀肌、拇收肌(橫頭)、骨間肌。掌部皮膚厚而堅韌,無汗毛及皮脂腺,但汗腺豐富。

穴位皮膚由正中神經的掌皮支分佈。第二蚓狀肌由正中神經支配;拇收肌、骨間肌由尺神經支配。

【**主治**】中風昏迷,中暑,癲狂,癇證,心痛,口瘡,口臭,鵝掌風。

【**配穴**】配太衝、內庭,清熱瀉火、疏肝和胃,治口瘡、口臭;配曲澤、大陵,清心洩熱,治鵝掌風;配水溝、百會,開竅洩熱、清心安神,治中暑、中風昏迷;配神門、復溜,育陰潛陽、寧心安神,治癲癇,狂證。

【**刺灸法**】一般直刺 0.3 寸捻轉得氣。可灸。

【**附註**】本經的滎穴,屬火。

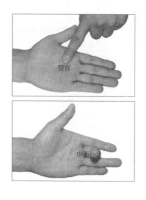
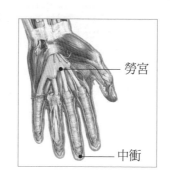

# ○中　衝

【穴名出處】《靈樞・本輸》

【別名】手心主。

【釋名】中，指中指，又有心的含義；衝有動的意思，血氣湧動之意，又有沖和之意。心包為藏血之臟，本穴為心包經之井穴，穴中之氣與心血相通，善和心血，調心氣，因名中衝。

【穴位觸診法】在手中指尖端之中央取穴。也可：取於指甲發生根部，即「內廉」橈側。

【局部解剖】穴下為皮膚、皮下組織、指腱鞘及鞘內指深屈肌腱、末節指骨粗隆。皮厚，富有汗腺，但沒有汗毛和皮脂腺。穴位皮膚由正中神經指掌側固有神經的指背支分佈。

【主治】中風，中暑，暈厥，驚風，譫語妄言，熱病，心痛，舌強腫痛，失語。

【配穴】配復溜，滋陰清熱瀉火，治口瘡、口臭；配內關、神門，益心氣、醒神志，治心痛、癲狂；配大椎、

合谷，洩熱開竅、蘇厥醒神，治中暑；配水溝、百會，通關開竅、蘇厥醒神，治中風昏迷。

【刺灸法】直刺 0.1 寸；或用三棱針點刺出血。可灸。

【附註】本經的井穴，屬木。

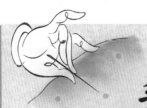

# 第十一章
# 手少陽三焦經

**經脈循行原文：**

三焦手少陽之脈，起於小指次指之端，上出兩指之間，循手錶腕，出臂外兩骨之間，上貫肘，循臑外上肩，而交出足少陽之後，入缺盆，佈膻中，散絡心包，下膈，遍屬三焦。

其支者：從膻中，上出缺盆，上項，繫耳後，直上出耳上角，以屈下頰至䪼。

其支者：從耳後入耳中，出走耳前，過客主人，前交頰，至目銳眥（《靈樞・經脈》）。

**詮　釋：**

手少陽三焦經起於無名指末端（關衝），沿無名指上行至指蹼（液門），經手背（中渚、陽池），出於前臂背側尺橈骨之間（外關、支溝、會宗、三陽絡、四瀆），向上通過肘尖（天井），沿上臂外側（清冷淵、消濼），向上通過肩（臑會、肩髎），交出足少陽經的後邊（天髎，會秉風、肩井、大椎），進入缺盆，分佈於縱隔中，散絡於心包，通過膈肌廣泛地屬於上、中、下三焦。

胸中支脈：從膻中上行，出鎖骨上窩，上至頸旁，聯

繫耳後部（天牖、翳風、瘛脈、顱息），直上出耳上部
（角孫），彎向下至面頰，後至眼下（會顴髎）。

　　耳後支脈：從耳後進入耳中，出走耳前（耳和髎、耳
門、會聽會），經過上關前，交面頰後到外眼角（絲竹
空，會瞳子髎），接足少陽膽經。

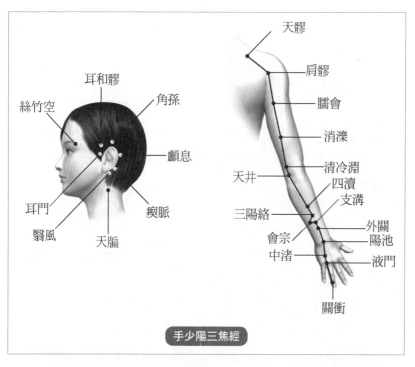

手少陽三焦經

　　本經一側 23 穴（左右兩側共 46 穴），其中 14 穴分
佈在上肢背面，9 穴在頸部、耳翼後緣、眉毛外端。首穴
關衝，末穴絲竹空。

　　本經聯絡臟腑：三焦、心包；聯絡器官：膈、耳、
眼。

　　本經治療有關氣方面所發生的疾病及循行所過之處病

症：自汗，眼睛外眥疼痛，面頰腫，耳後，肩部、上臂、肘、前臂外側病痛，無名指功能喪失。

## ○關　衝

【穴名出處】《靈樞・本輸》

【釋名】五官竅道為關，衝有動的含義。考此穴為少陽之井，其氣與五官開合有關，因名關衝。

【穴位觸診法】在無名指尺側，去指甲角 0.1 寸取穴。

【局部解剖】穴下為皮膚、皮下筋膜、指甲根。皮膚薄，由尺神經指掌側固有神經的指背支分佈。皮下筋膜薄而疏鬆，並有纖維束連於皮膚和骨膜。手指的靜脈多位於背側。淺淋巴管與指腱鞘、指骨骨膜的淋巴管相通。手的動脈每指有 4 條，即兩條指掌側固有動脈和兩條指背動脈分別與同名神經伴行。均位於指掌、背面與側面的交界線上。因指背血管及神經較細短，所以指的掌側及末二節指背側皮膚和深層結構，均分佈有掌側的血管和神經。

【主治】頭痛，目赤，喉痺，舌強，熱病，煩躁。

【配穴】配天柱、商陽、液門，發汗洩熱，治熱病汗不出；配足竅陰、少澤，洩熱生津，治喉痺、舌捲口乾；配啞門，利舌活絡通言，治舌緩不語；配頰車、翳風、合谷，洩熱開竅醒腦，治暈厥、休克、中風昏迷及中暑；配尺澤、足三里、太白、中脘，清熱祛邪、通降胃氣，治霍亂吐瀉；配啞門、廉泉，開利機竅，治舌強不語；配大橫，清熱開竅，治小兒熱病反張、驚厥；配曲池、合谷，清洩鬱熱、消腫止痛，治喉痺、乳蛾。

【刺灸法】淺刺 0.1 寸或三棱針點刺出血。

【附註】本經的井穴，屬金。

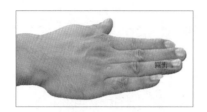

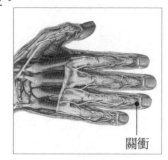

關衝

# ○液　門

【穴名出處】《靈樞・本輸》

【別名】掖門。

【釋名】液指水之精，出入之處為門。三焦主通行水道，本穴為三焦滎水穴，功能關係到三焦的決瀆，因名液門。

【穴位觸診法】正坐或仰臥，俯掌。在手背部，當第四、五指之間，指縫紋頭端。自然握拳，找到手背第四、五掌指關節，在兩個關節中點前，指蹼緣後方赤白肉際處取穴。

【局部解剖】穴下為皮膚、皮下筋膜、手背筋膜、骨間背側肌。手背皮薄，有毛及皮脂腺，富有彈性。該穴皮膚由尺神經的指背神經分佈。在皮下筋膜內，手背淺靜脈非常豐富，互相吻合成網狀。

【主治】頭痛，目赤，耳鳴，耳聾，齒齦腫痛，喉痹，瘧疾，手臂痛。

【配穴】配魚際，清洩肺熱，治咽喉腫痛；配陶道、

後谿，宣發陽氣、驅邪外出，治瘧疾；配聽宮、耳門，通經瀉火，治耳鳴耳聾；配中渚、通里，疏散少陽邪熱，治熱病、頭痛。

【刺灸法】直刺 0.3～0.5 寸，局部脹痛。

【附註】本經的榮穴，屬水。

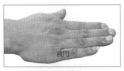
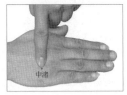
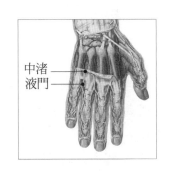

## ○中　渚

【穴名出處】《靈樞・本輸》

【別名】中注、下都。

【釋名】中指中間，水岐為渚。三焦為水道，本穴能緩和水勢，治療水液代謝失常，功善分清秘濁，因名中渚。

【穴位觸診法】正坐或仰臥。在手背第四、五掌指關節後的掌骨間，當液門後 1 寸，手指微屈取穴。

【局部解剖】穴下為皮膚、皮下筋膜、手背深筋膜、第四骨間背側肌。皮膚由尺神經的指背神經分佈。

【主治】頭痛，目赤，耳聾，喉痺，熱病，手背肘臂痠痛，手指不能屈伸。

【配穴】配太衝、丘墟，清瀉肝膽之火、宣通耳竅，

治痰火上擾、壅阻清竅之氣閉耳鳴及耳聾；配外關、翳風、曲池、合谷，清洩鬱熱，治熱蘊三焦之耳底疱；配患側太陽、風池，宣通少陽、通絡止痛，治少陽頭痛。

【刺灸法】緊貼第五掌骨直刺 0.3 寸，找到針感後留針。

【附註】本經的輸穴，屬木。

## ○陽　池

【穴名出處】《靈樞・本輸》

【別名】別陽、發陽。

【釋名】三焦為原氣之別使，本穴為三焦原穴，所以該穴為諸原穴中原氣最充足的穴，原氣之多，因名陽池。

【穴位觸診法】伏掌，穴在腕背橫紋上。伸掌，腕部向橈側屈，當指伸肌腱的尺側凹陷中取穴。也有認為：穴當第四掌骨上端橫紋陷中，當腕關節背面中央之筋（總指伸肌腱）的內側，揚腕有陷。

【局部解剖】穴下為皮膚、皮下組織、腕背側韌帶、三角骨（膜）。皮膚由前臂後皮神經和尺神經的手背支雙重分佈。

【主治】肩臂腕痛，耳聾，瘧疾，消渴。

【配穴】配陽谿，活絡止痛，治腕關節痛、腕下垂；配合谷、尺澤、曲池、中渚，通經活絡，治手臂拘攣、疼痛、兩手筋緊不開；配風門、天柱、大椎，清熱散寒、調和氣血，治寒熱頭痛；配脾俞、腎俞、三陰交、照海，健脾補腎，治消渴；配膏肓、頸百勞、足三里、關元，固本扶元，治虛勞；配中脘、足三里、關元、氣海，健脾和

胃、消食導滯，治脘腹脹滿；配耳門、翳風，疏通經氣，治耳鳴、耳聾。

【刺灸法】直刺 0.3～0.5 寸，局部酸脹，有時可擴散到中指。

【附註】三焦之原穴。

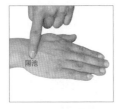
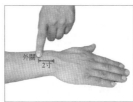
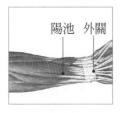

## ○外　關

【穴名出處】《靈樞‧經脈》

【釋名】外指表，指上；關指竅道。本穴善於解表而利在表之機關，因名外關。

【穴位觸診法】陽池上 2 寸，當橈、尺兩骨之間取穴。伸腕，由陽池穴上推，腕上 2 寸左右可觸及一凹陷，重按之酸脹感波及肘部是穴。

【局部解剖】穴下為皮膚、皮下組織、小指伸肌、指伸肌、示指伸肌。皮膚由橈神經發出的前臂後皮神經分佈。

【主治】熱病，頭痛，頰腫，耳鳴，耳聾，目赤腫痛，肩、背、脅痛，肘臂屈伸不利、麻木，產後血暈，胞衣不下。

【配穴】配足臨泣，治手足少陽經所行部位及其所屬絡臟腑的病症；配大椎、曲池、合谷，解表散熱，治感冒發燒，屬風寒者加列缺，以宣肺氣，風熱者加尺澤，以清

肺熱；配肩髃、曲池、手三里、合谷，疏導經氣、通經活絡，治上肢癱瘓。

【刺灸法】直刺 1.0～1.5 寸，或透內關穴局部酸脹，有時可擴散至指端。可灸。

【附註】三焦經的絡穴；八脈交會穴，通於陽維脈。

## ○支　溝

【穴名出處】《靈樞・本輸》

【別名】飛虎、飛處。

【釋名】支為調理、疏通；溝指水道。本穴有調理三焦水道之作用，善治濕熱下注，因名支溝。

【穴位觸診法】正坐或仰臥。在陽池穴上 3 寸，橈、尺兩骨之間取穴。

也有認為：穴在陽池之上方三指橫徑，取於外關之上方一指橫徑，伸腕仰掌時現凹陷處。

【局部解剖】穴下為皮膚、皮下組織、小指伸肌、拇長伸肌、前臂骨間膜。皮膚由前臂後皮伸經分佈。皮下組織內有貴要靜脈和頭靜脈的屬支。

【主治】暴喑，耳鳴，耳聾，肩背痛，便秘，熱病，胸脇脹痛，瘰癧。

【配穴】配陽陵泉，疏肝利膽、行氣活血，治脇痛；配大橫、豐隆、照海，宣通三焦氣機，治便秘；配天窗、扶突、靈道，利喉通咽，治暴喑不言；配陽陵泉、日月，疏利三焦，清洩肝膽實熱，治療膽囊炎、膽石症。

【刺灸法】直刺 0.5～1.0 寸。可灸。

【附註】本經的經穴，屬火。

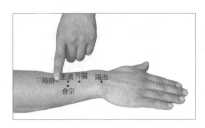

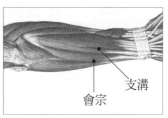

## ○會　宗

【穴名出處】《針灸甲乙經》

【釋名】聚合為會，宗有本聚之意。穴性為三焦之隙，三焦經氣由支溝會聚此穴，然後方能轉入三陽絡，因名會宗。

【穴位觸診法】正坐或仰臥，俯掌。在前臂背側，當陽池與肘尖的連線上，腕背橫紋上3寸，支溝尺側，尺骨的橈側緣。如上法取支溝穴，當腕背橫紋上3寸，從支溝穴向外摸到尺骨，在其橈側緣，即為會宗穴。

【局部解剖】穴下為皮膚、皮下組織、尺側伸腕肌、示指伸肌、前臂肌間膜。皮膚由橈神經發出的前臂後皮神經分佈。皮下組織內有貴要靜脈、頭靜脈等血管。其深層有前臂骨間後動、靜脈的分支，以及前臂骨間後神經的分支。

【主治】耳聾，癇證，上肢肌膚痛。

【配穴】配曲池、合谷，疏通經絡氣血，治上肢疼痛、癱瘓；配期門、陽交，疏肝理氣、解鬱止痛，治脇痛。

【刺灸法】沿尺骨橈側直刺0.5～1.0寸，至局部酸脹。可灸。

【附註】三焦經的郄穴。

## ○三陽絡

【穴名出處】《針灸甲乙經》

【別名】通門、通間。

【釋名】穴屬手少陽三焦經，其經脈在手太陽、手陽明之間通行，三脈交會於此，三經皆屬陽經，因名三陽絡。

【穴位觸診法】正坐或仰臥，俯掌。在前臂背側，腕背橫紋上4寸，尺骨與橈骨之間。如上法取支溝穴，當腕背橫紋上3寸，從支溝穴向上1寸，當陽池與肘尖的連線上取穴。

【局部解剖】穴下為皮膚、皮下組織、指伸肌、拇長展肌、拇短伸肌。皮膚由橈神經發出的前臂後皮神經的屬支分佈。肌肉由橈神經深支發出的肌支支配。

【主治】暴喑，耳聾，手臂痛，牙痛。

【配穴】配廉泉、風池，開竅息風，治失語；配合谷，治牙痛；配風池、大椎，散邪解熱，治寒熱無汗。

【刺灸法】直刺0.5～1.0寸或向上、下斜刺1.5寸，酸脹感傳向肘部和腕部。可灸。

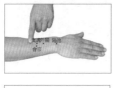

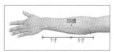

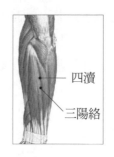

## ○四　瀆

【穴名出處】《針灸甲乙經》

【釋名】四瀆：大川曰瀆，昔以江淮河濟四水為瀆。考三焦為中瀆之府、決瀆之官，水道出焉，本穴能通利三焦水道，名四瀆。

【穴位觸診法】正坐或仰臥，俯掌。在前臂背側，先找到陽池穴；屈肘找到肘尖，當陽池與肘尖的連線上，肘尖下 5 寸，尺骨與橈骨之間取穴。

【局部解剖】穴下為皮膚、皮下組織、尺側伸腕肌、骨間後血管神經束、拇長伸肌。皮膚由橈神經發出的前臂後皮神經分佈。皮下組織內有頭靜脈和貴要靜脈的屬支。

【主治】暴瘖，耳聾，牙痛，咽乾如梗，前臂痛。

【配穴】配廉泉，治失音；配天牖，清咽利耳，治耳暴聾；配液門，調補腎氣，治呼吸氣短；配曲池，疏經通絡、調和營衛，治肘關節疼痛；配合谷、頰車、下關，疏洩足陽明經氣，治療下牙痛。

【刺灸法】直刺 0.5～1.0 寸，酸脹感可向肘部及手背處放散。可灸。

## ○天　井

【穴名出處】《靈樞·本輸》

【釋名】本穴為三焦合穴，為三焦經氣最後注入之所，上接於四瀆，有四水歸堂之勢，三焦主水，穴性善於治水，故名天井。

【穴位觸診法】在尺骨鷹嘴後上方，屈肘呈凹陷處取

穴。肘稍屈以指按鷹嘴突起之上 1 寸處，稍伸肘即現凹陷，穴當凹陷之正中。簡易取穴方法：肘稍屈以指按尺骨鷹嘴突起之上 1 寸處，稍伸時出現凹陷處。

【**局部解剖**】穴下為皮膚、皮下組織、肱三頭肌。皮膚由橈神經發出的臂後神經分佈。肘後皮膚較厚，移動性很大。在皮膚深面，相當於鷹嘴窩的高度，有一黏液囊，稱鷹嘴滑囊，該囊與關節腔不相通。

【**主治**】偏頭痛，脅肋、頸項、肩背痛，耳聾，瘰癧，癲癇，咳喘短氣。

【**配穴**】配曲池，疏經通絡、調和氣血，治肘關節痛麻、屈伸無力；配支溝，疏肝膽、行氣血，治胸脅脹痛；配心俞、神道，協調心經、鎮驚寧神，治悲愁恍惚、悲傷不樂；配後谿、巨闕，疏經止痛，治痛風；配少海，疏洩三焦積滯、調和經絡、疏通氣血，治一切瘰癧。

【**刺灸法**】針尖可稍向上，刺入 1 寸左右。可灸。取天井治瘰癧，昔時多主張灸療，且左病灸右，右病灸左。《玉龍歌》云：「天井二穴多著艾，似生瘰癧灸皆安。」

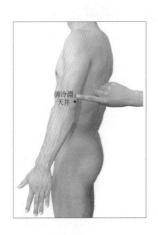

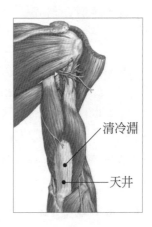

## ○清冷淵

【穴名出處】《針灸甲乙經》

【別名】青靈、清冷泉、清靈。

【釋名】本穴性寒，能引三焦水道之水，滅熾盛之相火，因名清冷淵。

【穴位觸診法】正坐或仰臥。屈肘，在臂外側，當肘尖直上2寸，即天井上1寸。簡易取穴方法：舉臂伸肘取之，取於天井上1寸。

【局部解剖】穴下為皮膚、皮下組織、肱三頭肌。皮膚由橈神經發出的臂後皮神經分佈。深層有中副動、靜脈，橈神經肌支等。

【主治】頭痛，目赤腫痛，目黃，肩背不舉。

【配穴】配少海、曲池，通經活絡止痛，治肘痛；配肩髃、曲池、巨骨，祛風除濕，活血止痛，治肩臂痛麻不可舉；配攢竹、睛明，清熱瀉火，治目赤腫痛；配膽俞、肝俞、陰陵泉，滋補肝腎、清熱祛濕，治黃疸。

【刺灸法】直刺或向上斜刺1寸，至局部酸脹。可灸。

## ○消　濼

【穴名出處】《針灸甲乙經》

【別名】臑窌、臑交、臑俞。

【釋名】消指散除，有退的含義；濼為淺水，同泊。本穴清利體內停聚之水濕，有清濕熱的功效，因名消濼。

【穴位觸診法】正坐或側臥，上臂自然下垂。在上臂

外側，當清冷淵與臑會連線的中點處。如上法取清冷淵穴，再確定臑會穴，在兩穴連線的中點處取穴。

【局部解剖】穴下為皮膚、皮下組織、肱三頭肌的內側頭。皮膚由橈神經發出的臂後皮神經分佈。皮較厚，移動性大。在皮下組織內除臂後皮神經外，還有臂外側皮神經（腋神經的分支）。深刺肱三頭肌長頭與內側頭時，應儘量避開橈神經管內的血管神經束。

【主治】頭頸項痛，臂痛，牙痛。

【配穴】配風池、天柱，袪風散寒、通經活絡，治頭頸項痛；配大椎、肩中俞，通經散邪、活血止痛，治肩臂痛；配太陽、印堂，疏通經絡、清熱止痛，治頭痛；配肩髃、肩貞、肩髎，舒筋通絡、活血止痛，治臂痛不舉。

【刺灸法】直刺 0.8～1.0 寸或向上、下透刺。

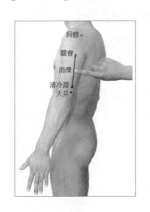 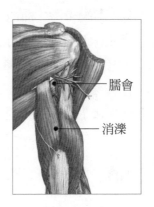

## ○臑　會

【穴名出處】《針灸甲乙經》

【別名】臑窌、臑膠、臑扁、臑交。

【釋名】臑指上臂，穴在臂臑之側，臑俞之下，為上

臂經脈之氣交會之所，因名臑會。

【穴位觸診法】正坐或側臥，臂自然下垂。在臂外側，當肘尖與肩髎的連線上，肩髎下 3 寸，三角肌的後下緣。取穴時上臂外展，先確定肘尖與肩髎穴，當肘尖與肩髎的連線上，肩髎下 3 寸，三角肌的後下緣，即為臑會穴。

【局部解剖】穴下為皮膚、皮下組織、肱三頭肌。皮膚由橈神經的臂後皮神經分佈。深層有橈神經，肱深動、靜脈。

【主治】瘰氣，瘰癧，目疾，肩臂痛。

【配穴】配肩髎、曲池，疏風通絡止痛，治肩臂拘攣疼痛；配天突、水突，行氣通經散結，治甲狀腺腫大；配天井、翳風，行氣消瘀、化痰散結，治頸淋巴結結核。

【刺灸法】直刺 0.5～1.0 寸。可灸。

## ○肩　髎

【穴名出處】《針灸甲乙經》

【別名】中肩井、肩骨、肩尖、偏骨、尚骨、扁骨、肩頭。

【釋名】髎指骨之隙，穴當肩端，為三焦經在肩部骨間之穴，主治肩關節疾患，因名肩髎。

【穴位觸診法】在肩峰後下際，屈肘上臂外展平舉，於肩峰端出現兩個凹陷，前為肩髃，後為肩髎。當臂向後扭時穴處有凹陷。肩髃與肩髎約距一橫指，舉臂取之。

【局部解剖】穴下為皮膚、皮下組織、三角肌（後部）、小圓肌、大圓肌、背闊肌。皮膚由腋神經發出的臂

外側皮神經分佈。三角肌深面的血管神經束有旋肱前、後血管和腋神經。腋神經為臂叢後束的分支，與旋肱後動脈一起通過四邊孔，在三角肌後緣中點，緊靠肱骨外科頸後面走行。所以肱骨外科頸骨折或肩關節脫位時，都可以影響腋神經而導致三角肌麻痺和三角肌區域感覺消失。

　　針由皮膚、皮下組織穿三角肌筋膜，入腋神經支配的三角肌後部和小圓肌。經旋肱後動、靜脈及腋神經等形成的血管神經和肱骨外科頸之間。深抵肩胛下神經支配的大圓肌和胸背神經支配的背闊肌。

　　【主治】臂痛，肩重不能舉。

　　【配穴】配肩髃、臑俞、曲池、後谿，通經活絡、消腫止痛，治肩臂痛、頑麻、不能舉；配養老，舒筋通絡、活血止痛，治落枕；配肩貞、肩髃，祛風除濕、活血止痛，治肩關節痛、肩周炎。

　　【刺灸法】直刺1寸左右，以肩部酸脹得氣為度。

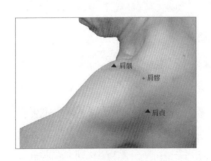
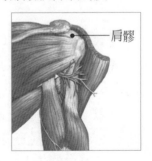

## ○天　髎

　　【穴名出處】《針灸甲乙經》

　　【釋名】上部頭、胸等為天，骨隙稱髎。穴在肩胛岡上凹陷處，主治頸項引痛、胸中煩滿等上焦天部之疾，因

名天髎。

【穴位觸診法】正坐或俯臥。在肩胛部，肩井與曲垣的中間，當肩胛骨上角處。取穴先摸到肩胛骨上角，在其上方的凹陷處，即為天髎穴。

【局部解剖】本穴下為皮膚、皮下組織、斜方肌、岡上肌。皮膚由頸叢鎖骨上神經的外側支分佈，皮膚較厚，與緻密的皮下筋膜緊密相連。分佈於岡上、下肌的血管神經束包括肩胛上血管和肩胛上神經。血管經肩胛橫韌帶的上方，神經穿過韌帶和肩胛切跡圍成的孔，然後進入岡上窩，再繞肩胛頸，進入岡下窩。針由皮膚、皮下筋膜穿斜方肌筋膜，入斜方肌，在岡上肌表面血管神經束內側，入肩胛上神經支配的岡上肌。勿深刺。

【主治】肩肘痛，頭頸項痛，胸中煩滿。

【配穴】配天宗、肩髃、曲池，行氣活血、通絡止痛，治肩臂痛；配膻中、內關、太谿，協調氣機、驅邪外出，治心胸煩滿、胸悶；配風池、大椎、外關、合谷，清熱散寒、驅邪解表，治寒熱；配天宗、秉風、曲垣，祛風散邪、通經活絡，治肩胛岡周圍疾病。

【刺灸法】直刺 0.5～1.0 寸，至局部酸脹。可灸。刺絡拔罐效果好。

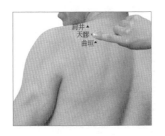

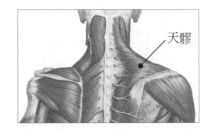

# ○天　牖

【**穴名出處**】《靈樞・本輸》

【**別名**】天聽。

【**釋名**】天為上，指頭言；牖指戶，有頭竅之意。穴當頸部，善於開竅，主治頭竅耳目之疾，猶頭部之門戶，因名天牖。

【**穴位觸診法**】乳突後，胸鎖乳突肌後緣，平下頜角，在天容與天柱的平行線上取穴。也可：在頸筋間，缺盆上，天容後，天柱前，完骨後，髮際上。

【**局部解剖**】穴下為皮膚、皮下組織、頭夾肌、頭半棘肌。皮膚由耳大神經和枕小神經雙重分佈。皮膚厚而緻密。頭夾肌和頭半棘肌均由頸神經後支支配。

【**主治**】頭暈，頭痛，面腫，目昏，暴聾，瘰癧，頭頸項痛。

【**配穴**】配太衝、聽會，疏導經氣、清瀉肝火，治耳聾；配四瀆，清瀉肝膽之火，治暴聾；配風池、崑崙，祛風散邪、疏通經絡，治目眩頭痛；配廉泉、合谷，疏洩鬱熱，治喉痺；配心俞，祛風洩熱，治目淚出；配太陽、承泣，清洩風熱、消腫止痛，治目痛；配後谿、崑崙、肩外俞，祛風通絡，治頭頸項痛。

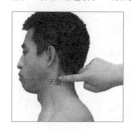
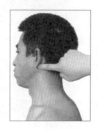
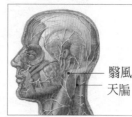

翳風
天牖

【刺灸法】直刺 0.5～1.0 寸，或針尖沿著胸鎖乳突肌後緣向椎體方向刺 1 寸左右，得氣即止。可灸。

## ○翳　風

【穴名出處】《針灸甲乙經》

【釋名】翳指蔽，風屬聲。風邪入內，暫居於此，為上焦風邪匿藏之所，因名翳風。

【穴位觸診法】在耳垂後方，下頜角與乳突之間凹陷中取穴。開口時耳垂與乳突突起之間有凹陷，壓按之引耳痛。

【局部解剖】本穴下為皮膚、皮下組織、腮腺。皮膚由耳大神經分佈。皮下組織疏鬆，耳後靜脈面後靜脈匯合成頸外（淺）靜脈，在胸鎖乳突肌淺面向下後斜行，至該肌後緣，鎖骨上約 2.5 公分處，穿深筋膜匯入鎖骨下靜脈。

【主治】耳鳴，耳聾，口眼喎斜，牙關緊閉，頰腫，瘰癧。

【配穴】配行間，清瀉肝火，宣通耳竅，治痰火上擾清竅所致之耳鳴耳聾；配內庭、足三里、商陽點刺出血，洩血清熱、消腫散結，治胃熱壅盛所致之腮腺炎腫痛；配合谷、內庭，清降胃火、宣洩陽明，治牙痛；配太衝、豐隆，平降肝火、祛痰降濁，治肝鬱化火、挾痰上竄之眩暈、嘔吐、耳鳴；配豐隆、脾俞、中脘，祛濕化痰，治痰濕中阻、清陽不升之眩暈耳鳴；配地倉、頰車、下關、四白、合谷，以疏調經氣，治面癱。

【刺灸法】直刺 1.2 寸左右。耳病可向耳根方向進針，面神經麻痺可向口角方向進針，緩慢提插尋找針感以

得氣為度。

## 〇瘈　脈

【穴名出處】《針灸甲乙經》

【別名】資脈、體脈、資生。

【釋名】瘈指拘攣，脈指血絡。穴當耳後青筋絡脈處，主治癲癇、瘈瘲，故名瘈脈。

【穴位觸診法】正坐、側伏或側臥。在頭部，耳後乳突中央，當角孫至翳風之間，沿耳輪連線的中、下 1/3 的交點處。簡易取穴方法：與耳孔相對，顱骨乳突部。

【局部解剖】穴下為皮膚、皮下組織、耳後肌。皮膚由耳大神經的耳後支分佈。皮下組織後，除頸叢的耳大神經的分佈外，還有耳後動、靜脈經過。

【主治】頭痛，耳鳴，耳聾，癲癇，瘈瘲，嘔吐，瀉痢。

【配穴】配合谷、太衝，治小兒驚癇；配聽會、翳風，治耳鳴、耳聾；配頭維、風池，治偏頭痛；配完骨，治頭風耳後痛；配行間、曲池、百會，治療高血壓；配風池、角孫、合谷、太陽，治療視網膜出血。

【刺灸法】一般向顱息方向平刺 0.5 寸左右。可灸。

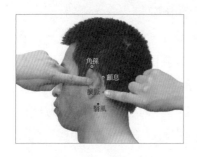
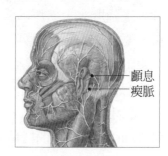

## ○顳　息

【穴名出處】《針灸甲乙經》

【別名】顳顬、顳囟、顳顖。

【釋名】顳指頭言；息指喘息，又有休止之意。因該穴主治頭痛、顳鳴、耳鳴，因名顳息。

【穴位觸診法】耳後，當翳風與角孫沿耳翼連線的上1/3 處取穴，當乳突根部以手觸壓有空。

【局部解剖】穴下為皮膚、皮下組織、枕額肌。皮膚由耳大神經分佈。皮內含有大量毛囊、汗腺和皮脂腺。

【主治】頭痛，耳痛，耳鳴，小兒驚癇，嘔吐。

【配穴】配太陽，袪風通絡，調和氣血，治頭痛；配中渚、耳門，疏導少陽經氣，治耳鳴耳聾；配行間、神門、曲池，息風潛陽、寧心安神，治療高血壓。

【刺灸法】一般向上、向角孫方向平刺 0.5 寸左右。可灸。

## ○角　孫

【穴名出處】《靈樞·傷寒論》

【釋名】邊側為角，孫指小絡。昔以耳為角，穴當耳角邊直上的小絡脈處，因名角孫。

【穴位觸診法】正坐、側伏或側臥。在頭部，折耳廓向前，當耳尖直上入髮際處。

簡易取穴方法：將耳廓摺疊向前，找到耳尖，當耳尖直上入髮際處取穴。《十四經發揮》云：「在耳廓中間上，開口有空。」

【局部解剖】穴下為皮膚、皮下組織、耳上肌、顳筋膜、顳肌。

皮膚由下頜神經的耳顳神經分佈，皮下筋膜內除上述神經外，還有顳淺動、靜脈，無深筋膜。

【主治】耳部腫痛，目赤腫痛，目翳，牙痛，唇燥，頭頸項痛。

【配穴】配頰車，清熱袪風、消腫止痛，治牙痛；配翳風、耳門、風池，清熱瀉火、疏通經氣，治耳鳴、耳痛；配睛明、肝俞，宣洩鬱熱、滋補肝腎，治目疾；配肝俞、太陽、風池，清熱瀉火、補益肝腎，治視神經炎；配少商、曲池，洩熱消腫、疏通壅滯，治瘡腫濕疹。

【刺灸法】向前或向後平刺 0.3～0.5 寸。可灸。

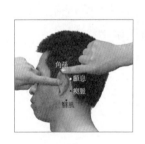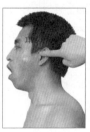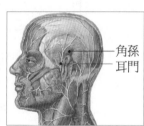

# ○耳　門

【穴名出處】《針灸甲乙經》

【釋名】穴當耳前，耳珠上切跡凹陷處，主治耳部疾患，有耳的門戶之意，因名耳門。

【穴位觸診法】正坐、側伏或側臥。在面部，當耳屏上切跡的前方，下頜骨髁突後緣凹陷中。在面部，先找到耳屏，即耳朵前面的小珠樣解剖標誌，當耳屏上緣的前

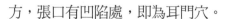

方，張口有凹陷處，即為耳門穴。

【局部解剖】穴下為皮膚、皮下組織、腮腺。皮膚由三叉神經的上頜神經的分支耳顳神經分佈。皮下筋膜內除含有上述皮神經外，還有顳淺動、靜脈經過。

【主治】耳聾，耳鳴，聤耳，牙痛，頸頷痛。

【配穴】配翳風、合谷，清熱解毒、疏風開竅，治聤耳；配足三里，培腎固本、疏通經氣，治耳鳴、腰痛；配中渚、外關，疏導經氣、通絡開竅，治耳鳴耳聾；配絲竹空、頰車、手三里，瀉火通絡止痛，治齒齲痛。

【刺灸法】直刺 0.5～1.0 寸。

## ○耳和髎

【穴名出處】《針灸甲乙經》

【別名】銳發下。

【釋名】和有正常的含義，是穴適當耳前銳發下橫動脈處，主治耳鳴等，針此能使疾病消除，恢復正常的聽力，因名耳和髎。

【穴位觸診法】正坐、側伏或側臥、仰臥。在頭側部，當鬢髮後緣，平耳廓根之前方，顳淺動脈的後緣。簡易取穴方法：平耳廓根之前方，以手觸及動脈搏動處為顳淺動脈，顳淺動脈的後緣取穴。

【局部解剖】穴下為皮膚、皮下組織、耳前肌、顳筋膜、顳肌。

皮膚由下頜神經的分支、耳顳神經、面神經分佈。皮下筋膜較薄，內有耳顳神經、面神經的顳支及顳淺動、靜脈通過，耳前肌為皮肌，受面神經的顳支支配。

【主治】頭重痛，耳鳴，牙關拘急，頷腫。

【配穴】配翳風、太谿，疏導少陽經氣，治耳鳴；配風池、太陽，袪風通絡、宣洩少陽，治偏頭痛。

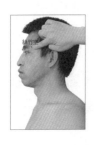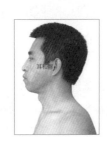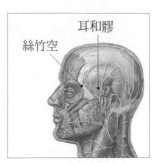

## ○絲竹空

【刺灸法】向內或下橫刺 0.3～0.5 寸，局部脹痛。可灸。

【穴名出處】《針灸甲乙經》

【別名】巨窌、目窌、目膠、月膠。

【釋名】絲竹指樂器，空指鳴響。是穴又為手足少陽脈氣所發，氣通於耳，善治耳鳴、耳聾，因名絲竹空。

【穴位觸診法】在眉梢外端凹陷處取穴。

【局部解剖】穴下為皮膚、皮下組織、眼輪匝肌。皮膚由三叉神經眼支的眶上神經和上頜神經、面神經分佈，該處皮膚較薄，移動性很大，皮下組織內除皮膚、皮下組織外，還有顳淺動、靜脈的額支經過。

【主治】頭痛，目眩，目赤腫痛，眼瞼瞤動，牙痛，癲癇。

【配穴】配耳門，袪風止痛，治牙痛；配攢竹、四

白、地倉，舒筋活血通絡，治面癱；配風池、睛明，通絡明目，治目疾；配水溝、百會、合谷，息風醒腦，治癲癇。

【刺灸法】平刺 0.5～0.8 寸。治偏正頭痛，可向率谷透刺，通竅止痛。

《玉龍歌》云：「偏正頭風痛難醫，絲竹金針亦可施，沿皮向後透率谷，一針兩穴世間稀。」

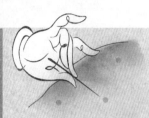

第十二章
# 足少陽膽經

**經脈循行原文：**

膽足少陽之脈，起於目銳眥，上抵頭角，下耳後，循頸，行手少陽之前，至肩上，卻交出手少陽之後，入缺盆。

其支者：從耳後入耳中，出走耳前，至目銳眥後。

其支者：別銳眥，下大迎，合於手少陽，抵於䪼，下加頰車，下頸，合缺盆，以下胸中，貫膈，絡肝，屬膽，循脇脇裏，出氣街，繞毛際，橫入髀厭中。

其直者：從缺盆下腋，循胸，過季脇，下合髀厭中。以下循髀陽，出膝外廉，下外輔骨之前，直下抵絕骨之端，下出外踝之前，循足跗上，入小指次指之間。

其支者：別跗上，入大指之間，循大指歧骨內，出其端，還貫爪甲，出三毛（《靈樞·經脈》）。

**詮　釋：**

略。見光碟內容。

本經一側 44 穴（左右兩側共 88 穴），其中 4 穴分佈在下肢的外側面，30 穴在臀、側胸、側頭部。首穴瞳子膠，末穴足竅陰。

本經聯絡臟腑：膽、肝；聯絡器官：目、耳、膈。

本經主治頭面五官病症、神志病、熱病以及本經脈所經過部位的病症。

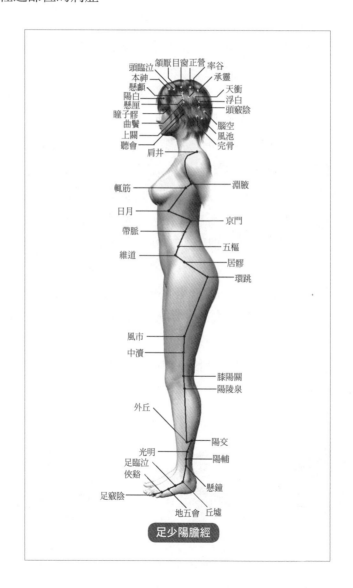

足少陽膽經

# ○瞳子髎

【穴名出處】《針灸甲乙經》

【別名】太陽、前關、魚尾、後曲。

【釋名】瞳子，指眼珠中的黑色部分，為腎水所主之處，此指穴內物質為腎水特徵的寒濕水氣；髎，孔隙也。本穴氣通於目珠瞳子，主治眼疾，故名瞳子髎。

【穴位觸診法】在目外眥外側，眶骨外側緣凹陷中取穴。自眼眶外緣稍向外上方強壓之則周圍感痛處取之。

【局部解剖】穴下為皮膚、皮下組織、眼輪匝肌、瞼外側韌帶、眶脂體。皮膚由眼神經的淚腺神經分佈。

【主治】角膜炎，視網膜炎，視網膜出血，瞼緣炎，屈光不正，青少年近視眼，白內障，青光眼，夜盲症，視神經萎縮；頭痛，面神經麻痺，三叉神經痛。

【配穴】配睛明、絲竹空、攢竹，治目痛、目赤、目翳；配頭維、印堂、太衝，治頭痛；配合谷、太陽、顴髎，治三叉神經痛。

【刺灸法】向後平刺或斜刺 0.3～0.4 寸，局部有脹感，有時可放散到耳道；或用三棱針點刺出血。

【附註】手足少陽、手太陽之會。

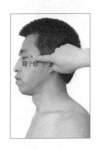
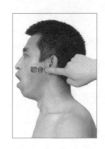
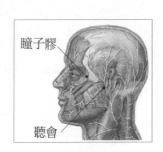

## ○聽 會

【穴名出處】《針灸甲乙經》

【別名】耳門、聽呵、聽訶、後關。

【釋名】聽，聞；會，懂得、領悟。本穴能調和耳部經脈氣機，使聽覺敏銳，故名聽會。

【穴位觸診法】在耳屏間切跡前，當聽宮（小腸經）直下，下頜骨髁狀突後緣，張口有空處取穴。

【局部解剖】穴下為皮膚、皮下組織、腮腺囊、腮腺。皮膚由上頜神經的耳顳神經分佈。腮腺內部的血管主要有頸外動脈、顳淺動靜脈、上頜動靜脈、面橫動靜脈、面後靜脈，神經有耳顳神經和面神經叢。

【主治】突發性耳聾，中耳炎，外耳道癤，顳下頜關節功能紊亂，腮腺炎，牙痛，咀嚼肌痙攣；面神經麻痺，腦血管後遺症。

【配穴】配聽宮、翳風，清熱瀉火，治耳鳴、耳聾；配頰車、地倉、陽白，通經活絡，治面神經麻痺；配太陽、率谷、頭維，疏風止痛，治偏頭痛。

【刺灸法】張口，略向內上方進針 1 寸左右。可灸。

## ○上 關

【穴名出處】《針灸甲乙經》

【別名】客主人、客主、太陽。

【釋名】上，上行也；關，關卡也。本穴關乎清陽之氣上行，故名上關。

【穴位觸診法】正坐或仰臥。在耳前，下關直上，當

顴弓的上緣凹陷處。在面部，耳朵和鼻子之間，靠近耳朵，可以摸到一個橫著的骨頭，即顴弓，當顴弓的高點上緣筋前凹陷處，即為上關穴。

【局部解剖】穴下為皮膚、皮下組織、顳筋膜、顳肌。皮膚由下頜神經的耳顳神經分佈。該神經伴顳淺動脈上行，佈於顳區皮膚。皮下組織內，還有面神經的顳支和顳淺動、靜脈。

【主治】耳鳴，耳聾，中耳炎，牙痛，下頜關節炎，顳下頜關節功能紊亂，面神經麻痺，面肌痙攣，偏頭痛，眩暈。

【配穴】配聽宮、聽會，治耳鳴；配巨髎、合谷，治牙痛；配太陽、絲竹空、外關，治偏頭痛。

【刺灸法】直刺 0.5～0.8 寸，至局部沉脹。可灸，用艾條灸法溫和灸至皮膚潮紅為度。

【附註】手足少陽、足陽明之會。

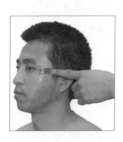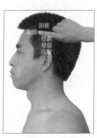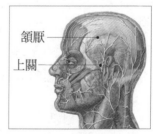

## ○頷　厭

【穴名出處】《針灸甲乙經》

【釋名】頷本意指下巴，這裏當動詞指點頭；厭指厭惡，不樂意，引申為疾病。本穴善治頸項痛、頭前後搖動

不利，故名頷厭。

【穴位觸診法】正坐或仰臥。在頭部鬢髮上，當頭維與曲鬢弧形連線的上 1/4 與下 3/4 交點處。先找到頭維穴（足陽明胃經），再找到曲鬢穴，畫一連接兩穴弧線，在其連線上 1/4 與下 3/4 交點處取穴。

【局部解剖】穴下為皮膚、皮下組織、耳上肌、顳筋膜、顳肌。皮膚佈有耳顳神經，顳淺動、靜脈頂支，顳肌受下頷神經的前幹肌支支配。

【主治】偏頭痛，三叉神經痛，眩暈，癲癇，面神經麻痺，耳鳴，結膜炎，牙痛。

【配穴】配太陽、列缺、風池，治偏頭痛；配絲竹空、支溝、光明，治目眩；配百會、大椎、腰奇，治癲癇。

【刺灸法】直刺 0.3～0.4 寸或透穴，至局部沉脹。可灸。

【附註】手足少陽、足陽明之會。

## ○懸　顱

【穴名出處】《靈樞·寒熱病》

【別名】髓孔、髓中、米齧。

【釋名】懸，吊掛也；顱，古指頭蓋骨。因本穴善治頭重頭痛，有提舉清陽之效，因名懸顱。

【穴位觸診法】正坐或仰臥。在頭部鬢髮上，當頭維與曲鬢弧形連線的中點處。先找到頭維穴（足陽明胃經），再找到曲鬢穴，兩穴弧形連線中點處取穴。

【局部解剖】穴下為皮膚、皮下組織、耳上肌、顳筋

膜、顳肌。皮下佈有耳顳神經，顳淺動、靜脈頂支，顳肌
受下頜神經的前幹肌支支配。

【主治】偏頭痛，三叉神經痛，神經衰弱，牙痛，鼻
炎，結膜炎，角膜炎。

【配穴】配風池、外關，治偏頭痛；配絲竹空、太
陽、風池，治目外眥痛；配水溝，治面腫。

【刺灸法】向後或向上、下平刺 0.5～0.8 寸，至局部
沉脹。可灸。

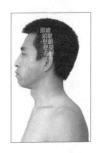 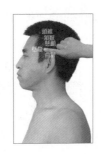 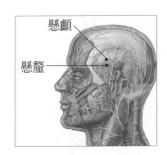

## ○懸　釐

【穴名出處】《針灸甲乙經》

【釋名】懸，揣測也；釐，治理也。本穴能清頭明
目，治療頭腦不清，思維混亂，因名懸釐。

【穴位觸診法】正坐或仰臥。在頭部鬢髮上，當頭維
與曲鬢弧形連線的上 3/4 與下 1/4 交點處。先找到頭維穴
（足陽明胃經），再找到曲鬢穴，於兩穴弧形連線上 3/4 與
下 1/4 交點處取穴。

【局部解剖】穴下為皮膚、皮下組織、耳上肌、顳筋
膜、顳肌。皮膚佈有耳顳神經，顳淺動、靜脈頂支，顳肌
受下頜神經的前幹肌支支配。

【主治】神經衰弱，偏頭痛，三叉神經痛，耳鳴，結膜炎，鼻炎，牙痛。

【配穴】配外關、風池、太陽，治偏頭痛；配聽宮、翳風，治耳鳴；配頰車、地倉、顴髎、水溝，治面癱、面腫。

【刺灸法】向後或鄰近穴位平刺 0.5～0.8 寸，至局部沉脹。可灸。

【附註】手足少陽、足陽明之會。

## ○曲　鬢

【穴名出處】《針灸甲乙經》

【別名】曲髮。

【釋名】曲，隱秘也；鬢，鬢髮也。穴當兩頰上額髮肉相交之處，善治鬢髮斑白，故名曲鬢。

【穴位觸診法】正坐或仰臥。在頭部，當耳前鬢角髮際後緣的垂線與耳尖水平交點處。簡易取穴方法：在上耳翼根之前，開口有凹陷處取之。《十四經發揮》云：「在上耳髮際曲隅陷中，鼓頷有孔。」

【局部解剖】穴下為皮膚、皮下組織、耳上肌、顳筋膜、顳肌。皮下佈有耳顳神經，顳淺動、靜脈頂支，顳肌受下頜神經的前幹肌支支配。

【主治】三叉神經痛，偏頭痛，面神經麻痺，顳肌痙攣，牙痛，視網膜出血及其他眼病。

【配穴】配太陽、頭維，治偏頭痛；配衝陽、頰車，治牙痛；配廉泉、合谷，治暴喑。

【刺灸法】直刺 0.3 寸或向後、上平刺 0.8 寸，至局

部沉脹。可灸。

【附註】足太陽、少陽之會。

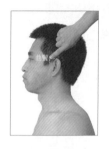
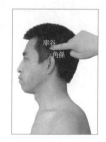
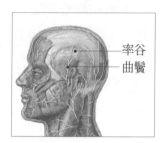

## ○率　谷

【穴名出處】《針灸甲乙經》

【別名】蟀谷、率骨、率角、蟀容。

【釋名】率，引導、順從；谷指水穀。肝升則脾升，膽降則胃降。本穴能降膽氣而和胃，善於調理胃腸功能以運化水穀，故名率谷。

【穴位觸診法】正坐或仰臥。在耳廓尖上方，角孫穴直上，入髮際 1.5 寸處取穴。取於顳頂結節一指橫徑之下方，當咀嚼時跳動凹陷處，角孫之上一寸半，嚼而取之。

【局部解剖】穴下為皮膚、皮下組織、耳上肌、顳筋膜、顳肌。皮膚由下頜神經的耳顳神經分佈。在皮下組織內，有顳淺動、靜脈和耳顳神經。

【主治】偏頭痛，三叉神經痛，面神經麻痹，眩暈，頂骨部疼痛，胃腸炎，小兒高熱驚厥。

【配穴】配風池、太陽，治偏頭痛；配水溝、曲池、太衝，治小兒驚風；配足三里、中脘，治嘔吐。

【刺灸法】向前、後、下平刺 0.5～1.0 寸。可灸。

## ○天　衝

【穴名出處】《針灸甲乙經》

【別名】天衢。

【釋名】天，頭也；衝，氣血運行要道也。本穴為頭部經脈氣血運行的關鍵通道，因名天衝。

【穴位觸診法】正坐、側伏坐或側臥。在頭部，當耳根後緣直上入髮際 2 寸，率谷後 0.5 寸。

【局部解剖】穴下為皮膚、皮下組織、耳上肌、顳筋膜、顳肌。皮膚由下頜神經的耳神經分佈。

【主治】頭痛，癲癇，牙齦炎，耳鳴，耳聾，甲狀腺腫。

【配穴】配百會、頭維，治頭痛；配天突、水突，治癭氣；配百會、內關、太衝，治癭病。

【刺灸法】向前或後下平刺 0.5～1.0 寸，至局部沉脹。溫和灸，邊灸邊按壓。

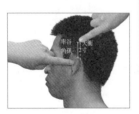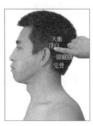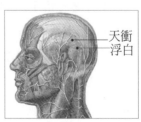

## ○浮　白

【穴名出處】《素問・氣府論》

【釋名】浮，飄浮也；白，肺之色也。肺氣宜沉不宜浮，肺氣上浮則喘咳不利。本穴善治肺氣不降，因名浮

白。

【穴位觸診法】正坐、側伏坐或側臥。在頭部，先如上法找到天衝穴，在乳突後凹陷處找到完骨穴，天衝與完骨的弧形連線的中 1/3 與上 1/3 交點處取穴。

【局部解剖】穴下為皮膚、皮下組織、耳上肌、顳筋膜、顳肌。在胸鎖乳突肌的乳突止點肌腱的外側與耳廓背面基底部之間，有耳後動、靜脈與其伴行的耳大神經經過。

【主治】頭痛，牙痛，耳鳴，耳聾，甲狀腺腫，支氣管炎，扁桃體炎，中風後遺症。

【配穴】配風池、太陽、百會，治頭痛；配頰車、下關、合谷，治牙痛；配天牖、天容、天突，治瘰癧。

【刺灸法】向上、下平刺 0.5～0.8 寸，至局部沉脹。可灸。

## ○頭竅陰

【穴名出處】《針灸甲乙經》

【別名】竅陰、枕骨。

【釋名】頭，指穴處的部位在頭部；竅，孔穴、空竅之意；陰，指陰經、五臟。本穴為諸陰經之氣開竅於頭部之處，故名頭竅陰。

【穴位觸診法】正坐、側伏坐或側臥。在頭部，先如上法找到天衝穴，在乳突後凹陷處找到完骨穴，天衝與完骨的弧形連線的中 1/3 與下 1/3 交點處取穴。

【局部解剖】穴下為皮膚、皮下組織、耳後肌、枕額肌（枕腹）。皮膚由枕小神經和耳大神經雙重分佈。

【主治】頭痛，三叉神經痛，腦膜炎，四肢痙攣抽搐，喉炎，神經性耳鳴，耳聾，甲狀腺腫，腦血管病，胸痛，支氣管炎。

【配穴】配聽宮、聽會、翳風，治耳鳴、耳聾；配內關、陽陵泉，治胸脇脹痛；配風池、俠谿、太衝，治眩暈。

【刺灸法】向上、下平刺 0.5 ～ 0.8 寸，至局部沉脹。可灸。

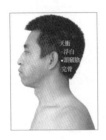 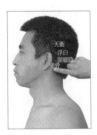 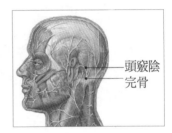

## ○完　骨

【穴名出處】《靈樞・本輸》

【釋名】完，完全、全部也。骨，耳後髮際高骨也。穴當耳後「完骨」之下，因骨名其穴為完骨。《理解》云：完骨，在耳後入髮際四分，耳後髮際高骨，謂之完骨。

【穴位觸診法】正坐、側伏坐或側臥。在頭部，當耳後乳突的後下方凹陷處。取穴時在耳的後下方摸到明顯的骨性突起，即為乳突，乳突的後下方一橫指凹陷處取穴。

【局部解剖】穴下為皮膚、皮下組織、枕額肌（止點）。皮膚由頸叢的耳大神經分佈。在皮下組織內，有耳大神經與耳後動、靜脈伴行。

【主治】頭痛，失眠，癲癇，面神經麻痺，失語，腮腺炎，牙齦炎，中耳炎，扁桃體炎，口唇肌肉萎縮，牙痛。

【配穴】配風池、率谷，治偏頭痛；配天容、氣舍、天突，治喉痺；配風池、大椎、內關，治癲疾。

【刺灸法】斜刺 0.5～0.8 寸，局部沉脹；可用三棱針點刺放血，出血量在 2 毫升以上為佳；也可向同側顴骨方向進針 1 寸左右，找到針感後溫針灸 3 壯。可灸。

## ○本　神

【穴名出處】《針灸甲乙經》

【釋名】本，人之根本也；神者氣也。此穴與元神、元氣相關，有安神、安智之功，因名本神。

【穴位觸診法】正坐、側伏或側臥。在頭部，當前髮際上 0.5 寸，神庭旁開 3 寸，神庭與頭維連線的中 1/3 與外 1/3 的交點處。

前髮際不明顯者，約將鼻準至鼻根部為 3 寸，以此作為確定前髮際的依據。

【局部解剖】穴下為皮膚、皮下組織、枕額肌、帽狀腱膜下結締組織、骨膜（額骨）。皮膚由額神經的眶上神經分佈。在皮下組織內除分佈神經外，還有額動、靜脈及其分支。

【主治】神經性頭痛，眩暈，癲癇，胸脇脹痛，腦卒中，中風後遺症。

【配穴】配神庭、印堂，治前額頭痛；配顱息、內關，治胸脇脹痛；配前頂、囟會、天柱，治小兒驚風。

【刺灸法】向前、後平刺 0.5～0.8 寸，至局部沉脹，以針下有鬆軟感為宜，捻轉得氣後，留針 30 分鐘。可灸。

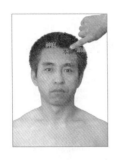
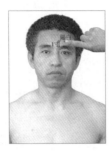
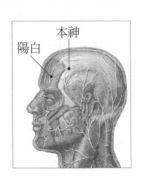

## ○陽　白

【穴名出處】《針灸甲乙經》

【釋名】陽，指目；白，明亮清白也。本穴有明目之效，因名陽白。

【穴位觸診法】在前額，於眉毛中點上 1 寸取穴，正視，瞳孔直上取之，穴當前頭結節之下方。

【局部解剖】穴下為皮膚、皮下組織、枕額肌、帽狀腱膜下結締組織、骨膜（額骨）。皮膚由額神經的眶上神經和滑車上神經雙重分佈。

【主治】眼科疾病，面神經麻痺或面肌痙攣，眶上神經痛等。

【配穴】配太陽、風池、外關，治偏頭痛；配顴髎、頰車、合谷，治面神經麻痺；配睛明、太陽，治目赤腫痛。

【刺灸法】一般向眉心方向平刺 0.5～0.8 寸。可灸。

【附註】足少陽、陽維脈之會。

# ○頭臨泣

【穴名出處】《針灸甲乙經》

【別名】臨池。

【釋名】臨指調控；泣指眼淚。本穴有調節淚液開合作用，治療迎風流淚，因名頭臨泣。

【穴位觸診法】正坐或仰臥。在前額部，當瞳孔直上入前髮際 0.5 寸，神庭與頭維連線的中點處。

【局部解剖】穴下為皮膚、皮下組織、枕額肌、腱膜下結締組織、骨膜（額骨）。佈有眶上神經和眶上動、靜脈。

【主治】頭痛，小兒高熱驚厥，角膜白斑，急慢性結膜炎，屈光不正，急性腦血管病。

【配穴】配百會、印堂、頭維，治頭痛；配攢竹、絲竹空、合谷，治目赤腫痛；配百會、水溝、內關，治小兒驚癇。

【刺灸法】向前、後平刺 0.5～0.8 寸，至局部沉脹；或用 1.5 寸毫針，向陽白、頭維、目窗等穴透刺，透刺 1寸後行捻轉平補平瀉法，行針 30 秒，使針感擴散至同側顬額部。可灸。

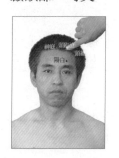
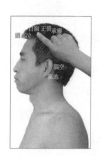
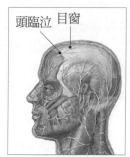

## 〇目　窗

【穴名出處】《針灸甲乙經》

【別名】至榮、至宮。

【釋名】本穴通肝氣而明目，因名目窗。

【穴位觸診法】正坐或仰臥。在頭部，當前髮際上1.5寸，頭正中線旁開2.25寸。先如上法確定頭臨泣穴，在其之後1寸處取穴。《十四經發揮》云：「在臨泣後一寸。」

【局部解剖】穴下為皮膚、皮下組織、帽狀腱膜、腱膜下結締組織、骨膜（頂骨）。皮膚由額神經的眶上神經分佈。皮膚、皮下筋膜與帽狀腱膜，由纖維束緊密結合，三者合稱頭皮，易從腱膜下結締組織層分離。頭部的行針多在此3層下，疏鬆結締組織內進行。

【主治】神經性頭痛，眩暈，結膜炎，視力減退，牙痛。

【配穴】配天衝、風池、印堂，治頭痛；配睛明、瞳子髎、大陵，治目赤腫痛；配百會、中衝、合谷，治療小兒驚癇。

【刺灸法】向前、後平刺0.5～0.8寸，至局部沉脹；或向頭臨泣方向透刺1寸，捻轉1分鐘，留針15分鐘；或用三棱針點刺出血。可灸。

【附註】足少陽、陽維脈之會。

## 〇正　營

【穴名出處】《針灸甲乙經》

【**釋名**】正，正當也；營指思維。本穴善於明目聰耳，治療耳不聰、目不明，思維不清，因名正營。

【**穴位觸診法**】正坐或仰臥。在頭部，當前髮際上2.5寸，頭正中線旁開2.25寸。先確定目窗穴，在其之後1寸處取穴。《十四經發揮》云：「在目窗後一寸。」

【**局部解剖**】穴下為皮膚、皮下組織、帽狀腱膜、腱膜下結締組織、骨膜（頂骨）。皮膚由額神經的眶上神經分佈。

【**主治**】頭痛，眩暈，牙痛，視神經萎縮，嘔吐。

【**配穴**】配風池、頭維、外關，治偏頭痛；配頰車、下關、合谷，治牙關不利、牙痛；配風池、內關、印堂，治目眩、嘔吐。

【**刺灸法**】向前、後平刺0.5～0.8寸，至局部沉脹。可灸。

【**附註**】足少陽、陽維脈之會。

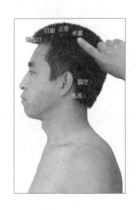

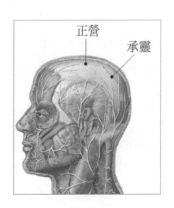

## ○承　靈

【**穴名出處**】《針灸甲乙經》

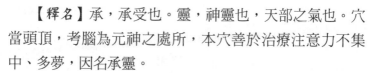

【釋名】承，承受也。靈，神靈也，天部之氣也。穴當頭頂，考腦為元神之處所，本穴善於治療注意力不集中、多夢，因名承靈。

【穴位觸診法】正坐或仰臥。在頭部，當前髮際上 4 寸，頭正中線旁開 2.25 寸。先確定正營穴，在其之後 1.5 寸處取穴。《十四經發揮》云：「在正營後一寸五分。」

【局部解剖】穴下為皮膚、皮下組織、帽狀腱膜、腱膜下結締組織、骨膜（頂骨）。皮膚由頸神經後支枕大神經分佈，該神經與枕動脈、枕靜脈並行，枕動脈與顳淺動脈的頂支吻合。

【主治】頭痛，感冒，鼻炎，衄血，身熱。

【配穴】配百會、太衝，治巔頂頭痛；配迎香、印堂，治鼻淵；配大椎、風池，治發熱、惡風寒。

【刺灸法】向前、後平刺 1 寸，至局部沉脹。可灸。

【附註】足少陽、陽維脈之會。

## ○腦　空

【穴名出處】《針灸甲乙經》

【別名】顳顬。

【釋名】腦指頭、腦髓；空指孔、穴。本穴之氣內通於腦髓，因名腦空。

【穴位觸診法】正坐或俯臥。在頭部，當枕外粗隆的上緣外側，頭正中線旁開 2.25 寸，平腦戶。在後腦部可摸到一個最隆起的骨性標誌，即枕外隆凸，其上緣外側處，即為腦空穴。

【局部解剖】穴下為皮膚、皮下組織、枕額肌（枕

腹）、骨膜（枕骨）。皮膚由頸神經後支枕大神經分佈。枕額肌的後部，稱為枕肌，該肌起於上項線的外側半和乳突的上面，止於帽狀腱膜的後緣，由面神經的耳後支支配。

【主治】感冒，哮喘，癲癇，精神病，頭痛，耳鳴，鼻炎，鼻衄，心悸，肩頸部肌痙攣。

【配穴】配腦戶、風池、崑崙，治後頭痛；配風池、支溝，治頭頸項痛；配神門、內關，治驚悸。

【刺灸法】向下平刺 0.5～0.8 寸，至局部脹痛。可由腦空成 30°角透向風池穴，進針 1.5 寸左右，捻轉瀉法 1 分鐘，留針 30 分鐘，留針期間行針 1 次。可灸。

【附註】足少陽、陽維脈之會。

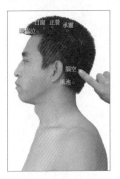
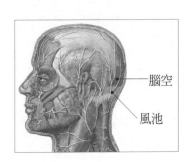

## ○風　池

【穴名出處】《靈樞・熱病》

【別名】熱府。

【釋名】風邪入中於裏，先窩積於此處，故名風池。

【穴位觸診法】正坐或俯臥。在項後，與風府穴（督脈）相平，當胸鎖乳突肌與斜方肌上端之間的凹陷中取穴。也可取於乳突尖端部稍內上方陷凹處。

【局部解剖】穴下為皮膚、皮下組織、項筋膜、頭夾肌、頭半棘肌、頭後大直肌與頭上斜肌之間。皮膚由頸叢的枕小神經分佈。項筋膜包繞項部淺、深層肌。

【主治】腦中風，高血壓，腦動脈硬化，無脈症，視神經萎縮，鼻炎，耳聾，耳鳴，甲狀腺腫大，吞嚥困難，癲癇，失眠，落枕，肩周炎，中風後遺症，足跟痛，感冒。

【配穴】配大椎、後谿，治頭頸項痛；配睛明、太陽、太衝，治目赤腫痛；配陽白、顴髎、頰車，治口眼喎斜。

【刺灸法】向對側眼眶下緣方向或鼻尖方向斜刺0.5～0.8寸，緩緩進針得氣即止。可灸。

【附註】足少陽、陽維脈之會。

## ○肩　井

【穴名出處】《針灸甲乙經》

【別名】肩解、膊井。

【釋名】肩，指穴在肩部也；井，經氣流出之所。本穴為肩部經氣湧出之處，善治肩部疾患，因名肩井。

【穴位觸診法】在肩上，當大椎穴（督脈）與肩峰連線的中點取穴。以一手置對側肩上，前臂緊貼胸部，小指當鎖骨肩端時，中指頭部強壓之，則胸部感酸脹處，於大椎、肩髃之正中稍偏頸部取之。按壓穴位氣向下沉為真穴。

【局部解剖】穴下為皮膚、皮下組織、斜方肌筋膜、斜方肌、肩胛提肌、上後鋸肌。皮膚由第四、五、六頸神

經後支重疊分佈。肩胛提肌，位於頸椎橫突和肩胛骨內側角與脊柱緣上部之間，由肩胛脊神經支配。上後鋸肌在前肌的深面稍下方，在第六、七頸椎和第一、二胸椎棘突第二至第五肋角的外面，該肌由第一至第四胸神經後支支配。針由皮膚、皮下筋膜穿斜方肌筋膜及其下方斜方肌，在頸橫動脈的內側，深進肩胛提肌、上後鋸肌。

【主治】高血壓，腦中風，神經衰弱，副神經麻痺，乳癰，崩漏，落枕，頸項肌痙攣，肩背痛，中風後遺症，小兒麻痺後遺症。

【配穴】配肩髃、天宗，治肩背痺痛；配乳根、少澤，治缺乳、乳癰；配合谷、三陰交，治滯產。

【刺灸法】直刺 0.5 寸，或向肩胛骨方向平刺 0.8 寸，深部正當肺尖，不可深刺。可灸。

【附註】手少陽、陽維脈之會。

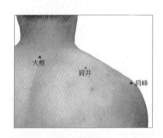
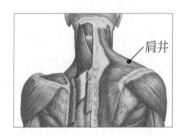

# ○淵　腋

【穴名出處】《針灸甲乙經》

【別名】泉液、澗淵。

【釋名】淵，深淵也；腋，指穴位所在的部位為腋部也。本穴為少陽膽經之氣深聚之所，與腋部極泉相通，善治腋部諸疾，因名淵腋。

【穴位觸診法】仰臥或側臥。在側胸部，舉臂，當腋中線上，腋下3寸，第四肋間隙中。先確定腋中線，男性第四肋間隙平乳頭；女性從鎖骨向下數至第四肋間隙，第四肋間隙與腋中線相交處取穴。

【局部解剖】穴下為皮膚、皮下組織、胸深筋膜、前鋸肌、第四肋間結構、胸內筋膜。皮膚由第三、四、五肋間神經外側支重疊分佈。胸腔內相對應的器官是肺和胸膜，不宜深刺。

【主治】胸肌痙攣，肋間神經痛，胸膜炎，頸及腋下淋巴結炎，肩臂痛。

【配穴】配天宗、肩髃、臂臑，治臂痛不舉；配章門、膻中，治胸滿、脅痛。

【刺灸法】向前或向上、下斜刺 0.5～0.8 寸，至局部沉脹。可灸。

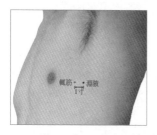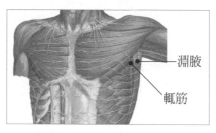

## ○輒　筋

【穴名出處】《針灸甲乙經》

【別名】神光。

【釋名】輒，本義為車廂左右板上端向外翻出的平板，其作用是防止車輪之泥水的飛濺，作動詞為專擅、專權；筋指經筋。本穴善治經筋功能異常，因名輒筋。

【穴位觸診法】仰臥或側臥。在側胸部，淵腋前1寸，平乳頭，第四肋間隙中。先確定淵腋穴，前1寸，平乳頭。取腋下正中3寸，向前1寸。

【局部解剖】穴下為皮膚、皮下組織、胸部深筋膜、前鋸肌、第四肋間結構、胸內筋膜。皮膚由第三、四、五肋間神經的外側皮支分佈。胸腔內相對應的器官為胸膜及肺。

【主治】胸膜炎，支氣管哮喘，肋間神經痛，神經衰弱，四肢痙攣抽搐，嘔吐。

【配穴】配陽陵泉、支溝，治胸脇疼痛；配肺俞、定喘、孔最，治喘息不得臥。

【刺灸法】向後或上斜刺0.5～0.8寸，至局部沉脹。可灸。

## ○日　月

【穴名出處】《針灸甲乙經》

【別名】神光。

【釋名】日，陽也，陽經，有表之意；月，陰也，陰經，有裏之意。膽經主樞機，處陰陽兩經之交界半表半裏之間。本穴為膽之募穴，為膽氣募聚於胸脇之所，功效善於出裏達表、調和陰陽氣機，有陰陽合和之性，故名日月。

【穴位觸診法】仰臥。在上腹部，當乳頭直下數3個肋間隙處，第七肋間隙，前正中線旁開4寸取穴。

【局部解剖】穴下為皮膚、皮下組織、胸部深筋膜、腹外斜肌（腱膜）、腹直肌、肋間外韌帶、肋間內肌、腹

橫肌、胸內筋膜。皮膚由第六、七、八肋間神經的前皮支重疊分佈。胸膜薄而透明，是非常堅韌的筋膜。它可以分為內、外兩層。內層包繞肺的表面，稱臟胸膜（肺胸膜）；外層貼附於胸腔各壁的內面稱壁胸膜。

【主治】黃疸，膈肌痙攣，胃及十二指腸潰瘍，急慢性肝炎，膽囊炎，肋間神經痛。

【配穴】配丘墟、陽陵泉、支溝，治脅肋疼痛；配內關、中脘，治嘔吐；配大椎、至陽、肝俞、陰陵泉，治黃疸。

【刺灸法】向下或沿肋骨緣斜刺 0.5～0.8 寸。可灸。

【附註】膽之募穴。

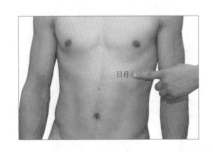
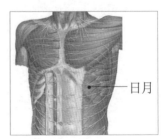

## ○京　門

【穴名出處】《針灸甲乙經》

【別名】氣府、氣俞。

【釋名】京，國都也，人與物之精華聚集、集散之所，此指穴內物質與人腎中精華相連；門，出入的門戶。京門很重要，為腎之募穴，內通人體真元之氣，是生命的重要門戶，因名京門。

【穴位觸診法】側臥，舉臂取之。在側腰部，章門後

1.8寸，當第十二肋骨游離端的下方取穴。

【局部解剖】穴下為皮膚、皮下組織、腹部深筋膜、腹外斜肌、腹內斜肌、腹橫筋膜、腹膜下筋膜。皮膚由第十一、十二胸神經和第一腰神經的側支的前支重疊分佈。穴位腹腔內對應器官，有升（右）降（左）結腸、小腸、乙狀結腸等。

【主治】腎炎，疝氣，尿石病，肋間神經痛，腰背肌勞損，胃腸炎。

【配穴】配腎俞、三陰交，治腎虛腰痛；配天樞、中脘、支溝，治腹脹。

【刺灸法】向下斜刺0.5～0.8寸。可灸。

【附註】腎之募穴。

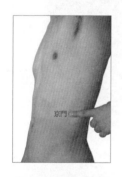 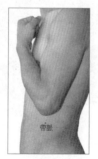 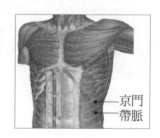

京門

帶脈

京門
帶脈

## ○帶　脈

【穴名出處】《針灸甲乙經》

【釋名】本穴位居季肋，為帶脈經氣所過處，主治帶脈病及經帶疾患，因名帶脈。

【穴位觸診法】側臥。在第十一肋骨游離端直下與臍相平處取穴。也可：在腰部如帶之繞身管束處，穴於陷處

宛宛中。也可先取章門穴（足太陰脾經），在其下 1.8 寸
取穴。

【局部解剖】穴下為皮膚、皮下組織、腹橫筋膜、腹
膜下筋膜。皮膚由第十一、十二胸神經和第一腰神經前支
的外側皮支分佈。

【主治】崩漏，閉經，子宮內膜炎，附件炎，盆腔
炎，子宮脫垂，陰道炎，膀胱炎，睪丸炎，腰痛，下肢無
力等。

【配穴】配白環俞、陰陵泉、三陰交，治帶下病；配
中極、地機、三陰交，治痛經、閉經；配血海、膈俞，治
月經不調。

【刺灸法】直刺 0.5～0.8 寸。可灸，每次將穴位皮膚
灸至潮紅而乾為度。

【附註】足少陽、帶脈之會。

## ○五　樞

【穴名出處】《針灸甲乙經》

【別名】玉樞。

【釋名】五為中宮，其性屬土，這裏指地；樞有運轉
之機。五樞即指地樞，與天樞相對，善於利下竅，故稱五
樞。另，五樞是指腰、兩髖、兩膝 5 個大關節。因本穴善
於治療腰、髖、膝關節不利，故名五樞。

【穴位觸診法】側臥。在側腹部，當髂前上棘的前
方，橫平臍下 3 寸處。先找到側腹部的骨性標誌，即髂前
上棘，髂前上棘的前方，橫平臍下 3 寸凹陷處取穴。

【局部解剖】穴下為皮膚、皮下組織、腹部深筋膜、

腹外斜肌、腹內斜肌、腹橫筋膜、腹膜下筋膜。皮膚由肋下神經和髂腹下神經的外側皮支分佈。腹腔內相對應器官，右側有盲腸、升結腸、闌尾；左側有降結腸、乙狀結腸等。

【**主治**】子宮內膜炎，陰道炎，疝氣，睪丸炎，腰痛，便秘。

【**配穴**】配氣海、三陰交，治少腹痛；配太衝、曲泉，治疝氣。

【**刺灸法**】直刺或向外下方斜刺 1～2 寸，局部酸脹。可灸。

【**附註**】足少陽、帶脈之會。

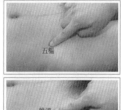
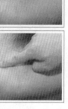
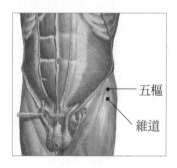

## ○維　道

【**穴名出處**】《針灸甲乙經》

【**別名**】外樞。

【**釋名**】維指綱，有規律之意；道指氣機運行的部位，有氣街的含義。本穴為帶脈、五樞之下，善於調理下焦，以正「地道」之綱紀，治療月經不調、二便失禁諸症，故名維道。

【穴位觸診法】側臥。在側腹部，當髂前上棘的前下方，五樞穴前下 0.5 寸。按上法先找到五樞穴，其前下 0.5 寸處，即為維道穴。

【局部解剖】穴下為皮膚、皮下組織、腹部深筋膜、腹外斜肌、腹內斜肌、腹橫筋膜、腹膜下筋膜。皮膚由肋下神經和髂腹下神經的外側皮支分佈。

【主治】子宮內膜炎，腎炎，附件炎，盆腔炎，子宮脫垂，胃腸炎，闌尾炎，習慣性便秘，疝氣，髖關節疼痛。

【配穴】配巨髎，治腰胯痛；配脾俞、陰陵泉、關元，治月經不調、帶下。

【刺灸法】向內下或外下方斜刺 0.8～1.5 寸，至局部酸脹。可灸。

【附註】足少陽、帶脈之會。

## ○居　髎

【穴名出處】《針灸甲乙經》

【釋名】居，蹲，坐也；髎，孔隙也。本穴位近大轉子，居坐之時穴處凹陷有孔，故名。又本穴善於治療髖關節疾病不能蹲坐，故稱居髎。

【穴位觸診法】側臥。在髂前上棘與股骨大轉子之最高點連線的中點處取穴。在髖部，先找到髂前上棘，再找到股骨大轉子，即前後擺動大腿時，髖部側面摸到的隨著大腿活動而活動的關節，摸到最凸點。盤膝而坐，髂前上棘後下方之陷凹處，強壓之股部有酸麻感。

【局部解剖】穴下為皮膚、皮下組織、闊筋膜、闊筋

膜張肌、臀中肌。皮膚由股外側皮神經分佈。闊筋膜張肌和臀中肌均由臀上神經和血管支配與供應。

【主治】闌尾炎，胃痛，下腹痛，睪丸炎，腎炎，膀胱炎，月經不調，子宮內膜炎，白帶多，腰痛，腿痛，髖關節及周圍軟組織諸疾患等。

【配穴】配環跳、腎俞、委中，治腰腿痹痛；配大敦、中極，治疝氣。

【刺灸法】直刺或向股骨頭方向斜刺 2 寸左右。可灸。

【附註】足少陽、陽蹻脈之會。

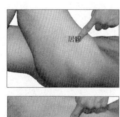
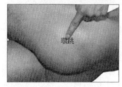
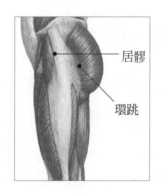

## ○環　跳

【穴名出處】《針灸甲乙經》

【別名】髖骨、髖骨、分中、環各、髀樞、髀厭。

【釋名】完美為環，跳為下肢用力伸縮向上躍起之運動。穴當髀樞，人患腿部風痹則不能伸屈跳躍，針此疾去，可使其人跳躍如常，因名環跳。

【穴位觸診法】側臥屈股。在股骨大轉子最高點與骶

骨裂孔的連線上，外 1/3 與內 2/3 的交點處取穴。也有認為：側臥取於屈股時之橫紋處，強壓之下肢有酸麻感。

【局部解剖】穴下為皮膚、皮下組織、臀肌筋膜、臀大肌、坐骨神經、閉孔內肌（腱）與上下肌。皮膚由髂腹下神經的外側支和臀上皮神經的雙重分佈。

【主治】坐骨神經痛，下肢麻痺，腦血管病後遺症，腰腿痛，髖關節及周圍軟組織疾病，腳氣，感冒，神經衰弱，風疹，濕疹。

【配穴】配殷門、陽陵泉、委中、崑崙，治坐骨神經痛；配居髎、委中、懸鐘，治風寒濕痺證；配風池、曲池，治遍身風疹。

【刺灸法】一般直刺 1.5～3.0 寸。可灸。

## ○風　市

【穴名出處】《備急千金要方》

【釋名】風，風氣風邪也；市，時聚時散、變動不居之意也。膽經經氣在此散熱冷縮後化為水濕風氣。穴居腿部，為風邪集結之所，而針此穴，善治皮膚游風、風痺等症，因名風市。

【穴位觸診法】大腿外側，膕橫紋上 7 寸，股外側肌與股二頭肌之間，當直立垂手時，中指止點處取穴。

【局部解剖】穴下為皮膚、皮下組織、闊筋膜、髂脛束、股外側肌、股中間肌。皮膚由股外側皮神經分佈。股外側肌和股中間肌參與股四頭肌的形成。該肌由股神經支配。旋股外側動脈起自股深動脈的外側壁，在股直肌深面分為上下支，下支營養股前外側肌。

【**主治**】下肢癱瘓，腰腿痛，膝關節炎，腳氣，頭痛，眩暈，坐骨神經痛，股外側皮神經炎，小兒麻痺後遺症，蕁麻疹，耳鳴等。

【**配穴**】配陽陵泉、懸鐘，治下肢痿痺；配風池、曲池、血海，治蕁麻疹。

【**刺灸法**】直刺 1.5 寸左右，或向上、下斜刺，以得氣為度。可灸。

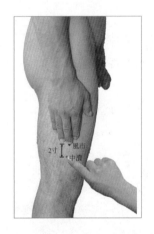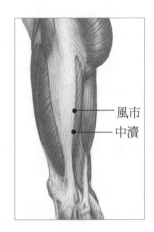

## ○中　瀆

【**穴名出處**】《針灸甲乙經》

【**釋名**】中為裏之意；瀆為水溝之意。本穴位於下焦，與在上之風市有別，而善於利濕，能消除體內之濕氣，因名中瀆。

【**穴位觸診法**】俯臥或仰臥。在大腿外側，股外側肌與股二頭肌之間，當風市下 2 寸，或膕橫紋上 5 寸。

【**局部解剖**】穴下為皮膚、皮下組織、髂脛束、股外側肌、股中間肌。皮膚由股外側皮神經分佈。

【主治】下肢麻痺，坐骨神經痛，膝關節炎，腓腸肌痙攣。

【配穴】配環跳、陽陵泉、足三里，治下肢痿痺；配陰市，治下肢外側涼麻、疼痛。

【刺灸法】直刺1～2寸，至局部酸脹，針尖斜向下，膝部有酸脹感，針尖向上，針感傳到下肢外側根部。可灸。

## ○膝陽關

【穴名出處】《針灸甲乙經》

【別名】寒府、關陽、關陵、陽陵。

【釋名】膝，指本穴所在為膝部；陽，陽氣也；關，關卡也。本穴居陽陵泉之上，為膽中陽氣上下出入的關卡之所，由頭而來的精陽之氣經由此處到達筋會之所以養筋脈，維持關節屈伸，因名膝陽關。

【穴位觸診法】陽陵泉直上，股骨外上髁的上方凹陷中，伸膝取之，穴在髂脛束與股二頭肌腱部之間，按壓之痠痛明顯。也有這樣的說法：「陽陵泉上三寸，犢鼻外陷中。」

【局部解剖】穴下為皮膚、皮下組織、闊筋膜、髂脛束、股外側肌、股中間肌。皮膚由股外側皮神經分佈。皮下組織內有膝上外側動、靜脈。

【主治】膝關節炎，下肢癱瘓，膝關節及周圍軟組織疾患，腳氣，股外側皮神經麻痺，坐骨神經痛。

【配穴】配膝眼、陽陵泉，治膝關節炎；配委中、承山，治膕筋攣急。

【刺灸法】向膝關節方向斜刺 1 寸左右，得氣為度。可用膝陽關透曲泉，屈膝，由膝陽關穴垂直刺入，透曲泉穴，進針 3 寸左右，膝關節部酸脹，有向大腿部放散感後，留針 30 分鐘。可灸。

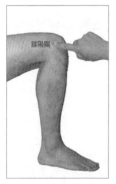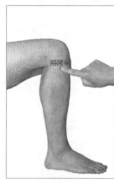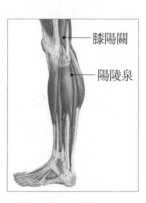

## ○陽陵泉

【穴名出處】《靈樞・本輸》

【別名】筋會、陽陵。

【釋名】陽，陽氣也；陵，土堆也；泉，地下之水也。本穴為膝下經脈氣血旺盛之處，又善治陽水，穴屬膽經合穴，位於膝下外側，昔有膝下為陵之說，因名陽陵泉。

【穴位觸診法】蹲坐或豎膝伸足取穴。在小腿外側，當腓骨小頭前下方凹陷處。先找到小腿外側兩個明顯的骨性標誌，即腓骨小頭和脛骨外側髁，以兩突起為頂點，連線作為等邊三角形的一邊，向下取另一個頂點處即為陽陵泉穴。

【局部解剖】穴下為皮膚、皮下組織、小腿深筋膜、

腓骨長肌、腓骨短肌。皮膚由腓腸外側皮神經分佈。腓淺神經的肌支支配腓骨長、短肌。

【主治】膝關節炎及周圍軟組織疾病，下肢癱瘓，踝關節扭傷，肩周炎，落枕，腰扭傷，臀部肌肉注射後疼痛，肝炎，膽結石，膽絞痛，膽道蛔蟲症，習慣性便秘，高血壓，肋間神經痛。

【配穴】配環跳、風市、委中、懸鐘，治半身不遂、下肢痿痹；配陰陵泉、中脘，治脇肋痛；配水溝、中衝、太衝，治小兒驚風。

【刺灸法】直刺或斜向下刺 1.0～1.5 寸，針感向下傳導為度。可灸。

【附註】本經的合穴，屬土；八會穴之筋會。

## ○陽　交

【穴名出處】《針灸甲乙經》

【別名】別陽、足髎。

【釋名】陽，陽經也；交，交會也。本穴為陽維脈與膽經交會之所，因名陽交。

【穴位觸診法】仰臥或側臥。在小腿外側，當外踝尖上 7 寸，腓骨後緣。先找到外踝尖，即外踝隆起的最高點，當外踝尖上 7 寸，腓骨後緣取穴。

【局部解剖】穴下為皮膚、皮下組織、小腿深筋膜、腓骨長肌（腱）、腓骨短肌、小腿三頭肌、拇長屈肌。皮膚由腓腸外側皮神經分佈。腓骨長、短肌由腓淺神經支配。小腿三頭肌、拇長屈肌由脛神經支配。

【主治】腓淺神經疼痛或麻痺，坐骨神經痛，癲癇，

精神病。

【配穴】配足三里、陰陵泉、懸鐘，治膝脛痛；配太衝，治胸脇脹痛；配四神聰、大陵、內關，治癲狂。

【刺灸法】直刺 1.0～1.5 寸，局部酸脹有時可放散至足部。可灸。

【附註】陽維脈的郄穴。

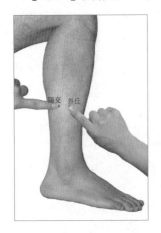
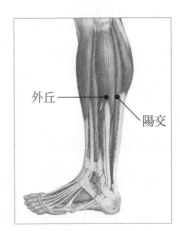

# ○外　丘

【穴名出處】《針灸甲乙經》

【釋名】外，小腿之外也；丘，隆起也。外丘意指隨膽經風氣上揚的脾土塵埃由此飄揚於膽經之外。穴當腿外側肌肉隆起處，因名外丘。

【穴位觸診法】仰臥或側臥。在小腿外側，當外踝尖上 7 寸，腓骨前緣。

先找到外踝尖，即外踝隆起的最高點，當外踝尖上 7 寸，腓骨前緣，平陽交取穴。

【局部解剖】穴下為皮膚、皮下組織、小腿深筋膜、

腓骨長肌、腓骨短肌、趾長伸肌、踇長伸肌。皮膚由腓腸外側皮神經分佈。腓骨長、短肌由腓淺神經支配。

【主治】腓神經痛，下肢麻痺，癲癇，踝關節周圍軟組織疾病。

【配穴】配風池、後谿，祛風活絡止痛，治頭頸項痛；配太衝、肝俞、支溝，疏肝理氣止痛，治胸脇脹痛。

【刺灸法】直刺或向下斜刺 0.5～0.8 寸，局部酸脹有時可放散至足部。可灸。

【附註】膽經的郄穴。

## ○光　明

【穴名出處】《靈樞・經脈》

【釋名】光明，光徹明亮也。本穴為膽經之絡穴，善於利膽疏肝，和膽氣而養肝血，治療目視不明，故名光明。

【穴位觸診法】外踝尖直上 5 寸，當腓骨前緣，趾長伸肌和腓骨短肌之間取穴。

【局部解剖】穴下為皮膚、皮下組織、小腿筋膜、腓骨長肌、腓骨短肌、趾長伸肌、踇長伸肌。皮膚由腓淺神經分佈。

【主治】瞼緣炎，屈光不正，夜盲，視神經萎縮，偏頭痛，精神病，膝關節炎，腰扭傷。

【配穴】配睛明、承泣、瞳子髎，治目痛；配陽陵泉、崑崙，治下肢痿痺。

【刺灸法】直刺或向上、下斜刺 0.5～0.8 寸。可灸。

【附註】膽經的絡穴。

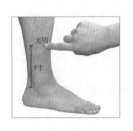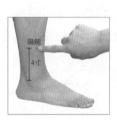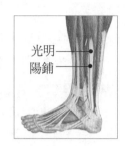

## ○陽　輔

【穴名出處】《靈樞·本輸》

【釋名】陽指陽氣，輔為面頰之意。面為諸陽之會，陽氣不足則面青無光澤，因本穴能治療面部陽氣不足之症，故名陽輔。

【穴位觸診法】在小腿外側，當外踝尖上 4 寸，腓骨前緣稍前方。先找到外踝尖，即外踝隆起的最高點，外踝尖上 4 寸，腓骨前緣稍前方取穴。

【局部解剖】穴下為皮膚、皮下組織、小腿深筋膜、腓骨長肌腱、腓骨短肌腱、趾長伸肌、踇長伸肌。皮膚由腓總神經的分支腓淺神經分佈。

【主治】半身不遂，下肢麻痺，膝關節炎，腰痛，偏頭痛，坐骨神經痛，頸淋巴結核，頸淋巴結炎，扁桃體炎。

【配穴】配環跳、陽陵泉，治下肢外側痛；配風池、太陽，治偏頭痛；配丘墟、足臨泣，治腋下腫。

【刺灸法】直刺 1.0～1.5 寸，針尖略向下斜刺時，有的針感可放散到足背。可灸。

【附註】本經的經穴，屬火。

## ○懸　鐘

【穴名出處】《針灸甲乙經》

【別名】絕骨、髓會。

【釋名】懸，吊掛也，指空中；鐘，古指編鐘，為一種樂器，其聲渾厚響亮。古有晨鐘暮鼓之說，本穴為絕骨髓會，善於補髓海，清頭明目，醒元神，如晨鐘鳴響，振聾發聵，故又名懸鐘。

【穴位觸診法】外踝尖上 3 寸，當腓骨前緣，當腓骨長、短肌腱之間凹陷處取穴。《針灸甲乙經》云：「在足外踝上三寸動者脈中，足三陽絡，按之陽明脈絕乃取之。」

【局部解剖】穴下為皮膚、皮下組織、小腿深筋膜、腓骨長肌腱、腓骨短肌腱、趾長伸肌、蹈長伸肌。皮膚由腓總神經的分支腓淺神經分佈。

腓骨長、短肌由腓淺神經的肌支支配，蹈長屈肌和趾長屈肌由脛神經支配。

【主治】中風後遺症，下肢痿痹，踝關節及周圍軟組織疾病，脊髓炎，腰扭傷，落枕，頭痛，扁桃體炎，鼻炎，衄血。

【配穴】配腎俞、膝關、陽陵泉，治腰腿痛；配風池、後谿，治頭頸項痛；配環跳、風市、陽陵泉，治坐骨神經痛。

【刺灸法】直刺 0.5～0.8 寸，針尖略向上、下時，針感可向膝、足部傳導。可灸。

【附註】八會穴之髓會。

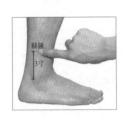 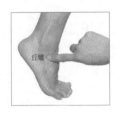 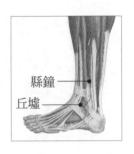

# ○丘　墟

【**穴名出處**】《靈樞・本輸》

【**釋名**】丘，土堆或土坡也；墟，指大土山。丘墟指小山地丘陵地帶，也指荒蕪、廢棄。本穴位於外踝前距骨上大小骨突起之間，狀如丘陵之間的窪地。另，膽為中正之官，主決斷，善於調和臟腑氣機，使氣血調和。本穴為膽之原穴，能維持生命之綱常，振奮氣機，因名丘墟。

【**穴位觸診法**】在足外踝的前下方，當趾長伸肌腱的外側凹陷處。腳跟抬起足尖著地用力，在足背處可見明顯的趾長伸肌腱，在該腱的外側，足外踝的前下方凹陷處取穴。

【**局部解剖**】穴下為皮膚、皮下組織、足背筋膜、趾短伸肌。皮膚由腓腸神經的足背外側皮神經分佈。足背深筋膜較薄弱，兩筋膜之間有豐富的足背靜脈網，分別匯入小隱靜脈。

【**主治**】踝關節及周圍軟組織疾病，腓腸肌痙攣，坐骨神經痛，肋間神經痛，膽囊炎，膽絞痛，腋下淋巴結炎。

【**配穴**】配風池、太衝，治目赤腫痛；配崑崙、申

脈，治外踝腫痛；配陽陵泉、期門，治膽囊炎。

【刺灸法】直刺 0.5～0.8 寸，至局部酸脹，若略向上斜刺，在不斷捻轉運針的同時，針感沿膽經逐漸上行，經過下肢外側走至胸腹、脅肋、肩部，少數可到風池穴，走至耳後、耳內及眼區、側頭部。可灸。

【附註】膽之原穴。

## ○足臨泣

【穴名出處】《靈樞・本輸》

【釋名】足，指穴在足部；臨，居高臨下之意；泣，淚也。外眼角為膽氣所司，為目外眥。

本穴為膽經之輸穴，其氣上逼於目而治療淚泣異常，因名足臨泣。

【穴位觸診法】在第四、五蹠骨結合部的前方凹陷中取穴，穴當小趾伸肌腱的外側。以指自第四趾與第五趾之間向上推行，指止處取之。

【局部解剖】穴下為皮膚、皮下組織、足背筋膜、趾短伸肌、骨間背側肌。皮膚由足背外側皮神經和足中間皮神經雙重分佈。

【主治】頭痛，眩暈，月經不調，胎位不正，乳癰，缺乳，中風癱瘓，足跟痛，間歇熱，呼吸困難。

【配穴】配丘墟、解谿、崑崙，治足跗腫痛；配風池、太陽、外關，治偏頭痛；配乳根、肩井，治乳癰。

【刺灸法】直刺 0.5 寸，以得氣為度。可灸。

【附註】本經的輸穴，屬木；八脈交會穴，通於帶脈。

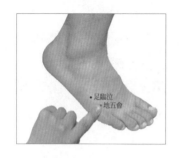
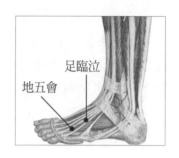

# ○地五會

【穴名出處】《針灸甲乙經》

【別名】地五。

【釋名】膽經有一支脈，由本穴別出，橫跨腎經，兩脈以脾經後至大趾與肝經相交。

本穴因與足部 5 條經脈相通，又因本穴善治足趾盡痛，不能著地，因名地五會。

【穴位觸診法】在足背外側，當足四趾本節（第四蹠趾關節）的後方，第四、五蹠骨之間，小趾伸肌腱內側緣。《十四經發揮》云：「在足小趾次趾本節後陷中。」

【局部解剖】穴下為皮膚、皮下組織、足背筋膜、骨間背側肌。皮膚由足背外側皮神經和足背中間皮神經分佈。

【主治】結膜炎，角膜炎，腰肌勞損，足扭傷，肺結核，吐血，腋淋巴結炎，乳癰。

【配穴】配睛明、瞳子髎、風池，治目赤腫痛；配乳根、膻中、足三里，治乳癰。

【刺灸法】直刺或斜刺 0.5～0.8 寸，至局部酸脹。可灸。

# ○俠　谿

【穴名出處】《靈樞·本輸》

【釋名】俠，有氣之意，原意為使、放任；谿，指流水。本穴為膽經之水穴，但功善利氣、通經活絡，有協助其他穴行氣活血的功能，頗有俠士之風，因名俠谿。

【穴位觸診法】在第四、五趾縫間，當趾蹼緣的上方紋頭處取穴。屈趾取之。

【局部解剖】穴下為皮膚、皮下組織、足背筋膜、第四骨間背側肌。皮膚由腓淺神經的足背中間皮神經分佈。骨間肌由足底外側神經支配。

【主治】下肢麻痺，坐骨神經痛，肋間神經痛，偏頭痛，腦中風，高血壓，耳鳴，耳聾，腋淋巴結炎，咯血，乳癰。

【配穴】配太陽、率谷、風池，治少陽頭痛；配支溝、陽陵泉，治胸脇脹痛；配聽宮、翳風，治耳鳴、耳聾。

【刺灸法】直刺或向上斜刺 0.3～0.5 寸。可灸。

【附註】本經的滎穴，屬水。

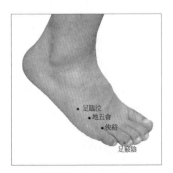
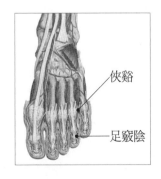

## ○足竅陰

【穴名出處】《靈樞・本輸》

【釋名】足，指穴在足部；竅，空竅之意；陰，指五臟。七竅在頭為五臟所主，故陰竅。如目為肝竅，耳為腎竅，舌為心竅，口為脾竅，鼻為肺竅等。本穴與頭竅陰相同，善於開在頭面部竅道而通陰氣，故名足竅陰。

【穴位觸診法】在第四趾外側，距趾甲角 0.1 寸許取穴，取於第四趾外側爪際。

【局部解剖】穴下為皮膚、皮下組織、趾背腱膜、趾骨骨膜。皮膚由足背中間皮神經的外側支和腓腸外側皮神經分佈。

【主治】神經性頭痛，神經衰弱，肋間神經痛，高血壓，腦血管病後遺症，足踝腫痛，結膜炎，耳聾，耳鳴，哮喘，胸膜炎。

【配穴】配頭維、太陽，治偏頭痛；配翳風、聽會、外關，治耳鳴、耳聾；配少商、商陽，治喉痺。

【刺灸法】直刺 0.1 寸或點刺放血。可灸。

【附註】本經的井穴，屬金。

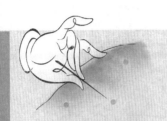

# 第十三章
# 足厥陰肝經

**經脈循行原文：**

肝足厥陰之脈：起於大指叢毛之際，上循足跗上廉，去內踝一寸，上踝八寸，交出太陰之後，上膕內廉，循股陰，入毛中，環陰器，抵小腹，挾胃，屬肝，絡膽，上貫膈，佈脅肋，循喉嚨之後，上入頏顙，連目系，上出額，與督脈會於巔。

其支者：從目系下頰裏，環唇內。

其支者：復從肝別，貫膈，上注肺（《靈樞·經脈》）。

**詮　釋：**

足厥陰肝經：從大趾背毫毛部開始（大敦），向上沿著足背內側（行間、太衝），離內踝一寸（中封），上行小腿內側（會三陰交；經蠡溝、中都、膝關），離內踝八寸處交出足太陰脾經之後，上膝膕內側（曲泉），沿著大腿內側（陰包、足五里、陰廉），進入陰毛中，環繞陰部，至小腹（急脈；會衝門、府舍、曲骨、中極、關元），挾胃旁邊，屬於肝，絡於膽（章門、期門）；向上通過膈肌，分佈脅肋部，沿氣管之後，向上進入頏顙（鼻

咽部），連接目系（眼與腦的聯繫），上行出於額部，與
督脈交會於頭頂。

目部支脈：從目系下向頰裏，環繞唇內。

肝部支脈：從肝分出，通過膈肌，向上流注於肺，接
手太陰肺經。

本經一側 14 穴（左右兩側共 28 穴），其中 2 穴分佈
於腹部和胸部，12 穴在下肢部。首穴大敦，末穴期門。

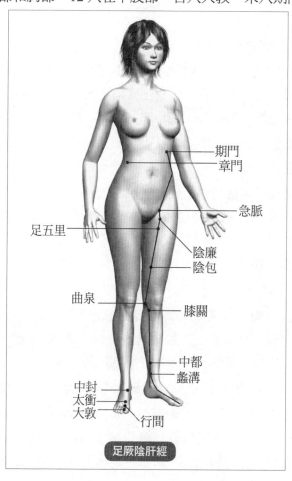

期門
章門
急脈
足五里
陰廉
陰包
曲泉
膝關
中都
蠡溝
中封
太衝
大敦
行間

足厥陰肝經

本經聯絡臟腑：肝、膽、胃、肺；聯絡器官：陰器、目、唇、膈、喉嚨、顛額（鼻咽部）。

　　本經主治肝膽病症、泌尿生殖系統、神經系統、眼科疾病和本經經脈所過部位的疾病。如胸脇脹痛、少腹痛、疝氣、遺尿、小便不利、遺精、月經不調、頭痛目眩、下肢痿痛等症。

## ○大　敦

【穴名出處】《靈樞・本輸》

【別名】水泉、大訓、大順。

【釋名】敦當治理講，大敦見於大禹治水成功後所制訂的「盤古之表」中的古帝王姓氏，此姓氏起於大禹。大禹以治水見常，因本穴善於治療體內經水異常之崩漏等症，功同大禹治水，故名大敦。

【穴位觸診法】正坐或仰臥。在足踇趾外側，去趾甲角約 0.1 寸許取穴。也可在足大趾端，去爪甲角如韭葉及三毛中。

【局部解剖】穴下為皮膚、皮下組織、趾骨骨膜。皮膚由腓深神經終末支的側支分出兩條趾背支，分佈至第一、二趾相對緣的皮膚。

【主治】疝氣，少腹痛，睪丸炎，陰莖痛，精索神經痛，崩漏，月經不調，子宮脫垂，腦出血後遺症，癲癇，嗜睡，胃痛，便秘，心絞痛，冠心病，糖尿病。

【配穴】配太衝、氣海、地機，治疝氣；配隱白，治崩漏；配百會、三陰交、照海，治子宮脫垂。

【刺灸法】向上斜刺 0.1 寸，或用三棱針點刺出血。

可灸。

【附註】本經的井穴，屬木。

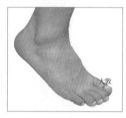

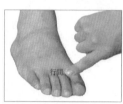

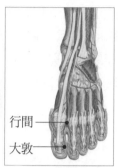

行間
大敦

# ○行　間

【穴名出處】《靈樞・本輸》

【釋名】行，指走路如「行百里者半九十」；間，此處指好，如「病時間時甚者，取之輸」。因本穴善療足疾，治療腳及下肢痛，因名行間。

【穴位觸診法】正坐或仰臥。在足第一、二趾縫間，趾蹼緣的上方紋頭處取穴。也可取於足之大趾之間動脈應手中。以第一蹠趾關節為界，關節前近趾端第一、二趾之間為行間；關節後近蹠端第一、二蹠骨之間為太衝。

【局部解剖】穴下為皮膚、皮下組織、骨間背側肌。皮膚由腓深神經終末支的內側支分佈。趾蹼外足背與足底的皮膚和皮下筋膜互相移行。

【主治】睪丸炎，陰莖痛，疝氣，崩漏，痛經，小兒驚風，精神分裂症，神經衰弱，腦血管病後遺症，遺尿，淋證，消化不良，便秘，胃痛，呃逆腹脹，急慢性腰腿痛，膝部扭傷及慢性勞損，咳嗽氣喘，心絞痛，心悸，疔

瘡癰腫，高血壓，青光眼，肋間神經痛，腹膜炎，糖尿病，牙痛，失眠及足跟痛。

【配穴】配睛明、太陽，治目赤腫痛；配氣海、地機、三陰交，治痛經；配百會、風池、率谷，治偏頭痛。

【刺灸法】直刺 0.5 寸或向上斜刺 0.8 寸。可灸。

【附註】本經的滎穴，屬火。

## ○太　衝

【穴名出處】《靈樞·九針十二原》

【別名】大衝。

【釋名】太，大也；衝，水湧之狀。肝為藏血之臟，有血海之稱，本穴為肝之原穴，本經輸穴，有鼓動肝經之氣血，使肝血蓄溢有度，使全身氣血沖和，為經脈氣血運行之要衝也，故名太衝。

【穴位觸診法】正坐或仰臥。在足第一、二蹠骨結合部之前凹中取穴。以指自第一蹠骨與第二蹠骨之間上推，至歧骨而指止處，且動脈應手。

【局部解剖】穴下為皮膚、皮下組織、拇短伸肌、骨間背側肌。皮膚由腓淺神經的足背內側皮神經分佈。足背皮支較薄，皮下組織中走行有足背靜脈網及大、小隱靜脈。足背動脈行於拇長伸肌腱的外側，向下往拇短伸肌的深面，分出第一蹠背動脈、足底深支等。

【主治】高血壓，頭痛頭暈，失眠多夢，月經不調，崩漏，子宮收縮不全，遺尿，癃閉，淋病，陰縮，泌尿系感染，腹痛腹脹，呃逆，納差，大便困難或溏瀉，目赤腫痛，咽痛喉痺，心絞痛，胸肋脹痛，疝氣，乳癰，胃腸

炎，頸淋巴結核，肝炎，血小板減少症，四肢關節疼痛，肋間神經痛，下肢痙攣，各種昏迷。

【配穴】配合谷，稱為四關穴，治頭痛、眩暈、小兒驚風、高血壓；配足三里、中封，治行步艱難；配氣海、急脈，治疝氣。

【刺灸法】直刺 0.5～1.0 寸或向上、下斜刺 1.0 寸左右。可灸。

【附註】本經的輸穴，屬土；肝之原穴。

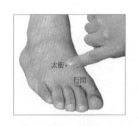
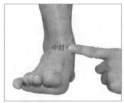
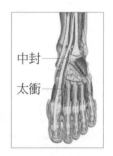

# ○中　封

【穴名出處】《靈樞・本輸》

【別名】懸泉。

【釋名】中，指內，指元氣元精；封，指固、限制、密閉。本穴為肝經之金穴，有收斂之性，肝經繞陰器，肝之疏洩與前陰開合相關，因該穴有斂肝氣而固前陰以密閉元氣的功效，故名中封。

【穴位觸診法】正坐或仰臥。當內踝前方，在商丘與解谿二穴之間，靠脛骨前肌腱的內側凹陷中取穴。將足上仰背伸，則穴處出現凹陷。

【局部解剖】穴下為皮膚、皮下組織、脛骨下端骨

膜。皮膚由股神經的分支隱神經分佈。皮膚下組織疏鬆，有大隱靜脈伴隱神經經過。

【主治】遺精尿閉，陰莖痛，尿路感染，疝氣腹痛，腹部膨脹，納差，肝炎，黃疸，腰足冷痛，踝關節扭傷。

【配穴】配解谿、崑崙，治內踝腫痛；配氣海、中極，治小便不利；配大赫、志室，治遺精。

【刺灸法】一般直刺0.5～1.0寸，至局部酸脹。可灸。

【附註】本經的經穴，屬金。《千金要方》作肝之原穴。

## ○蠡　溝

【穴名出處】《靈樞・經脈》

【別名】交儀。

【釋名】蠡，本義為「蟲齧木中也」（《說文》）；溝，為排水之渠溝也。肝經走小腹繞陰器，肝屬木，前陰如木中之溝渠。因本穴善於治療下焦濕熱、陰癢等症，如木中之有蟲齧，故名蠡溝。

【穴位觸診法】正坐或仰臥。在小腿內側，當足內踝尖上5寸，脛骨內側面的中央。在小腿內側，先找到內踝尖，向上5寸，脛骨內側面的中央取穴。

【局部解剖】穴下為皮膚、皮下組織、小腿三頭肌（比目魚肌）。皮膚由隱神經分佈。皮下組織疏鬆，內行有淺靜脈、皮神經和淺淋巴管。

【主治】性功能亢進，月經不調，子宮內膜炎，崩漏，癃閉，疝氣，梅核氣，精神疾病，脊髓炎，心動過速，腰背部及膝關節急慢性損傷。

【配穴】配陰陵泉、三陰交，治脛部痠痛；配太衝、

氣海，治疝氣及睪丸腫痛；配百會、關元，治子宮脫垂。

【刺灸法】平刺 0.5～0.8 寸，至局部酸脹；沿脛骨後緣向上斜刺 1.5～2.0 寸，酸脹感可擴散至膝。可灸。

【附註】肝經的絡穴。

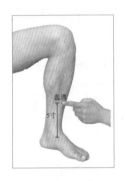
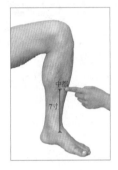
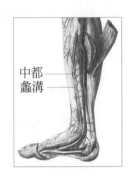

## ○中　都

【穴名出處】《針灸甲乙經》

【別名】中郄、太陰、大陰。

【釋名】中，與大相對；都，都市之意。本穴為肝經之郄穴，與大都相同，亦為氣血匯聚之所，故名中都。

【穴位觸診法】正坐或仰臥。在小腿內側，先找到內踝尖，向上 7 寸，脛骨內側面的中央取穴。

【局部解剖】穴下為皮膚、皮下組織、小腿三頭肌（比目魚肌）。皮膚由隱神經分佈。

【主治】崩漏，疝氣，產後惡露不盡，盆腔炎，陰暴痛，腹脹腹痛，痢疾泄瀉，胃腸炎，急性肝炎，膝關節炎症，下肢麻痺疼痛，足軟無力，喉炎。

【配穴】配三陰交、陰陵泉，治脛寒痺痛；配歸來、太衝，治疝氣；配隱白、大敦，治崩漏。

【刺灸法】平刺 0.5～0.8 寸，至局部酸脹，可放散至膝部。可灸。

【附註】肝經的隙穴。

## ○膝　關

【穴名出處】《針灸甲乙經》

【別名】陰關。

【釋名】膝，指穴在膝部也；關，調控。肝主筋，膝者經筋之所聚。本穴能理肝氣而疏筋，有控制膝關節屈伸的作用，故名膝關。

【穴位觸診法】正坐或仰臥，屈膝。在小腿內側，當脛骨內側髁的後下方，陰陵泉後 1 寸，腓腸肌內側頭的上部。先在脛骨內側髁後下方凹陷處找到陰陵泉穴，其後方 1 寸處為膝關穴。

【局部解剖】穴下為皮膚、皮下組織、縫匠肌（腱）、半膜肌和半腱肌（腱）。皮膚由隱神經分佈。縫匠肌起於髂前上棘，半腱肌、半膜肌起於坐骨結節，三肌分別止於脛骨粗隆的內側。縫匠肌受股神經支配，後二肌受坐骨神經支配。

【主治】痛風，髕骨軟化症，髕上滑囊炎，風濕性關節炎及類風濕關節炎。

【配穴】配梁丘、血海、膝眼，消腫止痛，治膝髕腫痛；配陽陵泉、膝眼、委中、鶴頂，祛風活絡、舒筋止痛，治膝關節炎。

【刺灸法】直刺 0.8～1.0 寸，局部酸脹，有麻電感向足底放散。可灸。

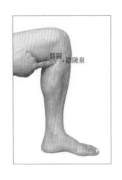 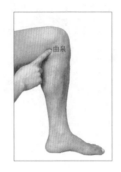 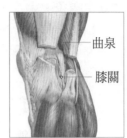

## ○曲　泉

【穴名出處】《靈樞・本輸》

【釋名】曲，隱秘也；泉，泉水也。本穴為肝經氣血匯聚之所，陰血陰氣之所聚，故名曲泉。

【穴位觸診法】正坐或仰臥，屈膝。在膝內側，當膝關節內側面橫紋內側端，股骨內側髁的後緣，半腱肌、半膜肌止端的前緣凹陷處。

【局部解剖】穴下為皮膚、皮下組織、股內側肌。皮膚由股內側皮神經分佈。皮下組織疏鬆，內含脂肪組織較多。

【主治】子宮脫垂，陰道炎，前列腺炎，遺精陽痿，子宮收縮不全，月經不調，痛經，癃閉，尿瀦留，腎炎，精神疾病，目眩目痛，泄瀉，痢疾，膨脹納差。

【配穴】配膝眼、梁丘、血海，治膝髕腫痛；配百會、氣海，治子宮脫垂；配中極、陰陵泉，治小便不利。

【刺灸法】一般直刺 1.0 寸或斜刺 1.5 寸。可灸。

【附註】本經的合穴，屬水。

# ○足五里

【**穴名出處**】《針灸甲乙經》

【**別名**】五里。

【**釋名**】足，指穴在足部；五，為土數，其性通坤；里，指內，泛指氣血臟腑陰陽。本穴氣通裏，與人體本原根本相連，因名足五里。

【**穴位觸診法**】仰臥。在大腿內側，當氣衝直下 3 寸，大腿根部，恥骨結節的下方，長收肌的外緣。先取氣衝穴（足陽明胃經），當氣衝穴直下 3 寸，即為足五里。

【**局部解剖**】穴下為皮膚、皮下組織、長收肌、短收肌。皮膚由髂腹股溝神經和生殖股神經的股支分佈。

【**主治**】陰囊濕疹，睪丸腫痛，尿瀦留，遺尿，股內側痛，少腹脹滿疼痛，倦怠，胸悶氣短。

【**配穴**】配血海、三陰交、風市，治陰囊濕疹；配氣海、太衝，治睪丸腫痛；配中極、陰陵泉，治尿瀦留。

【**刺灸法**】直刺或向上、下斜刺 1～2 寸，提插出現針感後誘導針感向上傳導致會陰部，留針 30 分鐘。可灸。

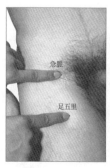
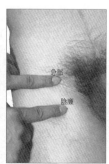
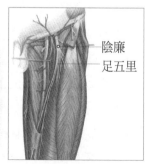

## ○陰　廉

【穴名出處】《針灸甲乙經》

【釋名】陰指陰部，廉指清潔。本穴有潔陰之效，故名陰廉。

【穴位觸診法】仰臥。在大腿內側，當氣衝直下 2 寸，大腿根部，恥骨結節的下方，長收肌的外緣。

【局部解剖】穴下為皮膚、皮下組織、長收肌、短收肌。皮膚由髂腹股溝神經和生殖股神經的股支分佈。皮下組織疏鬆，脂肪組織增多。

【主治】月經不調，帶下，陰部瘙癢，陰腫，疝氣，少腹疼痛，腰腿痛，下肢痙攣。

【配穴】配關元、三陰交、血海，治月經不調；配歸來、衝門，治少腹疼痛。

【刺灸法】直刺 0.8～1.0 寸，局部酸脹，或放散至大腿內側及膝關節部。可灸。

## ○陰　包

【穴名出處】《針灸甲乙經》

【別名】陰胞。

【釋名】陰，水也；包，通胞。肝為血海，任主胞胎，本穴經氣與女子胞相通，故名陰包。

【穴位觸診法】正坐或仰臥。取穴時先找到股骨內側髁，即膝蓋內側上端的骨性標誌，其直上 4 寸處，股內肌與縫匠肌之間。即為陰包穴。

【局部解剖】穴下為皮膚、皮下組織、股內收肌。皮

膚由股內側皮神經分佈。皮膚薄，皮下組織結構疏鬆。縫匠肌由股神經支配，股內收肌由閉孔神經支配。

【**主治**】月經不調，盆腔炎，遺尿，小便不利，腰腿痛，骶髂關節炎，腰肌勞損，腹股溝淋巴結炎。

【**配穴**】配氣海、中極、腎俞，治遺尿；配關元、血海、三陰交，治月經不調。

【**刺灸法**】直刺或向上斜刺 1.0～2.0 寸，向上斜刺時，使針感向上傳導，上達陰部。可灸。

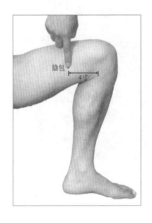
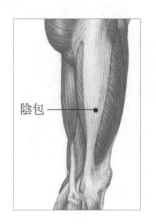

## ○急　脈

【**穴名出處**】《素問·氣府論》

【**別名**】羊矢。

【**釋名**】急，疾速也；脈，脈氣也。穴居陰旁動脈處，按之脈動甚急，因名急脈。

【**穴位觸診法**】仰臥。在恥骨結節的外側，當氣衝外下方腹股溝股動脈搏動處，前正中線旁 2.5 寸。

【**局部解剖**】穴下為皮膚、皮下組織、恥骨肌、短收

肌。皮膚由生殖股神經的股支分佈。股三角位於大腿前內側，由縫匠肌、長收肌和腹股溝韌帶圍成，其三角的前壁為闊筋膜覆蓋，後壁由髂腰肌、恥骨肌及長收肌組成。

【主治】子宮脫垂，疝氣，睾丸鞘膜積液，陰部腫痛。

【配穴】配太衝、曲泉，治疝氣；配關元、歸來，治少腹痛。

【刺灸法】直刺 0.8～1.0 寸，局部酸脹，可擴散至外陰部。針刺時須避開股支神經、靜脈。可灸。

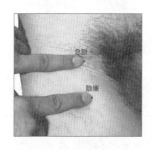
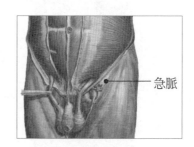

## ○章　門

【穴名出處】《針灸甲乙經》

【別名】長平、脇髎、季脇、脾募、肘髎、肘尖、後章門、季肋。

【釋名】章，規則、法規；門，出入的門戶也。本穴對全身經氣有調節規範作用，故名章門。

【穴位觸診法】側臥。找第十一肋骨尖端，屈臂當肘尖處，於其下點取之。

【局部解剖】穴下為皮膚、皮下組織、腹外斜肌、腹內斜肌、腹橫肌、腹橫筋膜、腹膜下筋膜。皮膚由第十

一、十二胸神經前支的外側皮支分佈。穴位下腹腔內相對應器官為升結腸、小腸（右）、降結腸（左）。

【主治】消化不良，腹痛腹脹，胃腸炎，泄瀉，肝炎，黃疸，肝脾腫大，小兒疳積，高血壓，胸脇脹痛，腹膜炎，煩熱氣短，胸悶肢倦，腰脊痠痛。

【配穴】配足三里、梁門，治腹脹；配內關、陽陵泉，治胸脇脹痛；配足三里、太白，治嘔吐。

【刺灸法】斜刺 0.5～0.8 寸，側腹部有酸脹感，並可向腹後壁傳導。因該穴所處部位深層為肝脾所在，故肝脾腫大患者，不可深刺，以防刺傷肝脾。可灸。

【附註】脾之募穴；足厥陰、少陽之交會穴；八會穴之臟會。

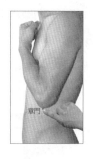
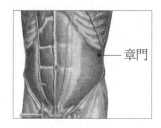

## ○期　門

【穴名出處】《傷寒雜病論》

【別名】肝募。

【釋名】期，期望、約會之意；門，出入的門戶。本穴為經氣運行的最後一穴，十二經氣血運行盛衰有時，人動則血運於四肢，臥則血歸於肝臟，本穴與經脈氣血陰陽如期相會有關，故名期門。

【穴位觸診法】仰臥。在鎖骨中線上，當第六肋間隙取穴。《十四經發揮》云：「直兩乳第二肋端。」

【局部解剖】穴下為皮膚、皮下組織、腹外斜肌、肋間外肌、肋間內肌、胸橫肌、胸內筋膜。皮膚由第五、六、七肋間神經重疊分佈。深面是膈肌，右側可至肝，左側抵胃體。

【主治】胃腸神經官能症，胃腸炎，膽囊炎，肝炎，肝腫大，心絞痛，胸脅脹滿，癃閉，遺尿，肋間神經痛，腹膜炎，胸膜炎，心肌炎，腎炎，高血壓。

【配穴】配肝俞、膈俞，治胸脅脹痛；配內關、足三里，治呃逆；配陽陵泉、中封，治黃疸。

【刺灸法】斜刺 0.5～0.8 寸，至局部酸脹，可向腹後壁放散；或沿肋間方向平刺 0.5～1.0 寸。針刺時應控制好方向、角度和深度，以防刺傷肝肺。可灸。

【附註】肝之募穴；足太陽、厥陰、陰維脈之交會穴。

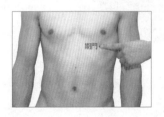
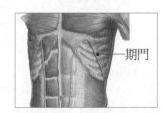

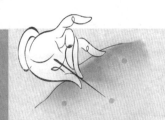

# 第十四章
# 任脈穴位

**經脈循行原文：**

任脈者，起於中極之下，以上毛際，循腹裏，上關元，至咽喉，上頤，循面，入目（《素問・骨空論》）。

**詮　釋：**

本經從胞中，下出會陰部，向前上行經陰毛部，沿前正中線向上達到咽喉部，再上行環繞口唇，經面部進入目眶下。

本經共有 24 穴，分佈於人體前正中線。首穴會陰，末穴承漿。

任脈聯絡器官：起於胞宮，向上到咽喉部，再向上到下頜、口旁，沿面部進入目下。

任脈主治腹、胸、頸、頭面的局部病症及相應內臟器官病症，部分腧穴有強壯作用，少數腧穴可治療神志病。

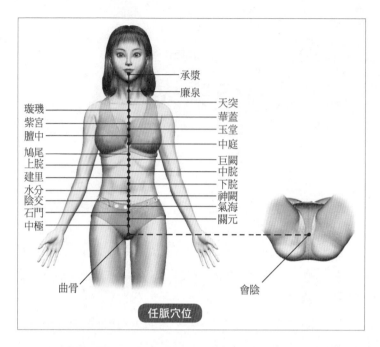

承漿
廉泉
璇璣
紫宮
膻中
鳩尾
上脘
建里
水分
陰交
石門
中極
天突
華蓋
玉堂
中庭
巨闕
中脘
下脘
神闕
氣海
關元
曲骨
會陰

**任脈穴位**

# ○會　陰

【穴名出處】《針灸甲乙經》

【別名】下陰別穴、屏翳、金門、下極。

【釋名】聚結相合之處為會。會陰居兩陰間，為督、任、衝三脈的起點，三脈背出兩陰之間，為諸陰之氣匯聚之所，因名會陰。

【穴位觸診法】仰臥屈膝。在會陰部，男性當陰囊根部與肛門連線中點。女性當大陰唇後聯合與肛門連線的中點。

【局部解剖】穴下為皮膚、皮下組織、會陰中心腱。淺層佈有骨後皮神經會陰支，陰部神經的分支和陰部內動、靜脈的分支或屬支。

【主治】陰癢，陰痛，陰部汗濕，陰門腫痛，小便困難，大便秘結，溺水窒息，產後昏迷不醒，癲狂。

【配穴】配腎俞，補腎益氣，治遺精；配蠡溝，利濕止癢，治陰癢；配水溝、陰陵泉，醒神開竅，治溺水窒息。

【刺灸法】直刺 0.5～1.0 寸。

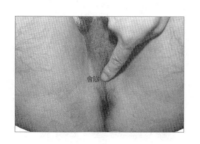
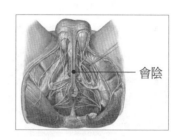

# ○曲　骨

【穴名出處】《針灸甲乙經》

【別名】尿胞、骨端、曲骨端、回骨。

【釋名】曲有彎曲之意，骨指骨骼。穴居橫骨之上，毛際之中，考橫骨即人之恥骨，其骨彎曲，形同偃月，穴當恥骨上緣之正中，因名曲骨。

【穴位觸診法】仰臥。在前正中線上，恥骨聯合上緣的中點處。在下腹部，當前正中線上，下腹部向下一橫行骨性標誌，其上緣即是曲骨穴。

【局部解剖】穴下為皮膚、皮下組織、腹白線、腹橫筋膜、腹膜外脂肪、壁腹膜。淺層主要佈有髂腹下神經前皮支和腹壁淺靜脈的屬支。深層主要有髂腹下神經的分支。

【主治】帶下，痛經，小便淋瀝，遺尿，遺精，陽痿，陰囊濕疹，疝氣。

【配穴】配中極、陰陵泉，清熱利濕，治小便不利、疝氣；配關元、腎俞、三陰交，補腎益氣，治遺精、陽痿；配大敦，疏肝調經，治痛經。

【刺灸法】直刺 0.5～1.0 寸，內為膀胱，應在排尿後進行針刺。可灸。

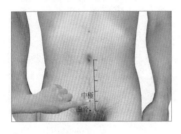 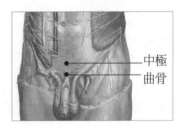

# ○中　極

【穴名出處】《針灸甲乙經》

【別名】玉泉、氣原、氣色、氣魚、膀胱募。

【釋名】中，指裏，五臟六腑之意；極，棟也，屋之棟樑。本穴善治元氣下脫所致的崩中瀉下等，因名中極。

【穴位觸診法】仰臥。在下腹部，當前正中線上，從臍中向下量取 4 寸處，恥骨聯合上緣 1 寸。

【局部解剖】穴下為皮膚、皮下組織、腹白線、腹橫筋膜、腹膜外脂肪、壁腹膜。淺層主要佈有髂腹下神經的前皮支和腹壁淺動、靜脈的分支或屬支。深層有髂腹下神經的分支。

【主治】遺精，陽痿，遺尿，癃閉，疝氣偏墜，月經不調，崩漏，帶下，子宮脫垂，不孕，產後惡露不止，胞

衣不下，陰癢。

【配穴】配腎俞、合谷、三陰交，理血調經，治閉經；配膀胱俞，調理膀胱，治膀胱病；配關元，益腎調精，治惡露不止；配子宮、三陰交，益氣舉陷，治子宮脫垂。

【刺灸法】直刺 0.5～1.0 寸或向下斜刺，以針感向陰部放散為度，由於本穴深層為乙狀結腸、膀胱，所以深刺前應令患者排完二便。可灸。

【附註】膀胱之募穴。

## ○關　元

【穴名出處】《靈樞・寒熱》

【別名】關原、次門、丹田、大中極、大中。

【釋名】關有閉藏的含義，元指元真之氣。穴屬任脈，位居臍下 3 寸，正當丹田處，該處為人之根源。本穴關乎真氣之封藏，因名關元。

【穴位觸診法】在臍下 3 寸，腹中線上。

【局部解剖】穴下為皮膚、皮下組織、腹白線、腹橫筋膜、腹膜外脂肪、壁腹膜。淺層主要有十二胸神經前支的前皮支和腹壁淺動、靜脈的分支或屬支。深層有十二胸神經前支的分支。

【主治】遺精，遺尿，陽痿，早洩，疝氣，白濁，月經不調，痛經，經閉，帶下，泄瀉，虛勞羸瘦，中風脫症。

【配穴】配歸來、百會，升陽舉陷，治子宮脫垂；配足三里、三陰交、天樞，調理腸胃，治腹痛、腹瀉；配腎

俞、飛揚，益腎氣、利膀胱，治尿頻、遺尿、尿閉；配豐隆、帶脈，利濕止帶，治帶下。

【**刺灸法**】直刺 0.5～1.0 寸。本穴為下丹田之所在，元氣寓居之所，灸可培元補虛、扶正祛邪，所以臨症以灸為宜。

【**附註**】小腸之募穴。

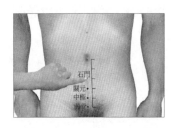
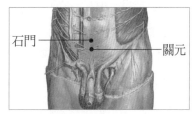

# 〇石　門

【**穴名出處**】《針灸甲乙經》

【**別名**】利機、精露、精室、俞門、後門。

【**釋名**】石門，言其貴重，不輕易開啟。本穴為三焦募穴，內藏元氣，是人體貴重之所在。另外，我國古代開鑿石門，常以火燒水激而成，是言本穴施術宜灸不宜針，因名石門。

【**穴位觸診法**】任脈腧穴位於人體的下腹部，前正中線上，當臍中下 2 寸。

【**局部解剖**】在腹白線上，深部為小腸；有腹壁淺動、靜脈分支，腹壁下動、靜脈分支；佈有第十一肋間神經前皮支的內側支。

【**主治**】腹脹，瀉痢，繞臍疼痛，水腫，小便不利，疝氣，遺精，陽痿，經閉，帶下，崩漏，產後惡露不止。

【配穴】配歸來，理血通絡，治疝氣；配關元、氣海，滋陰清熱，治消渴。

【刺灸法】直刺1～2寸。可灸。孕婦禁針。

【附註】三焦之募穴。

## ○氣　海

【穴名出處】《針灸甲乙經》

【別名】脖胦、丹田、下肓、肓原、下言。

【釋名】海有聚會之意，穴居臍下，是穴為人體諸氣聚會之處，生氣之海，因名氣海。

【穴位觸診法】在臍下1.5寸，腹中線上。

【局部解剖】穴下為皮膚、皮下組織、腹白線、腹橫筋膜、腹膜外脂肪、壁腹膜。淺層主要有第十一胸神經前支的前皮支和臍周靜脈網。深層主要有第十一胸神經前支的分支。

【主治】繞臍腹痛，遺精，疝氣，崩漏，月經不調，子宮脫垂，產後惡露不止，不孕，瀉痢，虛喘，中風脫症。

【配穴】配天樞、足三里、大迎，通絡理腸，治闌尾炎；配曲池、太衝，潛陽降逆，治高血壓；配中極、三陰交，理血調經，治痛經；配陰包、三陰交，益氣舉陷，治子宮脫垂；配足三里、關元，益氣升陽，治胃下垂。

【刺灸法】直刺0.5～1.0寸，使針感向下傳導。可灸。本穴與關元同刺灸，主元氣之補瀉，適於元氣不足者。

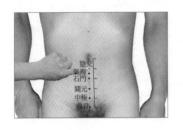

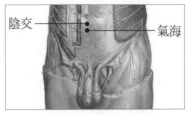

# ○陰　交

【穴名出處】《針灸甲乙經》

【別名】少關、橫戶、少目、丹田、小關。

【釋名】交指會所。穴居臍下 1 寸，為任、衝、足少陰三脈聚而交會之處，三脈皆屬陰經，腹亦屬陰，因名陰交。

【穴位觸診法】仰臥。在下腹部，前正中線上，當臍下 1 寸，氣海上 0.5 寸。

【局部解剖】穴下為皮膚、皮下組織、腹白線、腹橫筋膜、腹膜外脂肪、壁腹膜。淺層主要有第十一胸神經前支的前皮支，臍周靜脈網。深層有第十一胸神經前支的分支。

【主治】腹脹，水腫，疝氣，經閉，崩漏，帶下，陰癢，惡露不止。

【配穴】配水分，溫下元、祛寒濕，治虛寒腹瀉；配三焦俞、腎俞、三陰交，清熱利濕、通利水道，治療痛經、尿瀦留等泌尿、生殖系統疾病；配大腸俞、曲池，舒筋通絡，治腰膝拘攣；配天樞，調理腸腑，治腹脹、臍周圍痛。

【刺灸法】直刺 0.5～1.0 寸，局部酸脹；斜刺向下進

針 2～3 寸，局部酸脹並可放射至外生殖器，孕婦慎用。可灸。

## ○神　闕

【穴名出處】《外台秘要》

【別名】臍中、臍孔、氣合、氣舍、環谷。

【釋名】變化莫測為神；闕指要處，亦有故鄉、故土之意。穴當臍孔，是處胎生之時，聯繫臍帶以供胎兒之營養，故又名命蒂。

本穴為原精原神誕生之處，因名神闕。

【穴位觸診法】仰臥。在腹部中部，臍中央。

【局部解剖】穴下為皮膚、結締組織、壁腹膜。淺層主要有第十胸神經前支的前皮支和腹壁臍周靜脈網。深層有第十一胸神經前支的分支。

【主治】腹痛腸鳴，水腫，腹脹，脫肛，中風脫症，瀉痢，小便不禁。

【配穴】配足三里，調理腸胃，治腸鳴腹痛；配長強、氣海，升陽舉陷，治脫肛；配氣海、陰陵泉，益脾氣、利寒濕，治瀉痢不止；配重灸關元，益陰斂陽、回陽固脫，治中風脫症；配天樞、足三里，益氣健脾和胃，治泄瀉、嘔吐。

【刺灸法】傳統禁刺。可灸。

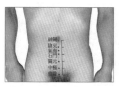
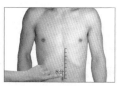
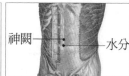

## ○水 分

【穴名出處】《針灸甲乙經》

【別名】百勞、大陵、委中。

【釋名】水指水穀，別出為分。穴在下脘下1寸，適當小腸下口，針之有利水、分別清濁之力，因名水分。

【穴位觸診法】仰臥。在上腹部，前正中線，當臍中上1寸。

【局部解剖】穴下為皮膚、皮下組織、腹白線、腹橫筋膜、腹壁外脂肪、壁腹膜。淺層主要佈有第九胸神經前支的前皮支和腹壁淺靜脈的屬支。深層有第九胸神經前支的分支。

【主治】腹脹腸鳴，水腫，小便不通，反胃吐食，小兒陷囟，腰脊強急。

【配穴】配關元、中極，清熱利濕、通調水道，治小便不利；配天樞、氣海，益氣理腸，治瀉痢；配腎俞、脾俞、足三里，益脾腎、行水氣，治水腫；配神闕、氣海，溫下元、利寒濕，治繞臍痛。

【刺灸法】直刺1～2寸，至局部酸脹。可灸。

## ○下 脘

【穴名出處】《靈樞·四時氣》

【別名】下管、幽門。

【釋名】下與上相對，脘同管。穴在臍上2寸，適當胃的下口處，主治胃疾，因名下脘。

【穴位觸診法】仰臥。在臍上2寸，腹中線上。

【局部解剖】穴下為皮膚、皮下組織、腹白線、腹橫筋膜、腹膜外脂肪、壁腹膜。淺層主要佈有第九胸神經前支的前皮支和腹壁淺靜脈的屬支。深層有第九胸神經前支的分支。

【主治】腹痛腸鳴，飲食不化，嘔吐反胃，脾胃虛弱。

【配穴】配天樞，消積化滯，治腸鳴腹脹；配中脘、內關，溫中和胃，治嘔吐胃痛。

【刺灸法】直刺 0.5～1.0 寸，至局部酸脹。可灸。

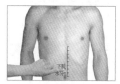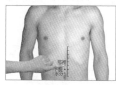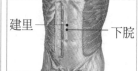

## ○建　里

【穴名出處】《針灸甲乙經》

【釋名】建有培補的含義；里指五臟六腑，中焦。本穴善補正氣，能強健五臟六腑，因名建里。

【穴位觸診法】仰臥。在上腹部，前正中線，當臍中上 3 寸。

【局部解剖】穴下為皮膚、皮下組織、腹白線、腹橫筋膜、腹膜外脂肪、壁腹膜。淺層主要佈有第八胸神經前支的前皮支和腹壁淺靜脈的屬支。深層主要有第八胸神經前支的分支。

【主治】胃痛，嘔吐，腹脹腸鳴，水腫，食慾不振。

【配穴】配水分、陽陵泉、陰陵泉，健脾化濕，治腹脹水腫；配內關，理氣和胃，治胃痛、嘔吐。

【刺灸法】直刺 1 寸，或針尖向臍部斜刺，針感向下傳導為度。可灸。

## ○中　脘

【穴名出處】《針灸甲乙經》

【別名】上紀、胃脘、大倉、太倉、胃管、三管、中管、中碗、胃募。

【釋名】中指中部，又有中央的含義；脘同管。穴屬胃募，位居心蔽骨與臍連線的正中，內部適當胃的中部，主治胃疾，因名中脘。

【穴位觸診法】仰臥。在臍上 4 寸，腹中線上，於胸骨體下緣與臍中連線的中點處取穴。

【局部解剖】穴下為皮膚、皮下組織、腹白線、腹橫筋膜、腹膜外脂肪、壁腹膜。淺層主要佈有第八胸神經前支的前皮支和腹壁淺靜脈的屬支。深層有第八胸神經前支的分支。

【主治】胃疾，腹脹腸鳴，嘔吐，泄瀉，痢疾，黃疸，積滯。

【配穴】配足三里，健脾和胃，治胃痛；配天樞，健脾化濕，治腹瀉、痢疾；配內關，理氣和胃，治嘔吐、反胃；配梁門、內關，理氣解鬱，治吞酸；配至陽、膽俞，化濕利膽，治黃疸；配期門、上巨虛，疏肝解鬱，治喘息；配百會、氣海，升陽益氣和胃，治氣虛；配陰都，治呃逆。

【刺灸法】直刺 0.5～1.0 寸，或向上、下斜刺，腹中出現鳴響者甚佳。可灸。

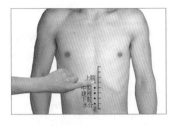
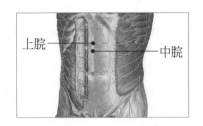

【附註】胃之募穴；八會穴之腑會。

# ○上　脘

【穴名出處】《靈樞·四時氣》

【別名】上管、胃管、胃脘、上紀。

【釋名】上與下相對，脘同管。位居心蔽骨下 3 寸，適當胃的上口賁門處，主治胃疾，因名上脘。

【穴位觸診法】仰臥。在臍上 5 寸，腹中線上。也可正坐取之。

【局部解剖】穴下為皮膚、皮下組織、腹白線、腹橫筋膜、腹膜外脂肪、壁腹膜。淺層主要佈有第七胸神經前支的前皮支和腹壁淺靜脈的屬支。深層主要有第七胸神經前支的分支。

【主治】胃痛，呃逆，反胃，嘔吐，癲狂，咳嗽痰多，黃疸。

【配穴】配內關、公孫，寬胸和胃，治賁門痙攣；配內關、手三里、足三里，理氣通絡，治急性胃痛；配豐隆、風池、申脈、照海、後谿，化痰降濁、調和陰陽，治癲癇；配中脘，理氣和胃寧心，治心痛。

【刺灸法】直刺 0.5 寸，或向下斜刺 1 寸。可灸。

# ○巨　闕

【穴名出處】《針灸甲乙經》

【別名】巨缺、巨厥、巨關、巨送、心募。

【釋名】巨指大，又有重要的含義；闕指通往要處關隘。穴屬心募，為心氣結聚之所，加之位處胸腹交關之處，為心氣上下通行之關隘，因名巨闕。

【穴位觸診法】仰臥。在上腹部，前正中線，當臍中上 6 寸。

【局部解剖】穴下為皮膚、皮下組織、腹白線、腹橫筋膜、腹膜外脂肪、壁腹膜。淺層主要佈有第七胸神經前支的前皮支和腹壁淺靜脈。深層有第七胸神經前支的分支。

【主治】反胃，吞酸，哮喘，心胸痛，嘔吐，癲狂，癇證，心悸。

【配穴】配心俞、神門，理氣寧心，治心悸；配天突、膻中、中脘、內關，和胃降逆，治噎膈、反胃；配大椎、水溝、內關，調和陰陽、醒腦開竅，治癲癇。

【刺灸法】直刺 0.5 寸或向下斜刺 1 寸左右，至局部脹悶，有時可向上下擴散。可灸。

【附註】心之募穴。

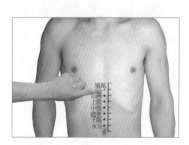

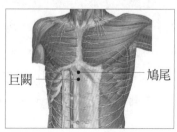

## ○鳩　尾

【穴名出處】《靈樞·九針十二原》

【別名】尾翳、神府、龍頭、骬尾、骬鶻。

【釋名】斑鳩為古六禽之一，具極高營養價值，古有「一鳩勝三雞」之說。鳩肉補虛益氣，能治反胃噎膈。該穴之性有如鳩的功效。考人之左右兩肋似鳥翼，劍突像鳥尾，是穴正當劍突下方，因名鳩尾。

【穴位觸診法】仰臥。在上腹部，前正中線上，當胸劍結合部下 1 寸。

【局部解剖】穴下為皮膚、皮下組織、腹白線、腹橫筋膜、腹膜外脂肪、壁腹膜。淺層主要佈有第七胸神經前支的前皮支。深層主要有第七胸神經前支的分支。

【主治】癲狂，癇證，心悸，煩躁，心胸痛，反胃，咳嗽氣喘。

【配穴】配後谿、申脈，平衡陰陽脈氣，治癲癇；配梁門、足三里，理氣和胃，治胃痛；配心俞，通絡降火，治失音。

【刺灸法】斜向下刺 0.5～1.0 寸。可灸。

【附註】任脈的絡穴；膏之原穴。

## ○中　庭

【穴名出處】《針灸甲乙經》

【別名】龍頷。

【釋名】中指中央；居處為庭，庭又有前的含義。穴在膻中之下，內有心臟，心為居主，位居中央，胸廓猶如

庭院，其中間為正室，故在膻中之下，設一穴名中庭，喻其與心臟相通。

【穴位觸診法】仰臥。在胸部，前正中線上，平第五肋間，即胸劍結合部。

【局部解剖】穴下為皮膚、皮下組織、胸肋韌帶和胸劍突韌帶、胸劍結合部。主要佈有第六肋間神經的前皮支和深層第七胸神經前支的分支。

【主治】胸脅脹滿，嘔吐反胃，飲食不下，噎膈。

【配穴】配天突，寬胸降氣，治咽喉梗塞；配內關，降氣和胃，治嘔吐。

【刺灸法】沿任脈走行向上、下平刺 0.5～1.0 寸。可灸。

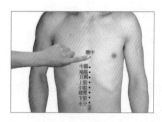
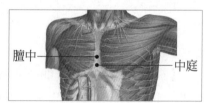

# ○膻　中

【穴名出處】《靈樞·經脈》

【別名】元兒、胸堂、上氣海、元見。

【釋名】膻指胸腔，指心外之脂膜，等於膏；中指中央。因穴在玉堂之下的胸腔中部，適當兩乳中間，且因膻中為心之外周，氣通心之包膜，因名膻中。

【穴位觸診法】仰臥。在兩乳頭之間，胸骨中線上，平第四肋間隙。

【局部解剖】穴下為皮膚、皮下組織、胸骨體。主要佈有第四肋間神經的前皮支和胸廓內動、靜脈的穿支。

【主治】氣喘，噎膈，胸痛，咳嗽，缺乳，心悸，煩躁。

【配穴】配定喘、天突，寬胸宣肺降氣，治哮喘、胸痛；配少澤、乳根、足三里，理氣通乳，治缺乳；配心俞、內關，理氣通絡寧心，治心絞痛；配中脘、氣海，降氣和胃，治嘔吐；配百會、氣海，益氣升陽，治氣虛。

【刺灸法】平刺 0.5～1.0 寸。

【附註】心包之募穴；八會穴之氣會。

## ○玉　堂

【穴名出處】《針灸甲乙經》

【別名】玉英。

【釋名】居處為堂，玉指肺言。肺居於此穴，因名玉堂。

【穴位觸診法】仰臥。在胸部，當前正中線上，平第三肋間。

【局部解剖】穴下為皮膚、皮下組織、胸骨體。主要佈有第三肋間神經的前皮支和胸廓內動、靜脈的穿支。

【主治】咳嗽，氣喘，胸痛，嘔吐，喉痺咽塞。

【配穴】配膻中、列缺、尺澤，宣肺降氣、止咳平喘，治咳喘；配巨闕、郄門，寬胸理氣，治胸痛；配天突、廉泉，降氣通絡，治喉痺、喉塞。

【刺灸法】沿任脈走行向上、下平刺 0.5～1.0 寸。可灸。

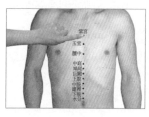
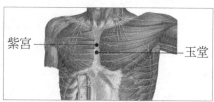

## ○紫 宮

【穴名出處】《針灸甲乙經》

【釋名】紫指赤色，與絳同義；中央為宮。昔稱心臟為「絳宮」，可見紫宮實指心主，考任脈至此，正內合於心，心為血之主宰，穴當其處，因名紫宮。

【穴位觸診法】仰臥。在胸部，當前正中線上，平第二肋間。

【局部解剖】穴下為皮膚、皮下組織、胸大肌起始腱、胸骨體。主要佈有第二肋間神經的前皮支和胸廓內動、靜脈的穿支。

【主治】咳嗽，氣喘，胸痛，喉痺，咽塞，咯血。

【配穴】配膻中，寬胸理氣，治胸痛；配肺俞、廉泉、天突，降氣通絡，治喉痺咽塞；配內關、風門、天突，宣肺止咳平喘，治咳喘。

【刺灸法】沿任脈走行向上、下平刺 0.5～1.0 寸。可灸。

## ○華 蓋

【穴名出處】《針灸甲乙經》

【釋名】華有營養之意；蓋指傘，又有覆護之意。考

肺為五臟之華蓋，主治肺病諸疾，針可宣肺平喘利肺氣，故名華蓋。

【穴位觸診法】仰臥。在胸部，平第一肋間，當胸骨角。

【局部解剖】穴下為皮膚、皮下組織、胸大肌起始腱、胸骨柄與胸骨體之間（胸骨角）。主要佈有第一肋間神經前皮支和胸廓內動、靜脈的穿支。

【主治】氣喘，咳嗽，胸痛，脅肋痛，喉痺。

【配穴】配尺澤、肺俞，宣肺降氣、止咳平喘，治咳嗽、氣喘；配支溝、陽陵泉，理氣解鬱，治胸脅滿痛。

【刺灸法】向上、下平刺 0.5～1.0 寸，至局部沉脹。可灸。

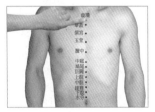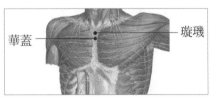

## ○璇　璣

【穴名出處】《針灸甲乙經》

【別名】旋機、旋璣。

【釋名】璇璣的璇指旋轉，璣有動的含義，即旋轉靈活滑利。本穴主管人的吞嚥等氣機轉動，因名璇璣。

【穴位觸診法】仰臥。在胸部，當前正中線上，先找到胸骨上窩中央，其下 1 寸處取穴。

【局部解剖】穴下為皮膚、皮下組織、胸大肌起始

腱、胸骨柄。主要佈有鎖骨上內側神經和胸廓內動、靜脈的穿支。

【主治】咳嗽，喉痺，氣喘，咽痛。

【配穴】配中脘、足三里，理氣導滯，治食滯胃痛；配中脘、支溝，理氣解鬱，治脇肋滿痛；配天突、內關，寬胸降氣，治食道痙攣；配大椎，宣肺解表，治外感咳喘。

【刺灸法】向上平刺 0.5 寸或向下平刺 1.0 寸，至局部酸脹。可灸。

## ○天　突

【穴名出處】《靈樞·本輸》

【別名】玉戶、天瞿、身道。

【釋名】天指上言，突指向上通氣之孔。穴在結喉下宛宛中，針此能通利肺氣，使肺及氣道之爽利通暢，因名天突。

【穴位觸診法】在璇璣穴上 1 寸，胸骨上窩正中，正坐仰頭取穴。《十四經發揮》云：「在頸結喉下一寸宛宛中。」

【局部解剖】穴下為皮膚、皮下組織、左右胸鎖乳突肌腱（兩胸骨頭）之間、胸骨柄頸靜脈切跡上方、左右胸骨甲狀肌、氣管前間隙。淺層佈有鎖骨上內側神經，皮下組織內有頸闊肌和頸靜脈弓。深層有頭臂幹、左頸總動脈、主動脈弓和頭臂靜脈等重要結構。

【主治】氣喘，咳嗽，暴喑，咽喉腫痛，嘔逆，癭氣，梅核氣。

【配穴】配定喘、膻中、豐隆，宣肺降氣化痰，治哮喘；配內關、中脘，理氣降逆和胃，治呃逆；配湧泉、內關，降氣通絡，治失語。

【刺灸法】先直刺 0.2 寸，然後沿胸骨柄後緣、氣管前緣緩慢向下刺入 0.5～1.0 寸。

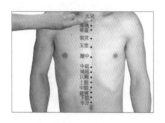 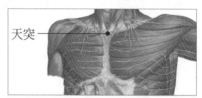

# ○廉　泉

【穴名出處】《靈樞・熱病》

【別名】本池、舌本。

【釋名】廉指收斂，也指清亮、細小；液為泉。本穴內當舌下，針刺能生津液，猶似清泉，主治舌縱涎出，因名其穴為廉泉。

【穴位觸診法】仰臥。在頸部，當前正中線上，喉結上方，舌骨上緣凹陷處。

【局部解剖】穴下為皮膚、皮下組織（含頸闊肌）、左右二腹肌前腹之間、下頜骨肌、舌骨肌、舌肌。淺層佈有面神經頸支和頸橫神經上支的分支。深層有舌動、靜脈的分支或屬支，舌下神經的分支和下頜舌骨肌神經等。

【主治】舌下腫痛，舌緩流涎，中風舌強不語，暴喑，乳蛾，咽食困難，舌肌萎縮。

【配穴】配通里、水溝，活血通絡開竅，治舌強不

語；配少商、合谷，清熱瀉火利咽，治咽喉腫痛；配地倉，利濕通絡，治舌緩流涎。

【刺灸法】針尖向舌根方向刺 1.5 寸，舌根部有脹痛感，不留針。可灸。

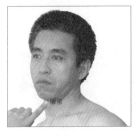
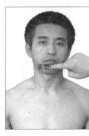
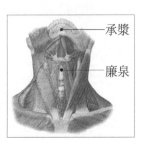

○承　漿

【穴名出處】《針灸甲乙經》

【別名】天池、鬼市、垂漿、懸漿、羕漿。

【釋名】承指受，漿指口涎。穴在下唇正中。口涎流出，針此穴能使口承受之而不外溢，因名承漿。

【穴位觸診法】正坐仰靠。於頦唇溝的正中凹陷處取穴。《針灸甲乙經》云：「開口取之。」

【局部解剖】穴下為皮膚、皮下組織、口輪匝肌、降下唇肌。佈有下牙槽神經的終支神經和動、靜脈。

【主治】面癱，面腫，齦腫，牙痛，頭頸項痛，流涎，消渴嗜飲，癲狂。

【配穴】配頰車、合谷、清熱瀉火，治下牙痛；配頰車、地倉、合谷，調和氣血、疏風通絡，治口眼喎斜；配廉泉，化痰降濁、通絡開竅，治流涎。

【刺灸法】向下斜刺 0.3～0.5 寸。可灸。

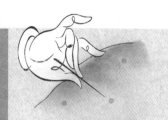

# 第十五章
# 督脈穴位

**經脈循行原文：**

督脈者，起於下極之輸，並於脊裏，上至風府，入屬於腦（上巔，循額，至鼻柱）（《難經・二十八難》）。

**詮　釋：**

督脈，起始於軀幹最下部的長強穴，並行脊柱裏面，上行到風府穴，進入腦部（上至巔頂，沿額下行到鼻柱）。

督脈起源於小腹部，下向骨盆的中央，在女子，入內聯繫陰部的「廷孔」——當尿道口外端。由此分出絡脈，分佈於陰部，會合於肛門之間（經會陰），繞向肛門之後，分支別行繞臀部到足少陰，與足太陽經的分支相合（交會陽）。足少陰經從股內後緣上行，貫通脊柱，而連屬腎臟。督脈又與足太陽經起於目內眥，上行至額，交會於巔頂（百會），入絡於腦；又退出下項，循行肩胛內側，挾脊柱，抵達腰中，入循脊里，絡於腎臟（腎俞）。在男子，則沿陰莖下至肛門，與女子相仿。督脈另一支從小腹直上（同任脈），穿過肚臍中央，向上通過心臟，入於喉嚨，上至下頷部環繞唇口，向上聯絡兩目之下的中央。

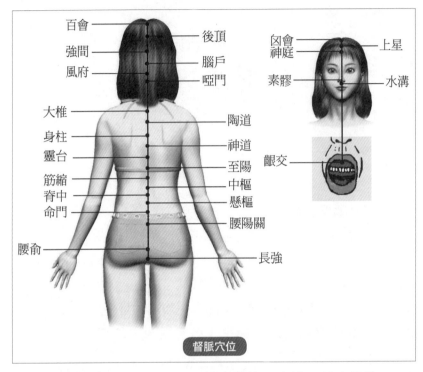

督脈穴位

　　本經共有 28 穴，分佈於人體後正中線。首穴長強，末穴齦交。

　　督脈聯絡臟腑：腎、心；聯絡器官：胞中、腦、脊、陰器、目、喉嚨、口唇。

　　督脈主治骶、背、頭項、局部病症及相應的內臟疾病、神志病。有部分腧穴有洩熱作用。

## 〇長　強

【穴名出處】《靈樞・脈經》

【別名】橛骨、窮骨、氣之陰郄、龜尾、尾翠、骨骶、尾骶。

【釋名】長，長久也；強，強盛也。有一分陽氣，便有一分生機，陽氣虛則身弱而多病。本穴有助陽增壽之功，故名長強。

【穴位觸診法】跪伏，或胸膝位。在尾骨端下，當尾骨端與肛門連線的中點處。

【局部解剖】穴下為皮膚、皮下組織、肛尾韌帶。淺層主要佈有尾神經的後支。深層有陰部神經的分支，肛神經，陰部內動、靜脈的分支或屬支，肛動、靜脈。

【主治】痔疾，便血，洞瀉，二便不利，陰部濕癢，尾骶骨疼痛，腰神經痛，癲癇，癔病。

【配穴】配承山，治痔疾、便結；配小腸俞，治二便不利、淋證；配身柱，治脊背疼痛；配百會，治脫肛、頭昏。

【刺灸法】本穴深部前為直腸，進針透皮後針尖向上與骶骨平行斜刺入 0.5～1.0 寸。不得刺穿直腸，以防感染，刺入本穴，肛門有酸脹感，並沿督脈向上走至腰部的命門穴處，在捻轉運針的同時，有少數患者的針感沿督脈走至胸椎、頸椎部；極少數患者，其針感走至百會處。不灸。

【附註】督脈的絡穴，督脈、足少陰經交會穴。

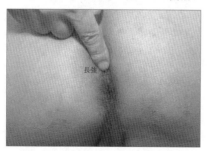

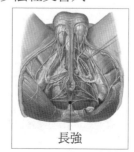

長強

# ○腰　俞

【穴名出處】《素問・繆刺論》

【別名】髓空、背解、腰戶、腰柱、髓俞。

【釋名】腰，腰部也；俞，輸也。為腰腎之精氣所過之輸穴，故名腰俞。

【穴位觸診法】俯臥。在骶部，當後正中線，適對骶管裂孔。

【局部解剖】穴下為皮膚、皮下組織、骶尾背側韌帶、骶管。

淺層主要佈有第五骶神經的後支。深層有尾叢。

【主治】脫肛，便秘，尿血，月經不調，足清冷麻木，溫瘧汗不出，下肢痿痺，腰骶神經痛，過敏性結腸炎，痔疾，淋證。

【配穴】配長強、膀胱俞、氣衝、上髎、下髎、居髎，治腰痛、髖胯痛；配環跳，治冷風冷痺、髖部寒痛；配照海，治經閉、經少、小腹脹墜；配懸鐘，治足痺不仁、足痿軟不用。

【刺灸法】向上斜刺 0.5～1.0 寸，至局部酸脹。可灸。

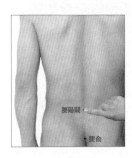

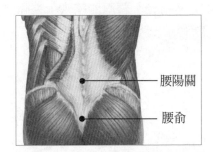

## ○腰陽關

【穴名出處】《素問・骨空論》

【別名】陽關、脊陽關。

【釋名】《會元針灸學》云：陽關者，陽者氣也。關為機關。本穴上通命門，為陽氣上輸於腰部的重要關口，因名腰陽關。

【穴位觸診法】俯臥。於後正中線上，第四腰椎棘突下凹陷中取穴，約與髂嵴相平。

【局部解剖】穴下為皮膚、皮下組織、棘上韌帶、棘間韌帶、弓間韌帶。淺層主要佈有第四腰神經後支的內側支和伴行的動、靜脈。深層有棘間的椎外（後）靜脈叢，第四腰神經後支的分支和第四腰動、靜脈的背側支的分支或屬支。

【主治】月經不調，帶下，盆腔炎，遺精，陽痿，便血，坐骨神經痛，腰骶痛，下肢痿痺，小兒麻痺。

【配穴】配腎俞、次髎、委中，治寒濕性腰腿痛；配腎俞、環跳、足三里、委中，治坐骨神經痛、下肢痿軟無力；配命門、懸樞，治多發性神經炎。

【刺灸法】針尖稍向上直刺 0.5～1.0 寸，局部發脹。深刺達 1.5 寸左右時兩下肢有麻電感向下肢放射；調整針尖方向，針感可向針尖指向的下肢方向放散。可灸。

## ○命　門

【穴名出處】《針灸甲乙經》

【別名】屬累、精宮。

【釋名】命，人之根本也；門，出入的門戶也。督脈陽氣與腎氣相交之所，為腎氣之源，因名命門。

【穴位觸診法】俯臥。於後正中線，第二腰椎棘突下凹陷中取穴。

也有這樣的說法：與臍相對取之。

【局部解剖】穴下為皮膚、皮下組織、棘上韌帶、棘間韌帶、弓間韌帶。淺層主要佈有第二腰神經後支的內側支和伴行的動、靜脈。深層有棘間的椎外（後）靜脈叢，第二腰神經後支的分支和第二腰動、靜脈背側支的分支或屬支。

【主治】虛損腰痛，遺尿，泄瀉，遺精，陽痿，早洩，帶下，月經不調，胎屢墜，汗不出，寒熱瘧，小兒發癇，胃下垂。

【配穴】配腎俞，治腎虛溺多、腰痠背痛；配腎俞、氣海、然谷，治陽痿、早洩、滑精；配天樞、氣海、關元，治腎洩、五更洩。

【刺灸法】直刺 0.5～1.0 寸。可灸。對於腎陽不足者宜針後加灸，如《玉龍經》云：「老人虛弱小便多，夜起頻頻更若何，針助命門真妙穴，艾加腎俞疾能和。」

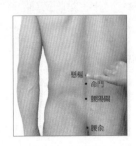

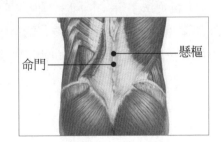

## ○懸　樞

【穴名出處】《針灸甲乙經》

【別名】懸柱。

【釋名】懸者，吊掛也。本穴善於升舉清陽，治療清氣不升下陷諸症，故名懸樞。

【穴位觸診法】俯臥。在腰部，當後正中線上，第一腰椎棘突下凹陷中。從腰陽關向上數 3 個腰椎為第二腰椎，其棘突上凹陷中。

【局部解剖】穴下為皮膚、皮下組織、棘上韌帶、棘間韌帶。淺層主要佈有第一腰神經後支的內側支和伴行的動、靜脈。深層有棘間的椎外（後）靜脈叢，第一腰神經後支的分支和第一腰動、靜脈背側支的分支或屬支。

【主治】腰背肌痙攣，腰脊強痛，胃腸神經痛，胃下垂，胃腸炎，腸鳴腹痛，完穀不化，泄瀉。

【配穴】配腎俞、委中，治腰痛、腿痛；配天樞、中脘，治食積腹脹。

【刺灸法】直刺 0.5～1.0 寸，至局部酸脹。可灸。

## ○脊　中

【穴名出處】《素問·骨空論》

【別名】神宗、脊俞。

【釋名】脊指脊柱，中指中部。考脊柱共為 21 椎節，此穴在 11 椎下，適當脊柱全數的中部，因名脊中。

【穴位觸診法】俯臥或俯伏坐位。在背部，當後正中線上，第十一胸椎棘突下凹陷中。從腰陽關向上數 5 個棘

突為第十二胸椎棘突，在其上方凹陷中。

【局部解剖】穴下為皮膚、皮下組織、棘上韌帶、棘間韌帶。淺層主要佈有第十一胸神經後支的內側皮支和伴行的動、靜脈。深層有棘突間的椎外（後）靜脈叢，第十一胸神經後支的分支和第十一肋間後動、靜脈背側支的分支或屬支。

【主治】腹滿，不嗜食，小兒疳積，胃腸功能紊亂，肝炎，黃疸，脫肛，癲癇，感冒，增生性脊椎炎，腰脊強痛。

【配穴】配腎俞、命門、中膂俞、腰俞，治腰閃挫疼痛；配足三里，治眼暗、頭昏。

【刺灸法】向上斜刺 0.5～1.0 寸，局部酸脹或向胸部放散，深刺可有麻電感向下肢放射。可灸。

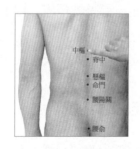
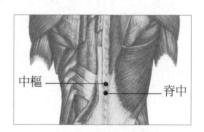

# ○中　樞

【穴名出處】《素問・氣府論》

【釋名】中，指穴內氣血所處為天地人三部中的中部；樞，樞紐也。膽為中正之官，本穴外為膽俞，陽剛，其穴中陽氣能助膽氣，主決斷，調和臟腑氣機，因名中樞。

【穴位觸診法】俯臥或俯伏坐位。在背部,當後正中線上,第十胸椎棘突下凹陷中。正坐雙手下垂,與肩胛下角相平為第七胸椎,從第七胸椎向下數 3 個胸椎,其棘突下凹陷中。

【局部解剖】穴下為皮膚、皮下組織、棘上韌帶、棘間韌帶。淺層主要佈有第十胸神經後支的內側皮支和伴行的動、靜脈。深層有棘突間的椎外(後)靜脈叢,第十胸神經後支的分支和第十肋間後動、靜脈背側支的分支或屬支。

【主治】胃痛,嘔吐,腹滿,食慾不振,黃疸,寒熱,感冒,腰背疼痛,腰背神經痛,視神經衰弱。

【配穴】配天突,治心痛、胸悶氣急;配中脘、足三里,治腹滿不欲食、胸腹冷痛。

【刺灸法】斜刺 0.5～1.0 寸,至局部酸脹,深刺可有麻電感向下肢放射。可灸。

## ○筋　縮

【穴名出處】《針灸甲乙經》

【釋名】筋,肝之所主;縮,收也,減也。陽氣者,養筋則柔。本穴能和陽氣而疏肝,善治筋脈拘急,故名筋縮。

【穴位觸診法】俯臥或俯伏坐位。在背部,當後正中線上,第九胸椎棘突下凹陷中。正坐雙手下垂,與肩胛下角相平為第七胸椎,第七胸椎向下數 2 個胸椎棘突下凹陷中取穴。

【局部解剖】穴下為皮膚、皮下組織、棘上韌帶、棘

間韌帶。淺層主要佈有第九胸神經後支的內側皮支和伴行的動、靜脈。深層有棘突間的椎外（後）靜脈叢，第九胸神經後支的分支和第九肋間後動、靜脈背側支的分支或屬支。

【主治】脊背強急，腰背疼痛，胃痛，胃痙攣，胃腸炎，癲癇，抽搐，瘈病。

【配穴】配曲骨、陰谷、行間，治癲癇；配水道，治脊強、腰痛寒痛。

【刺灸法】斜刺 0.5～1.0 寸，至局部酸脹。可灸。

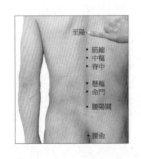 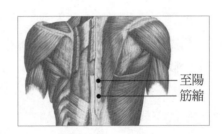

## ○至　陽

【穴名出處】《針灸甲乙經》

【別名】金陽。

【釋名】至，到達之意；陽，上焦、陽氣。督脈由下而上，督脈之氣至本穴而到達上焦陽部，故名至陽。

【穴位觸診法】俯伏坐位或俯臥。於後正中線，第七胸椎棘突下凹陷處取穴，坐位約在肩胛骨下角連線上。

【局部解剖】穴下為皮膚、皮下組織、棘上韌帶、棘間韌帶。淺層主要佈有第七胸神經後支的內側皮支和伴行的動、靜脈。深層有棘突間的椎外（後）靜脈叢，第七胸

神經後支的分支和第七肋間後動、靜脈背側支的分支或屬支。

【主治】胸脇脹痛，脊強，腰背疼痛，黃疸，膽囊炎，膽道蛔蟲症。胃腸炎，肋間神經痛。

【配穴】配陽陵泉、日月，疏肝利膽、清熱止痛，治脇肋痛、黃疸、嘔吐；配心俞、內關，寬胸利氣、溫陽通絡，治心律不整、胸悶。

【刺灸法】略向上斜刺 0.5～1.0 寸。可灸。

## ○靈　台

【穴名出處】《針灸甲乙經》

【別名】靈陽、肺底。

【釋名】本穴上為神道，下為至陽，為心神由內而外顯示之所，因名靈台。

【穴位觸診法】俯臥或俯伏坐位。在背部，當後正中線上，第六胸椎棘突下凹陷中。雙手下垂，與肩胛下角相平為第七胸椎，第七胸椎再向上數 1 個胸椎棘突下凹陷中為本穴。

【局部解剖】穴下為皮膚、皮下組織、棘上韌帶、棘間韌帶。淺層主要佈有第六胸神經後支的內側皮支和伴行的動、靜脈。深層有棘突間的椎外（後）靜脈叢，第六胸神經後支的分支和第六肋間後動、靜脈背側支的分支或屬支。

【主治】氣喘，咳嗽，背痛，頭頸項痛，肺炎，支氣管炎，蜂窩織炎，疔瘡，瘧疾。

【配穴】配合谷、委中，治療瘡、風疹；配陽陵泉，

治脅肋脹痛。

【刺灸法】針尖略向上斜刺 0.5～1.0 寸，酸脹感有時擴散至背下方或前胸。可灸。

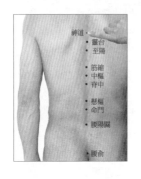
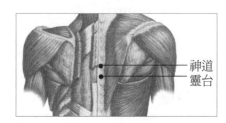

## ○神　道

【穴名出處】《針灸甲乙經》

【別名】神通、衝道、臟俞。

【釋名】心藏神，心俞在五椎兩旁，其統係於背，心神到達心俞必須通過本穴，故名神道。

【穴位觸診法】俯臥或俯伏坐位。在背部，當後正中線上，第五胸椎棘突下凹陷中。雙手下垂，與肩胛下角相平為第七胸椎，第七胸椎再向上數 2 個胸椎棘突下凹陷中為本穴。

【局部解剖】穴下為皮膚、皮下組織、棘上韌帶、棘間韌帶。淺層主要佈有第五胸神經後支的內側皮支和伴行的動、靜脈。深層有棘突間的椎外（後）靜脈叢，第五胸神經後支的分支和第五肋間後動、靜脈背側支的分支或屬支。

【主治】心驚，心悸，肩背痛，肋間神經痛，咳喘，

增生性脊椎炎，健忘，神經衰弱，小兒風癇，瘧疾。

【配穴】配心俞，治風癇、頭昏；配少海，治心悸、多夢。

【刺灸法】針尖略向上斜刺 0.5～1.0 寸，酸脹感有時擴散至背下方或前胸。可灸。

## ○身　柱

【穴名出處】《針灸甲乙經》

【釋名】身，身體也；柱，支柱也。肺為五臟六臟之華蓋，主一身之氣。

本穴位於兩肺俞之間，其穴中陽氣有振奮上焦氣機支撐上焦心肺的作用，因名身柱。

【穴位觸診法】俯伏座位或俯臥。於後正中線，第三胸椎棘突下凹陷中取穴。坐位約與兩側肩胛岡內側端連線相平。

【局部解剖】穴下為皮膚、皮下組織、棘上韌帶、棘間韌帶。淺層主要佈有第三胸神經後支的內側皮支和伴行的動、靜脈。深層有棘突間的椎外（後）靜脈叢，第三胸神經後支的分支和第三肋間後動、靜脈背側支的分支或屬支。

【主治】腰脊強痛，支氣管哮喘，喘息，身熱，癲狂，小兒風癇，神經衰弱，癔病。

【配穴】配本神，治頭痛、目眩；配陶道、肺俞、膏肓，治虛損五勞七傷。

【刺灸法】略向上斜刺 0.5～1.0 寸。隔薑灸，灸至背部潮紅為度。

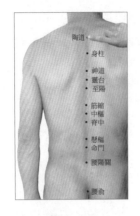

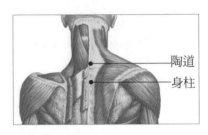

# ○陶　道

**【穴名出處】**《針灸甲乙經》

**【釋名】**陶，樂也；道，通行的道路也。本穴善於通陽解鬱，因名陶道。

**【穴位觸診法】**俯臥或俯伏坐位。在背部，當後正中線上，第一胸椎棘突下凹陷中。低頭時後頸部最突起的棘突中不隨頸部轉動者為第一胸椎（一般低頭時頸後有 3 節高凸之棘突），其棘突下凹陷中。

**【局部解剖】**穴下為皮膚、皮下組織、棘上韌帶、棘間韌帶。淺層主要佈有第一胸神經後支的內側皮支和伴行的動、靜脈。深層有棘突間的椎外（後）靜脈叢，第一胸神經後支的分支和第一肋間後動、靜脈背側支的分支或屬支。

**【主治】**頭頸項痛，頸肩部肌肉痙攣，頸椎病，熱病，瘧疾，感冒，癲病。

**【配穴】**配神堂、風池，治頭頸項痛、頭昏頭痛；配肺俞，治咳嗽喘疾。

【刺灸法】針尖略向上斜刺 1.0～1.5 寸，酸脹感向下或向兩肩、兩上肢擴散，甚至全身發抖。可灸。

【附註】督脈與足太陽之會。

## ○大　椎

【穴名出處】《素問・氣府論》

【別名】百勞、上杼。

【釋名】大，第一、高起之意；椎，脊椎。本穴為第一椎，屬諸椎中最為高起突出者，因名大椎。

【穴位觸診法】正坐。低頭，於第七頸椎棘突下凹陷中取穴。低頭以手按住頸胸椎交接處高凸之棘突，令患者左右轉頭隨頸部轉動者為第七頸椎，不動者為第一胸椎。

【局部解剖】穴下為皮膚、皮下組織、棘上韌帶、棘間韌帶。淺層主要佈有第八頸神經後支的內側皮支和棘突間皮下靜脈叢。深層有棘突間的椎外（後）靜脈叢，第八頸神經後支的分支。

【主治】頭頸項痛，角弓反張，頸肩部肌肉痙攣，落枕，肩頸疼痛，小兒麻痺後遺症，小兒舞蹈病，肺脹脅滿，感冒，咳嗽喘急，瘧疾，風疹，癲狂，小兒驚風，黃疸。

【配穴】配腰俞，治瘧疾；配合谷、中衝，治傷寒發熱、頭昏；配長強，治脊背強痛。

【刺灸法】針尖稍向上斜刺 0.5～1.0 寸，局部有針感。如進針 1.5 寸，針感沿督脈向腰背部上下放射觸電感，有時針感可直達下肢。

刺本穴達到較強針感後，不能大幅度捻轉和提插，達

到要求的針感後即出針，本穴針感強，感應最多不能超過兩次，若針感未達到所要求的部位，可適當調整針刺的方向，調整二次之後，針感仍不到達病變部位，則不宜再針，可待下次或改用其他穴。可灸。

【附註】手、足三陽經和督脈之會。

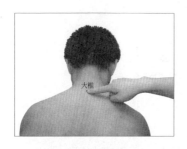
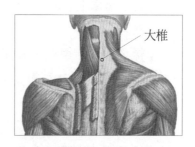

# ○啞　門

【穴名出處】《素問・氣府論》

【別名】瘖門、舌厭、橫舌、舌黃、舌腫。

【釋名】啞，指聲音；門，出入之關。本穴陽氣內射喉嚨與聲門開合相關，故名啞門。

【穴位觸診法】俯臥或俯伏坐位。在項部，當後髮際正中直上 0.5 寸，第一頸椎下。沿脊柱直上，頭向前傾，枕骨下最高頸椎（第二頸椎）棘突上緣。

【局部解剖】穴下為皮膚、皮下組織、左右斜方肌之間，頸韌帶（左、右頭半棘肌之間）。淺層有第三枕神經和皮下靜脈。深層有第二、三頸神經後支的分支，椎外（後）靜脈叢和枕動、靜脈的分支或屬支。

【主治】舌強不語，暴暗，舌骨肌麻痹，頭頸項痛，脊強反折，癲癇，腦性癱瘓，腦膜炎，脊髓炎。

【配穴】配關衝，治舌強不語；配風府、合谷，治瘖
啞；配通天、跗陽，治頭重痛。

【刺灸法】俯伏坐位，使頭微前傾，項肌放鬆，向下
頷方向緩慢刺入 0.5～1.0 寸，不宜提插捻轉，局部發脹，
深部刺及脊髓時，可有觸電感向四肢放射。

【附註】督脈、陽維脈之會。

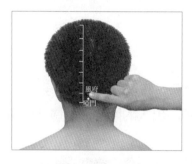
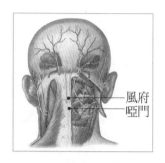

## ○風　府

【穴名出處】《靈樞・本輸》

【別名】舌本、鬼穴。

【釋名】風陽上躍，其風氣常先聚於此處，由此上通
於腦髓，是風邪入中於腦府之所，故名風府。

【穴位觸診法】正坐。頭微前傾，於後正中線上，後
髮際直上 1 寸處取穴；枕外隆凸直下凹陷中。

【局部解剖】穴下為皮膚、皮下組織、左右斜方肌之
間，頸韌帶（左、右頭半棘肌之間）及左、右頭後大、小
直肌之間。淺層佈有枕大神經和第三枕神經的分支及枕
動、靜脈的分支或屬支。深層有枕下神經的分支。

【主治】舌急不語，咽喉腫痛，失音，頭痛，眩暈，
頭頸項痛，感冒，中風，癲狂，癔病。

【配穴】配風市，治寒傷肌膚經絡；配肺俞、太衝、豐隆，治狂躁奔走，煩亂欲死。

【刺灸法】伏案正坐位，使頭微前傾，項肌放鬆，向下頜方向緩慢刺入 0.5～1.0 寸。針尖不可向上，以免刺入枕骨大孔，誤傷延髓。可灸。

【附註】督脈、陽維脈、足太陽之會。

## ○腦　戶

【穴名出處】《針灸甲乙經》

【別名】匝風、會額、合顱、仰風、會顱、迎風。

【釋名】腦，大腦也；戶，出入的門也。腦髓之氣通於此，故名腦戶。

【穴位觸診法】俯伏坐位。在頭部，後髮際正中直上 2.5 寸，風府上 1.5 寸，枕外粗隆上緣凹陷處。

【局部解剖】穴下為皮膚，皮下組織，左、右枕額肌枕腹之間，腱膜下疏鬆組織。佈有枕大神經的分支和枕動、靜脈的分支或屬支。

【主治】頭痛，頭重，面赤目黃，眩暈，瘲氣，視神經炎。

【配穴】配通天、腦空，治頭重痛；配膽俞、意舍、陽綱，治目黃、脇痛、食慾不振；配通天、消濼、天突，治瘲氣。

【刺灸法】向上、下平刺 1.0 寸左右，至局部脹痛；可用腦戶透強間穴，施以快速小幅度捻轉。可灸。

【附註】督脈、足太陽之會。

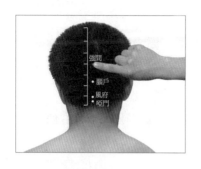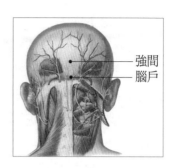

## ○強　間

【穴名出處】《針灸甲乙經》

【別名】大羽。

【釋名】強，強盛也；間，好、健康之意也。本穴善於激發督脈陽氣，有強健身體的作用，因名強間。

【穴位觸診法】正坐或俯伏坐位。在頭部，當後髮際正中直上4寸（腦戶上1.5寸）。

【局部解剖】穴下為皮膚、皮下組織、帽狀腱膜、腱膜下疏鬆組織。佈有枕大神經及左、右枕動、靜脈的吻合網。

【主治】頭痛，目眩，頭頸項痛，煩躁，失眠，癲狂，腦膜炎，神經性頭痛，血管性頭痛，癔病。

【配穴】配豐隆，治頭痛難禁；配陰郄，治煩躁、心痛。

【刺灸法】向上、下平刺0.5～0.8寸，至局部酸脹。可灸。

## ○後　頂

【穴名出處】《針灸甲乙經》

【別名】交衝。

【釋名】後，與前相對；頂，巔之意，有支撐之意。本穴位於百會之後，與前頂相對應，是後頭的最高點，是頭的後部支撐，故名後頂。

【穴位觸診法】正坐或俯伏坐位。在頭部，當後髮際正中直上 5.5 寸（腦戶上 3 寸）。

【局部解剖】穴下為皮膚、皮下組織、帽狀腱膜、腱膜下疏鬆組織。佈有枕大神經及枕動、靜脈和顳淺動、靜脈的吻合網。

【主治】頭頸項痛，眩暈，偏頭痛，癲狂，癇證，神經性頭痛，頸項肌肉痙攣，精神分裂症，瘛病。

【配穴】配外丘，治頸項痛、惡風寒；配湧泉，治眩暈。

【刺灸法】向前、後平刺 0.5～0.8 寸，局部脹痛。

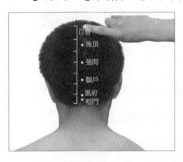

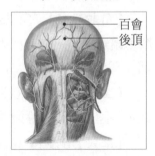

## ○百　會

【穴名出處】《針灸甲乙經》

【別名】頂中央、三陽五會、天滿、天蒲、三陽、五會、巔上。

【釋名】百，數量詞，多之意；會，交會也。百會意

指手足三陽經及督脈的陽氣在此交會，故名百會。

【穴位觸診法】正坐。在後髮際正中上 7 寸處或於頭部中線與兩耳尖連線的交點處取穴。《十四經發揮》云：「在前頂後一寸五分，頂中央旋毛中，直對兩耳尖，可容豆。」

【局部解剖】穴下為皮膚、皮下組織、帽狀腱膜、腱膜下疏鬆組織。佈有枕大神經，額神經的分支和左、右顳淺動、靜脈及枕動、靜脈吻合網。

【主治】眩暈，健忘，頭痛，頭脹，角弓反張，癲狂，癇證，癔病，精神分裂症，腦供血不足，休克，中風後偏癱、不語，虛損，喘息，內臟下垂，脫肛，泄瀉，子宮脫垂。

【配穴】配腦空、天柱，治頭風、眼花；配胃俞、長強，治脫肛、痔漏；配脾俞，治久瀉滑脫下陷；配水溝，治喜哭不休。

【刺灸法】本穴可向前、後、左、右平刺 0.8 寸。可灸，灸能升提清陽，尤適於元氣下脫之症，但不可多灸，《聖濟總錄》云：「凡灸頭頂，不過七七壯。緣頭頂皮膚淺薄，灸不宜多。」

【附註】督脈、足太陽、足厥陰之會。

## ○前 頂

【穴名出處】《針灸甲乙經》

【釋名】前，前部也；頂，巔也，有支撐的含意。本穴位於百會之前，與後頂相對，是前頭的高點，為頭部的前支撐，故名前頂。

【穴位觸診法】正坐或仰臥。在頭部,當前髮際正中直上 3.5 寸(百會前 1.5 寸)。

【局部解剖】穴下為皮膚、皮下組織、帽狀腱膜、腱膜下疏鬆組織。佈有額神經,左、右顳淺動、靜脈及枕動、靜脈吻合網。

【主治】頭暈,目眩,頭頂痛,目赤,鼻炎,面赤腫,水腫,小兒驚風,高血壓,中風後偏癱。

【配穴】配後頂、頷厭,治眩暈、偏頭痛;配攢竹、水溝,治小兒急驚風;配百會,治目暴赤腫、頭痛、眩暈。

【刺灸法】向前、後平刺 0.3～0.5 寸。可向百會穴方向平刺,行捻轉瀉法,間歇行針。可灸。

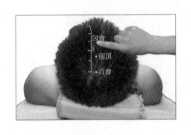
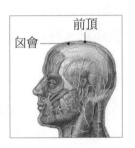

## ○囟　會

【穴名出處】《針灸甲乙經》

【別名】囟中、鬼門、天窗、頂門、囟門。

【釋名】囟,聯合胎兒或新生兒顱頂各骨間的膜質部也,此指穴內氣血有腎氣的收引特徵;會,交會也。頭部囟膜交會之所,因名囟會。

【穴位觸診法】正坐或仰臥。在頭部,當前髮際正中

直上 2 寸（百會前 3 寸）。

【局部解剖】穴下為皮膚、皮下組織、帽狀腱膜、腱膜下疏鬆組織。佈有額神經及左、右顳淺動、靜脈和額動、靜脈的吻合網。

【主治】頭暈，目眩，頭皮腫痛，面赤腫痛，鼻淵，鼻衄，鼻痔，鼻癰，驚悸，嗜睡，高血壓，神經官能症，鼻炎，鼻息肉，額竇炎，健忘。

【配穴】配百會、前頂，溫陽散寒，治腦冷痛；配上星、風門，宣肺清熱、利鼻竅，治鼻淵、鼻塞；配通谷，行氣醒腦去濕，治腦瀉、頭痛、健忘；配百會，升陽通關、行氣活血，治卒暴中風、嗜睡。

【刺灸法】向前平刺 0.3～0.5 寸，小兒禁刺；可灸，灸至患處熱、麻、脹、痛為度。

## ○上　星

【穴名出處】《針灸甲乙經》

【別名】鬼堂、明堂、神堂。

【釋名】上，上部、頭、天之意；星，指明亮。本穴能清陽明目，治頭面五官之疾，故名上星。

【穴位觸診法】正坐或仰臥。在頭部，當前髮際正中直上 1 寸。

【局部解剖】穴下為皮膚、皮下組織、帽狀腱膜、腱膜下疏鬆組織。佈有額神經的分支和額動、靜脈的分支或屬支。

【主治】眩暈，頭痛，目赤腫痛，面赤腫，迎風流淚，鼻淵，鼻衄，鼻痔，鼻癰，熱病汗不出，瘧疾。

【配穴】配百會、囟會、承光，治鼻塞不聞香臭、頭痛；配合谷、足三里，治鼻淵、眩暈；配肝俞，治目淚出、多眵。

【刺灸法】向前、後平刺 1 寸左右。可灸。

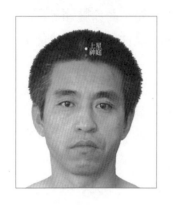
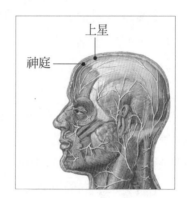

# ○神　庭

【穴名出處】《針灸甲乙經》

【別名】天庭。

【釋名】神，三陽之氣也，元神也；庭，庭院也，聚散之所也。督脈上行，與胃氣相會於此，胃經有經脈與心相通，心主血，其華在面，心之神緣胃氣上行於面，而聚會於該穴，故名神庭。

【穴位觸診法】正坐仰靠。於頭部中線入前髮際 0.5 寸處取穴。取於眉之上方四指橫徑處。《十四經發揮》云：「直鼻上入髮際五分。」

【局部解剖】穴下為皮膚，皮下組織，左、右枕額肌額腹之間、腱膜下疏鬆組織。佈有額神經的滑車上神經和額動、靜脈的分支或屬支。

【主治】頭暈，目眩，流淚，淚囊炎，目赤腫痛，目翳，雀目，結膜炎，鼻炎，鼻淵，鼻衄，吐舌，角弓反張，癲狂，癇證，驚悸，失眠，神經官能症，記憶力減退，精神分裂症。

【配穴】配上星、肝俞、腎俞、百會，補益肝腎、滋陰明目，治雀目、目翳；配攢竹、迎香、風門、合谷、至陰、通谷，宣肺利竅、疏風清熱，治鼻衄清涕出；配兌端、承漿，醒腦開竅、調陰和陽，治癲疾嘔沫。

【刺灸法】向上或下平刺 0.3～0.5 寸。可灸。

【附註】督脈、足太陽、陽明之會。

## ○素　髎

【穴名出處】《針灸甲乙經》

【別名】面王、面正、正面、面土。

【釋名】素，古指白色的生絹，此指肺金之性；髎，孔隙也。意指此處有孔內通於肺，故名素髎。

【穴位觸診法】仰臥或仰靠坐位。在面部，當鼻尖的正中央。

【局部解剖】穴下為皮膚、皮下組織、鼻中隔軟骨、鼻外側軟骨。佈有篩前神經鼻外支及面動、靜脈的鼻背支。

【主治】鼻痔，鼻流清涕，鼻塞，鼻衄，酒渣鼻，驚厥，昏迷，新生兒窒息，虛脫。

【配穴】配上星、迎香，治鼻衄；配內關、足三里，治休克。

【刺灸法】向上斜刺 0.3～0.5 寸，或點刺出血，酸麻感向上至鼻根、鼻腔部。不灸。

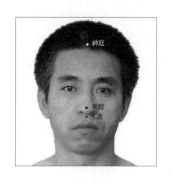

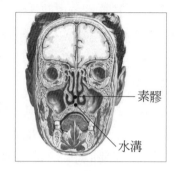

# ○水　溝

【穴名出處】《針灸甲乙經》

【別名】人中、鬼客廳、鬼宮、鬼市、鬼排。

【釋名】水，指穴內物質為地部經水也；溝，水液的渠道也。本穴能通督脈陽氣，上清下利，善除體內水濕，有水道的作用，故名水溝。

【穴位觸診法】仰靠坐位或仰臥。於人中溝的上 1/3 與中 1/3 交點處取穴。取於上唇赤白肉之界尖與鼻前緣上下正中溝間。

【局部解剖】穴下為皮膚、皮下組織、口輪匝肌。佈有眶下神經的分支和上唇動、靜脈。

【主治】中風，牙關緊閉，口喎，面神經麻痺，口眼肌肉痙攣，唇腫，牙痛，鼻塞，鼻衄，虛脫，休克，昏迷，暈厥，暈車，暈船，抽搐，癲癇，癔病，精神分裂症，閃挫腰痛，脊膂強痛，消渴，黃疸，遍身水腫。

【配穴】配合谷、內庭、中極、氣海，治中暑不省人事；配中衝、合谷，治中風不省人事；配委中，治閃挫腰痛。

【刺灸法】向上斜刺 0.3～0.5 寸，針感為鼻酸，或用指甲按掐。不灸。

【附註】督脈，手、足陽明之會。

## ○兌　端

【穴名出處】《針灸甲乙經》

【釋名】兌，澤、水之意；端，邊，一旁。本穴位於水溝的下端，與水相鄰。故名兌端。

【穴位觸診法】仰臥或仰靠坐位。在面部，當上唇的尖端，人中溝下端的皮膚與唇的移行部。

【局部解剖】穴下為皮膚、皮下組織、口輪匝肌。佈有眶下神經的分支和上唇動、靜脈。

【主治】面神經麻痺，唇緊，齒齦痛，口臭，鼻塞，癲疾，瘛病，暈厥，消渴。

【配穴】配目窗、正營、耳門，治唇吻強閉不開；配本神，治癲疾嘔沫；配耳門，治上齒齲。

【刺灸法】向齒齦根部斜刺 0.3～0.4 寸。不灸。

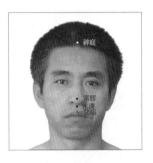

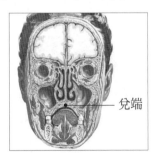

## ○齦　交

【穴名出處】《素問・氣府論》

【別名】齗交。

【釋名】齦交者，唇與齦相交處是穴，故名齦交。

【穴位觸診法】仰臥或仰靠坐位。在上唇內，唇系帶與上齒齦的相接處。

【局部解剖】穴下為上唇系帶與牙齦之移行處、口輪匝肌深面與上頜骨牙槽弓之間。佈有上頜神經的上唇支以及眶下神經與面神經分支交叉形成的眶下叢和上唇動、靜脈。

【主治】面神經麻痺，頰腫，牙齦腫痛，牙齦炎，口喎，口臭，牙關不開，鼻痔，角膜白斑，目多眵赤痛，面部疱癬，小兒面部濕疹，頭額痛，頭頸項痛，腰扭傷，心煩痛，癔病，心絞痛。

【配穴】配上關、大迎、翳風，行氣通經，治口噤不開；配風府，疏風通經，治頭頸項痛；配承漿，養陰清熱，治口臭難近。

【刺灸法】向上斜刺 0.2～0.3 寸，或點刺放血。不灸。

【附註】任、督、足陽明經脈之會。

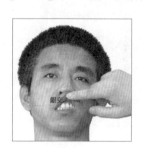
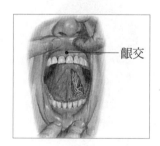

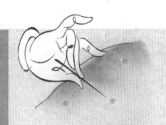

# 第十六章
# 經外奇穴

## 頭項部穴

### 1. 四神聰

【穴位觸診法】先取百會穴，四神聰在百會穴前、後、左、右各 1 寸處，共 4 穴。

【主治】頭痛、眩暈、失眠、健忘、癲狂、癇證、偏癱。

【配穴】失眠配神門、三陰交、安眠；頭痛，頭昏配太衝、風池；癲癇配百會、內關、風池、照海、申脈。

【刺灸法】向前、後、左、右平刺，可單用，一般 4 穴同用，針尖向百會穴方向進針 0.5〜0.8 寸。可灸。

### 2. 印堂

【穴位觸診法】在額部，當兩眉頭之中間，正對鼻端。

【主治】頭痛、頭暈、鼻淵、鼻衄、目赤腫痛、小兒驚風、失眠。

【配穴】《針灸大全》：兩眉角痛不已，攢竹二穴，陽白二穴，印堂一穴，合谷二穴，頭維二穴。

【刺灸法】提捏局部皮膚，向上、下平刺 0.3～0.5寸；或用三棱針點刺出血。治療頭痛、頭暈、失眠等向上平刺 0.5 寸；治療鼻淵、鼻衄向下向鼻根部平刺 0.5 寸左右，以得氣為度。可灸。

### 3. 魚腰

【穴位觸診法】瞳孔直上，眉毛中，以手觸摸在眉毛正中當皮下凹陷處是穴。

【主治】目赤腫痛、目翳、眼瞼瞤動、眼瞼下垂、口眼喎斜。

【配穴】《針灸大成》：「在眉毛中間是穴，治眼生垂簾翳，針入一分，沿皮向兩旁是也。」

【刺灸法】向攢竹或絲竹空方向平刺 0.3～0.5 寸；禁灸。

### 4. 太陽

【穴位觸診法】眉梢與目外眥之間，向後約一橫指的凹陷處。在眉梢與外眼角延長線交點處。

【主治】頭痛、目赤腫痛、目眩、目澀、口眼喎斜、牙痛。

【刺灸法】直刺或斜刺 0.3～0.5 寸；或三棱針點刺出血。頭痛、眩暈、目澀直刺或向後方角孫穴方斜刺 0.5 寸左右；高血壓頭痛、目赤腫痛可用三棱針點刺出血；牙痛可向下斜刺 1.0 寸左右，得氣為度。禁灸。

### 5. 球後

【穴位觸診法】眶下緣外 1/4 與內 3/4 交界處。

【主治】目疾。如視神經炎、視神經萎縮、視網膜色素變性、青光眼、早期白內障、近視。

【配穴】視物不清配睛明；青盲配風池、曲池、太衝、合谷。

【刺灸法】一手固定眼球，緊沿眶下緣垂直進針，不提插捻轉緩緩刺入 1 寸左右，得氣為度不留針，出針後要按壓穴位 1 分鐘以上。不灸。

### 6. 夾承漿

【穴位觸診法】在面部，承漿穴旁開 1 寸。

【主治】齒齦腫痛、口喎、三叉神經痛。

【配穴】三叉神經痛配合谷、下關、顴髎、陽白等。

【刺灸法】直刺 0.1～0.2 寸或向承漿、頰車等方向斜刺 0.5 寸左右。可灸。

### 7. 牽正

【穴位觸診法】耳垂前 0.5～1.0 寸，以手按壓穴位處有明顯的酸脹。

【主治】口喎、口瘡、口臭、下牙痛。

【配穴】口喎配地倉、頰車、合谷、太衝。

【刺灸法】向前或向下斜刺 0.5～0.8 寸。可灸。

### 8. 安眠

【穴位觸診法】翳風穴與風池穴連線的中點。

【主治】失眠、頭痛、眩暈、心悸、癲狂。

【配穴】失眠配神門、三陰交；頭痛、眩暈配四神聰、風池、太陽。

【刺灸法】直刺 0.5～1.0 寸。可灸。

### 9. 頸百勞

【穴位觸診法】大椎穴直上 2 寸，後正中線旁開 1 寸。

【主治】咳嗽、氣喘、骨蒸潮熱、盜汗、瘰癧、頸項強痛。

【配穴】肺癆配中府、肺俞、陰郄。

【刺灸法】直刺 0.5～1.0 寸。可灸。

## 胸腹部穴

### 1. 子宮穴

【穴位觸診法】臍下 4 寸，中極旁開 3 寸。

【主治】子宮脫垂、月經不調、痛經、崩漏、不孕、疝氣、腰痛。

【配穴】子宮脫垂配足三里、氣海；崩漏配三陰交、隱白、十七椎。

【刺灸法】直刺 0.8～1.2 寸。可灸。治療婦科疾病向內下斜刺 1.5 寸左右，得氣即止。

### 2. 三角灸

【穴位觸診法】以患者兩口角的長度為一邊，作一等邊三角形，將頂置於患者臍心，底邊呈水平線，於兩底角處取穴。

【主治】疝氣奔豚、繞臍疼痛、婦人不孕。

【配穴】奔豚氣配氣穴。

【刺灸法】艾條溫和灸 15～20 分鐘，灸至局部潮紅潮濕為度；或用中艾炷隔薑灸 5～7 壯。

## 背部穴

### 1. 定喘

【穴位觸診法】先確定第七頸椎，穴在第七頸椎棘突

下，旁開 0.5 寸。

【主治】哮喘、咳嗽、落枕、肩背痛、上肢疼痛不舉、蕁麻疹。

【配穴】咳喘配肺俞、中府。

【刺灸法】直刺，或偏向內側斜刺 1 寸左右，得氣即止。可灸。

2. 夾脊

【穴位觸診法】第一胸椎至第五腰椎棘突下旁開 0.5寸，一側 17 穴，左右共 34 穴。

【主治】適應範圍較廣。其中上胸部的穴位治療心肺、上肢疾病；下胸部的穴位治療胃腸疾病；腰部的穴位治療腰、腹及下肢疾病。

【刺灸法】直刺或偏向內側斜刺 0.5 寸左右，或用梅花針叩刺。可灸。

3. 胃脘下俞（胰俞）

【穴位觸診法】先確定第八胸椎，穴在第八胸椎棘突下，旁開 1.5 寸。

【主治】胃痛、腹痛、胸脇痛、消渴、咳嗽、咽乾。

【刺灸法】直刺或向內斜刺 0.5 寸左右。可灸。

4. 痞根

【穴位觸診法】先確定第一腰椎，穴在第一腰椎棘突下，旁開 3.5 寸。

【主治】腰痛、痞塊、疝痛、反胃。

【刺灸法】直刺 1 寸左右。適於灸法。

5. 腰眼

【穴位觸診法】第四腰椎棘突下，旁開約 3.5 寸凹陷

中，雙臂上舉穴位處凹陷。

【主治】腰痛、尿頻、消渴、虛勞、羸瘦、婦科疾患。

【刺灸法】直刺 0.5～1.0 寸；古書記載本穴宜於施灸治療癆瘵。

6. 十七椎

【穴位觸診法】第五腰椎棘突下。

【主治】腰骶痛，腿痛；轉胞，痛經，崩漏；遺尿。

【刺灸法】直刺 0.5～1.0 寸。可灸。

7. 腰奇

【穴位觸診法】尾骨端直上 2 寸，骶角之間凹陷中。

【主治】癲癇、頭痛、失眠、便秘。

【配穴】癲癇配心俞、肝俞、腎俞、申脈、四神聰、間使。

【刺灸法】先將針垂直刺入皮下，然後向上沿督脈平刺 2 寸左右，有時針感可向上擴散至頭部。可灸。

## 上肢部穴

1. 肩前

【穴位觸診法】正坐垂臂，腋前皺襞頂端與肩髃穴連線的中點，以手按壓上臂酸脹明顯。

【主治】肩臂痛、臂不能舉。

【配穴】肩臂痛配肩髃、肩貞、養老。

【刺灸法】直刺 1.0～1.5 寸。可灸。

2. 二白

【穴位觸診法】腕橫紋上 4 寸，橈側腕屈肌腱的兩

側，一側各 1 個穴位，一臂 2 穴。

【主治】痔瘡、脫肛、前臂痛、胸脇痛。

【刺灸法】直刺 0.5～0.8 寸。可灸。

3. 中魁

【穴位觸診法】中指屈曲，穴在中指背側近側指間關節的中點處。

【主治】牙痛、鼻出血、噎膈、反胃、嘔吐、呃逆、白癜風。

【刺灸法】麥粒灸 3～5 壯。

4. 腰痛點

【穴位觸診法】手背，第二、三掌骨及第四、五掌骨之間，當腕橫紋與掌指關節中點處，一手 2 穴，左右共 4 個穴位。

【主治】急性腰扭傷。

【刺灸法】直刺或向上斜刺 0.5 寸左右。可灸。

5. 落枕（外勞營）

【穴位觸診法】手背，第二、三掌骨之間，掌指關節後 0.5 寸。

【主治】落枕、手背紅腫、手指麻木、五指不能屈伸、臍風。

【刺灸法】直刺或稍向上斜刺 0.5～0.8 寸。可灸。

6. 八邪

【穴位觸診法】手背，微握拳，第一至第五指間指蹼後方赤白肉際處，左右共 8 個穴位。

【主治】毒蛇咬傷、手背腫痛、手指麻木、頭項強痛、咽痛、齒痛、目痛。

【配穴】手指麻痛配後谿、三間。

【刺灸法】向上向腕關節方向斜刺 0.5～0.8 寸；或點刺出血。可灸。

### 7. 四縫

【穴位觸診法】仰掌，穴在第二至第五指掌側，近端指間關節的中央，一手4穴，左右共8穴。

【主治】疳積、百日咳、腸蟲症、小兒腹瀉、咳嗽氣喘。

【刺灸法】用三棱針點刺 0.1～0.2 寸，擠出少量黃白色透明樣黏液或出血。

### 8. 十宣

【穴位觸診法】手十指尖端，距指甲游離緣 0.1 寸，左右共 10 個穴位。

【主治】昏迷、暈厥、中暑、熱病、小兒驚厥、咽喉腫痛、指端麻木。

【刺灸法】直刺 0.1～0.2 寸；或用三棱針點刺出血。

## 下肢部穴

### 1. 鶴頂

【穴位觸診法】屈膝穴在膝上部，髕底的中點上方之凹陷處。

【主治】膝關節痠痛、腿足無力、鶴膝風、腳氣。

【刺灸法】直刺 1.0～1.5 寸。可灸。

### 2. 百蟲窩

【穴位觸診法】大腿內側，髕底內側上 3 寸，即血海上 1 寸。

【主治】皮膚瘙癢、風疹塊、下肢生瘡、蛔蟲病。

【刺灸法】直刺或向上、下斜刺 1.5～2.0 寸。可灸。

### 3. 膝眼

【穴位觸診法】髕韌帶兩側凹陷處，內側的稱內膝眼，外側的稱外膝眼。

【主治】膝關節痠痛、鶴膝風、腳氣、腿痛。

【刺灸法】微屈膝，向膝中斜刺 0.5～1.0 寸，或透刺對側膝眼；可灸。

### 4. 膽囊

【穴位觸診法】小腿外側上部，當腓骨小頭前下方凹陷處直下 2 寸，即陽陵泉穴下 2 寸處。

【主治】急、慢性膽囊炎，膽石症，膽道蛔蟲症，膽絞痛，脇痛，下肢痿痺。

【刺灸法】直刺 1.0～1.5 寸。可灸。

### 5. 闌尾

【穴位觸診法】足三里穴直下 2 寸。

【主治】闌尾炎、消化不良、下肢痿痺。

【刺灸法】直刺 1.0～1.5 寸。可灸。

### 6. 八風

【穴位觸診法】足背，第一至第五趾間，趾蹼緣後方赤白肉際處，一足 4 穴，左右共 8 個穴位。

【主治】毒蛇咬傷、足跗腫痛、腳弱無力、足趾青紫症、頭痛、牙痛、瘧疾。

【刺灸法】向足踝方向斜刺 0.5～0.8 寸，或用三棱針點刺出血。可灸。

7. 獨陰

【穴位觸診法】足底，第二趾遠側趾間關節橫紋的中點。

【主治】卒心痛、胸脇痛、月經不調、疝氣、嘔吐、吐血、死胎、胞衣不下。

【刺灸法】直刺 0.1～0.2 寸。可灸。

# 參考文獻

〔1〕　石學敏. 針灸學〔M〕. 北京：中國中醫藥出版社，2002.

〔2〕　王之虹. 推拿手法學〔M〕. 北京：人民衛生出版社，2004.

〔3〕　羅才貴. 推拿治療學〔M〕. 北京：人民衛生出版社，2003.

〔4〕　邱茂良. 針灸學〔M〕. 5 版. 上海：上海科學技術出版社，2006.

〔5〕　東方教育研究院. 圖解經絡穴位按摩速查手冊〔M〕. 瀋陽：瀋陽出版社，2009.

〔6〕　王國順. 新編保健按摩〔M〕. 北京：中國農業出版社，2009.

〔7〕　養生堂中醫保健按摩組. 家庭按摩治百病〔M〕. 北京：中國輕工業出版社，2009.

〔8〕　朱書秀. 腰背部按摩保健〔M〕. 北京：科學技術文獻出版社，2002.

〔9〕　張伯臾. 中醫內科學〔M〕. 上海：上海科學技術出版社，1985.

〔10〕羅永芬. 腧穴學〔M〕. 上海：上海科學技術出版社，1996.

〔11〕錢尚益. 保健按摩寶典〔M〕. 呼和浩特：內蒙古人民出版社，2005.

〔12〕簡芝妍. 學按摩治百病〔M〕. 太原：山西科學技術出版社，2006.

〔13〕周信文. 實用中醫推拿學〔M〕. 上海：上海科學技術出版社，2002.

〔14〕欒長業. 常見腰腿痛病與手法治療〔M〕. 2 版. 北京：人民衛生出版社，2008.

〔15〕欒長業. 常見頸肩臂痛病與手法治療〔M〕. 北京：人民衛生出版社，2008.

〔16〕劉志武. 臨床推拿治療學〔M〕. 北京：人民軍醫出版社，2008.

〔17〕王金貴. 常見實用推拿治療〔M〕. 2 版. 北京：人民軍醫出版社，2009.

〔18〕田貴華. 自我簡易按摩治百病〔M〕. 北京：中國輕工業出版社，2010.

〔19〕焦會元. 古法新解：會元針灸學〔M〕. 北平：泰山堂書莊，1937.

〔20〕黃中全. 圖解穴位按摩治百病（從頭到腳經絡穴位按摩速查大全集）超值白金版〔M〕. 瀋陽：萬卷出版公司，2010.

〔21〕王富春. 經穴治療明理〔M〕. 北京：科學技術文獻出版社，2000.

〔22〕陳以國. 針灸經穴觸診定位圖譜〔M〕. 瀋陽：遼寧科學技術出版社，2009.

〔23〕李茂林. 實用推拿按摩大全〔M〕. 上海：中國古籍出版社，1999.

〔24〕曹淑文. 雙足與保健〔M〕. 北京：中國足部反射區健康法研究會，1996.

〔25〕盛燮蓀. 手穴療法治百病〔M〕. 北京：人民衛生出版社，1999.

# 養生保健 古今養生保健法 強身健體增加身體免疫力

 醫療養生氣功
 中國氣功圖譜
 少林醫療養氣功精粹
 龍形實用氣功
 魚戲增視強身氣功
 道家玄牝氣功
 仙家秘傳袪病功

 少林十大健身功
 中國自控氣功
 醫療防癌氣功
 醫療強身氣功
 醫療貼穴氣功
 中國八卦如意功
 正宗馬禮堂養氣功

 道家筋經內丹功
 三元開慧功
 防癌治癌新氣功
 穩定佛家氣功修練
 顛倒之術
 簡明氣功辭典
 八卦三合功

 朱砂掌健身養生功
 抗老功
 意氣按穴排濁自療法
 健身袪病小功法
 張氏太極渾元功
 中國少林禪密功
 郭林新氣功

 太極
 現代原始氣功真傳大解
 開脈太極
 道童功
 太極內功養生法
 無極養生氣功
 小周天健康法

 易筋經
 洗髓經
 精功易筋經
 武當洞門七心訣氣功
 千峰健身法
 武當道教養生導引術
 武當道教養生長壽功

 太極拳內功養生心法
 意拳
 靜坐要訣
 啟動自癒力
 洗髓經健身術
 保養拍打功

# 健康加油站

糖尿病
預防與治療

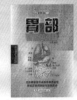
胃部

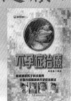
不孕症治療

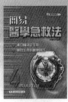
簡易醫學急救法

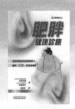
肥胖
健康診療

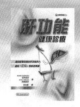
肝功能
健康診療

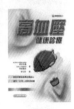
高血壓
健康診療

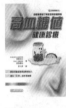
高血糖值
健康診療

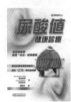
尿酸值
健康診療

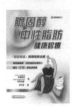
膽固醇
中性脂肪
健康診療

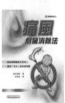
痛風
制痛消除法

去濕暖
健康法

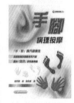
手腳
病理按摩

B型肝炎
預防與治療

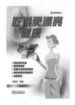
吃得更漂亮
健康

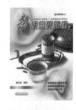
茶 使每更健康

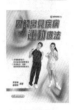
常見疾病
運動療法

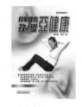
改變亞健康

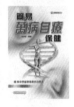
簡易萬病自療
保健

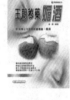
王朝秘藥媚酒

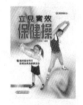
立見實效
保健操

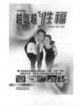
越吃越性福

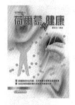
荷爾蒙健康

越吃越長壽

自我保健鍛鍊

斷食促進健康

蔬菜健康法
Vegetable

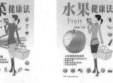
水果健康法
Fruit

越吃越苗條

越吃越聰明
EAT & SMART

全方位
健康藥草

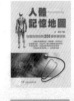
人體記憶地圖

提升免疫力
戰勝癌症
CANCER

腎臟病
預防與治療

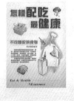
怎樣配吃最健康
Eat & Health

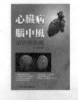
心臟病
腦中風

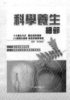
科學養生細節

由人相診斷健康

青春期智慧

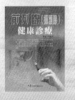
前列腺（攝護腺）
健康診療

下半身鍛鍊法

四高健康診療

# 快樂健美站

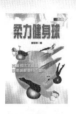
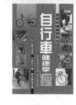
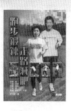
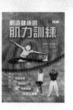
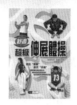
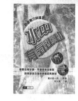

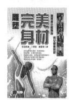

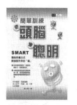
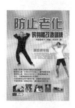
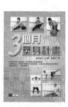
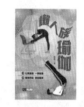

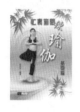
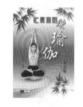
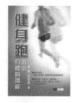

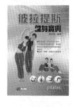

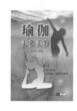
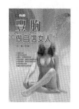
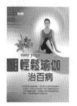
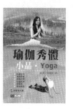
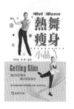
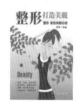

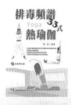
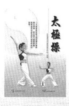

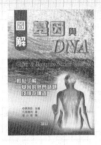
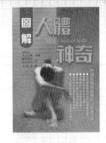
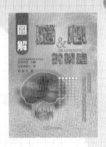
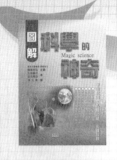

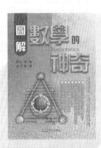
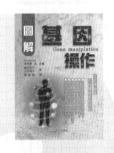
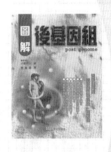
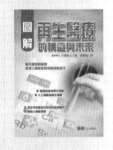

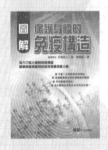
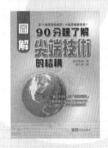
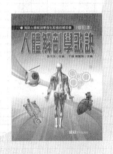
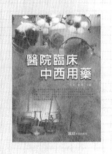

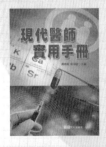
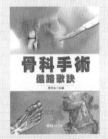
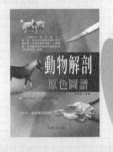

# 品冠文化出版社

# 歡迎至本公司購買書籍

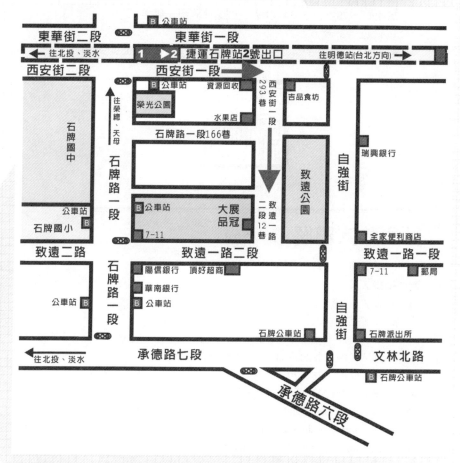

**建議路線**

1. 搭乘捷運‧公車

　　淡水線石牌站下車，由石牌捷運站2號出口出站(出站後靠右邊)，沿著捷運高架往台北方向走(往明德站方向)，其街名為西安街，約走100公尺(勿超過紅綠燈)，由西安街一段293巷進來(巷口有一公車站牌，站名為自強街口)，本公司位於致遠公園對面。搭公車者請於石牌站(石牌派出所)下車，走進自強街，遇致遠路口左轉，右手邊第一條巷子即為本社位置。

2. 自行開車或騎車

　　由承德路接石牌路，看到陽信銀行右轉，此條即為致遠一路二段，在遇到自強街(紅綠燈)前的巷子(致遠公園)左轉，即可看到本公司招牌。

國家圖書館出版品預行編目資料

針灸腧穴圖解 / 陳以國、成澤東、吳鳳霞主編
——初版，——臺北市，品冠文化，2016 [民 105.08]
面；21公分—（休閒保健叢書；35）
ISBN 978-986-5734-49-7（平裝附影音光碟）
1. 針灸 2. 經穴
413.91 105009969

## 針灸腧穴圖解（附VCD）

主　　編／陳以國、成澤東、吳鳳霞
責任編輯／壽亞荷
發 行 人／蔡孟甫
出 版 者／品冠文化出版社
社　　址／臺北市北投區（石牌）致遠一路2段12巷1號
電　　話／（02）28233123，28236031，28236033
傳　　真／（02）28272069
郵政劃撥／19346241
網　　址／www.dah-jaan.com.tw
E - m a i l ／ service@dah-jann.com.tw
登 記 證／北市建一字第 227242 號
承 印 者／傳興印刷有限公司
裝　　訂／眾友企業公司
排 版 者／菩薩蠻數位文化有限公司
授 權 者／遼寧科學技術出版社
初版1刷／2016年（民105年）8月

定價／450元

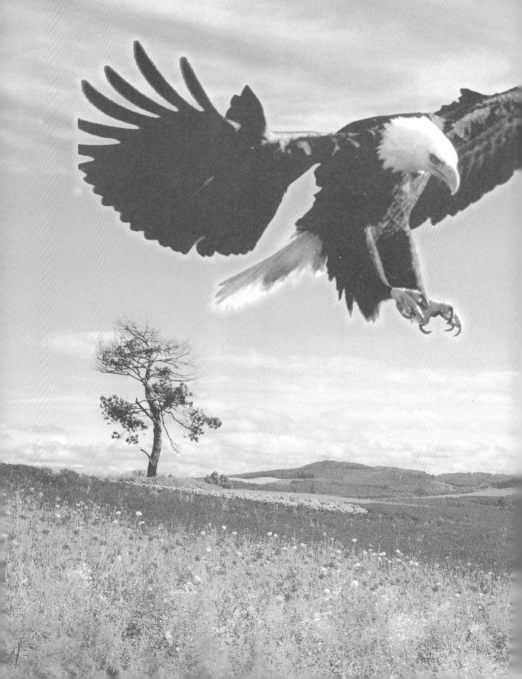

大展好書　好書大展
品嘗好書　冠群可期